このおなかの不快、いつまでガマンすればいいの？

ひと口に「おなかの調子が悪い」といっても、症状はさまざま。
あなたは[illegible]か？

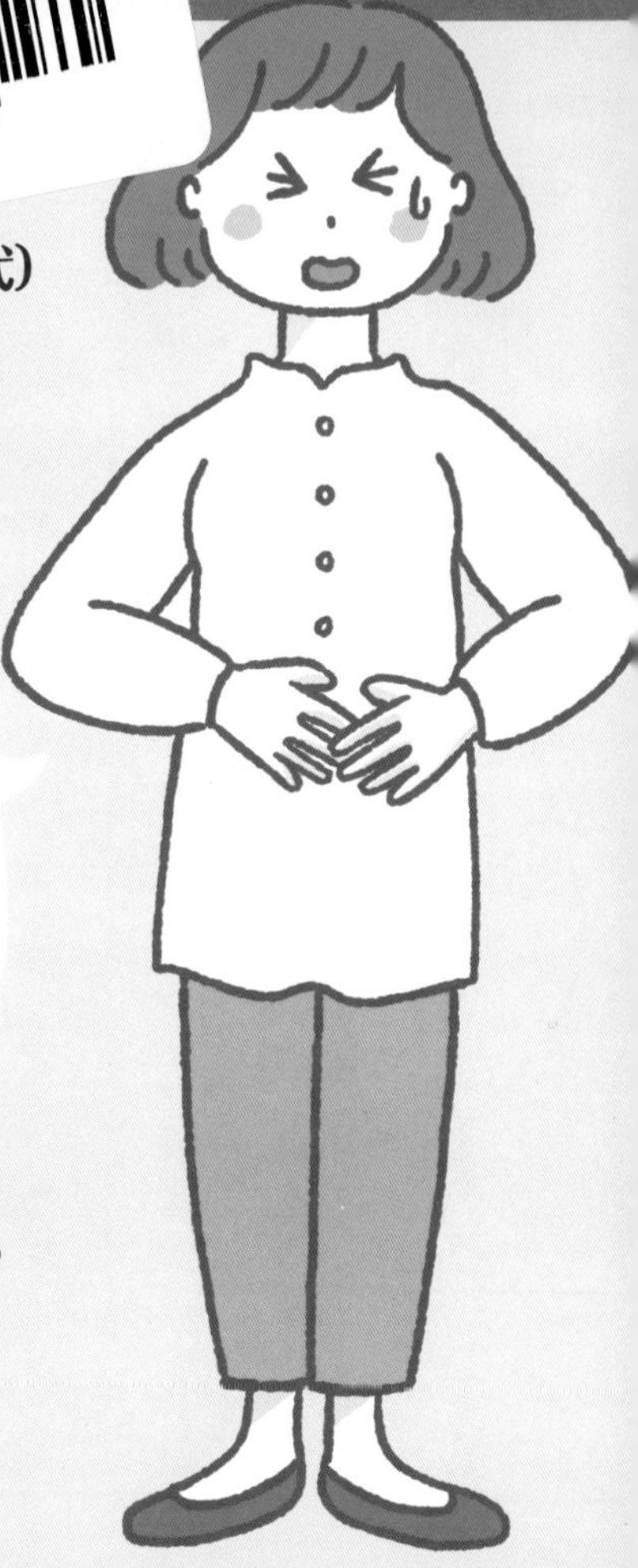

Case 1 A子さん（40代）の場合

ヨーグルトは毎日食べているし、オリゴ飲料ものんでいるのに、**便秘**がまったく治らない

参考にしてほしいページ
→ P.12、P.40
→ P.44、P.46

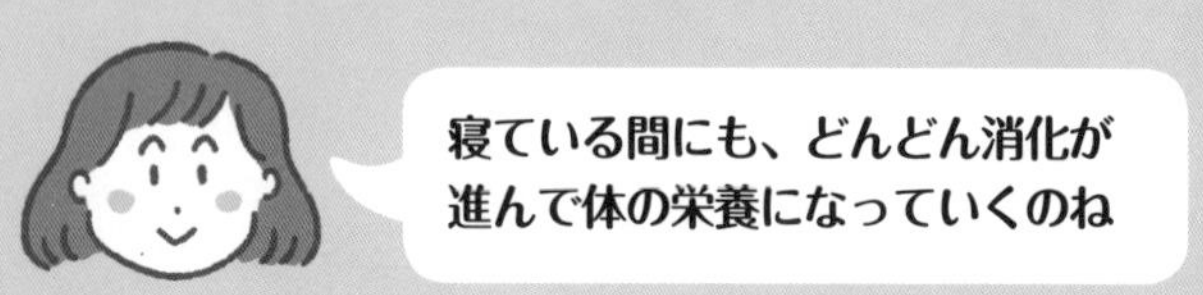
寝ている間にも、どんどん消化が進んで体の栄養になっていくのね

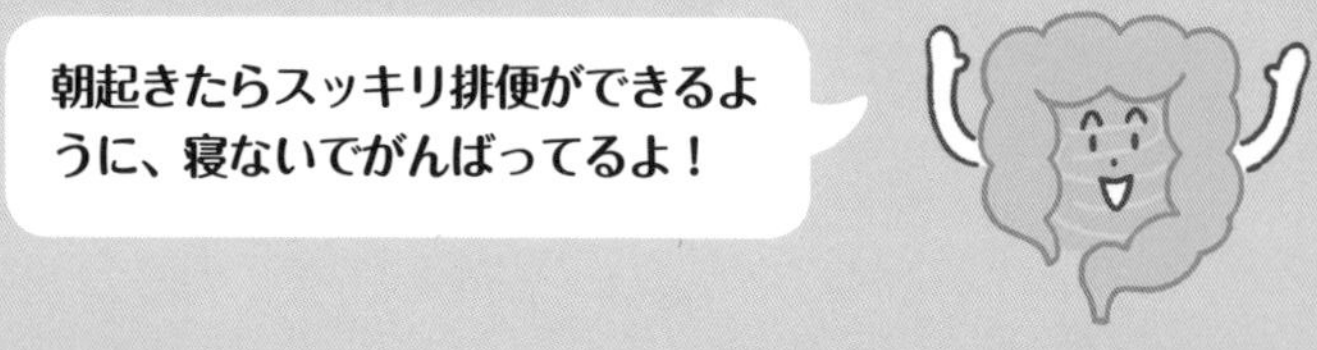
朝起きたらスッキリ排便ができるように、寝ないでがんばってるよ！

夜

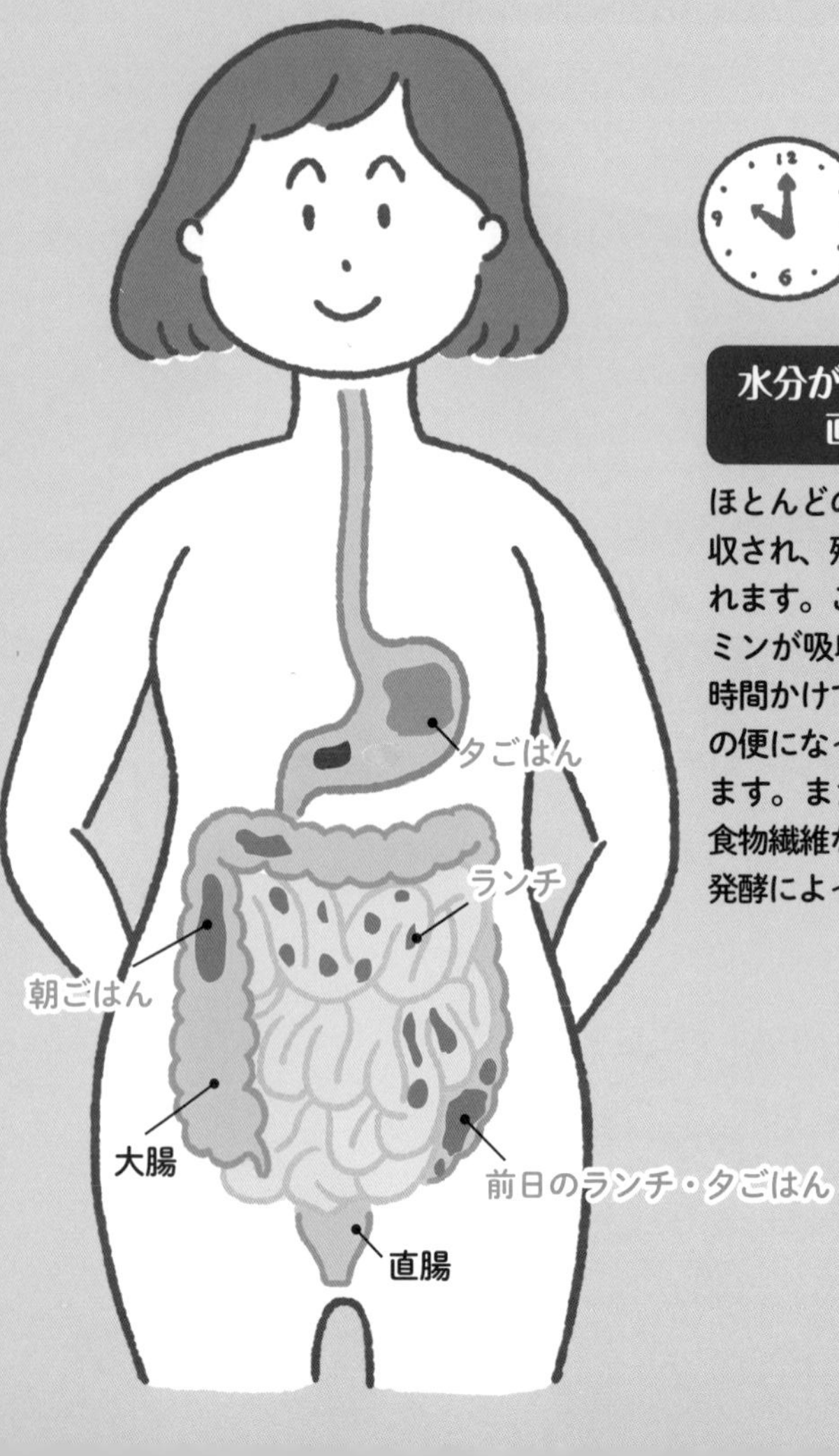
夕ごはん
ランチ
朝ごはん
大腸
前日のランチ・夕ごはん
直腸

水分が吸収されて直腸へ

ほとんどの栄養は小腸で吸収され、残りが大腸に運ばれます。ここで水分やビタミンが吸収され、12～14時間かけてゆっくりと固形の便になって直腸に送られます。また、腸内細菌が、食物繊維などの未消化物を発酵によって分解します。

おなかの不調の原因と
治し方が、即わかる！

腸のトリセツ

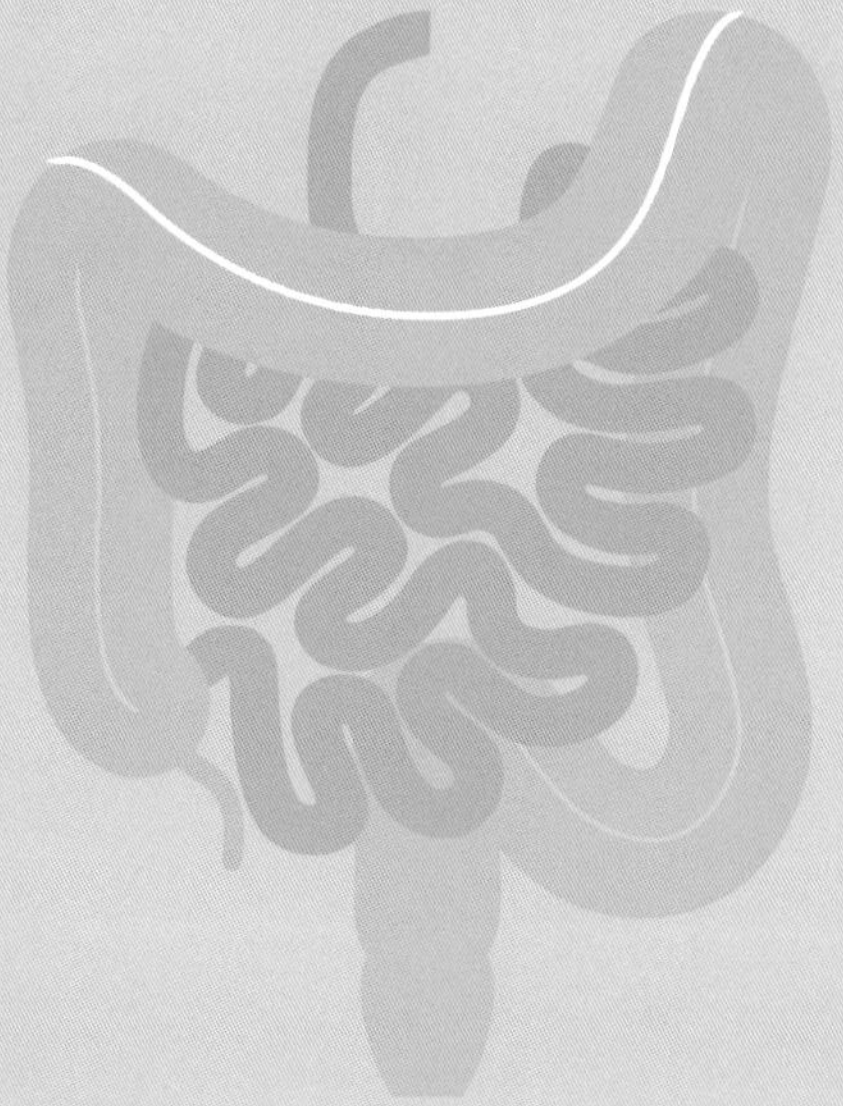

医学博士
江田クリニック院長
江田 証

Gakken

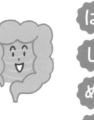

はじめに

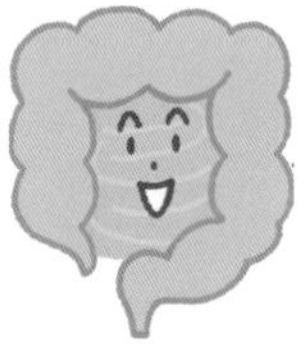

最新の「トリセツ」で、つらい腸の不調を解消しましょう！

つらい腹痛、下痢、便秘……なかでも患者さんを苦しめるのが、おなかの張り、鳴り、ガス、ゲップです。

ところが、「医師が患者さんから聞きたくない訴え」の上位にランキングされるのもまた、この「おなかの張りやガス」であったりします。これは別に医師が患者さんをないがしろにしているわけではなく、医師側もこういったおなかの張りやガスに対処するよい解決法を持っていなかったからです。

また、病気に対してくわしくない医師によっては、患者に「それはガスをのみ込むクセ（呑《どん》気《き》症《しょう》）があるから

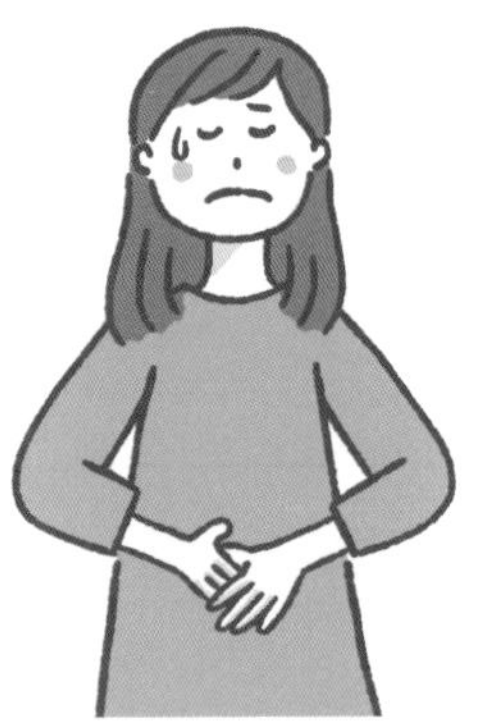

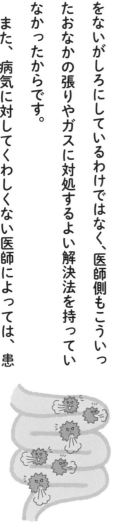

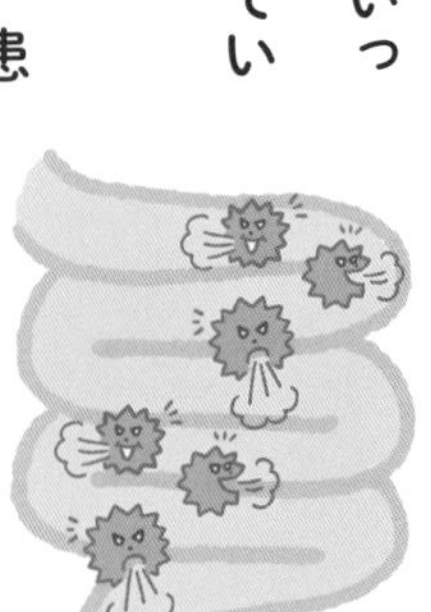

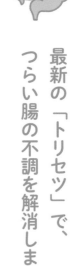

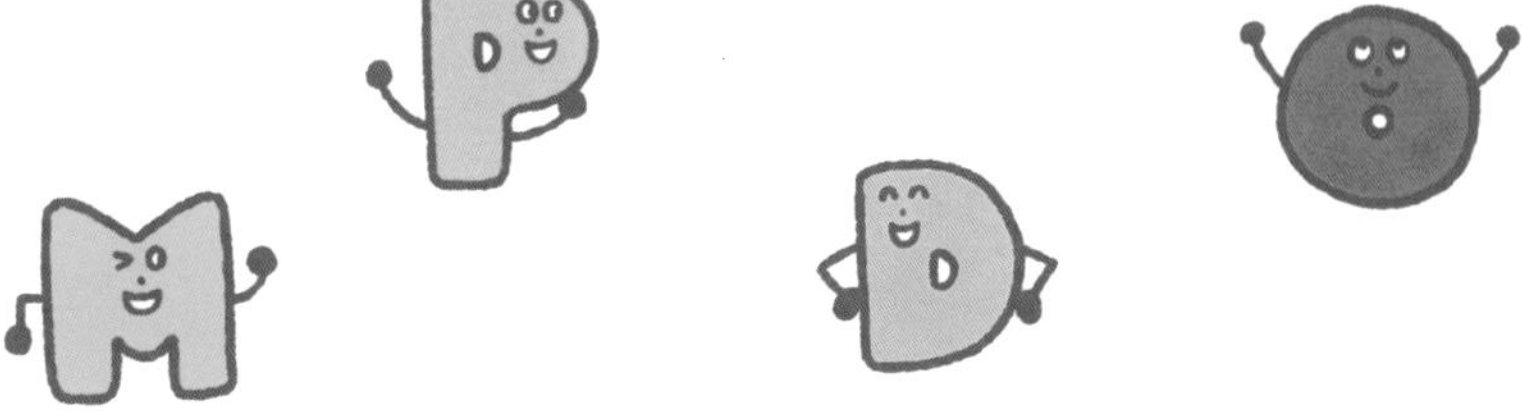

でしょう」とか、内視鏡でガスは見えないことから「内視鏡をして異常がないから、〝気のせい〟です」と言ったり、「死ぬ病気ではないのだから、そんなに下痢するならおむつをしておきなさい」「精神科に行ってみては」などと言い、適切な対処をしてこなかったという現実があります。

今まで、さぞおつらかったことでしょう。

でも、安心してください。最近の医学の進歩により、新しい事実がわかってきました。

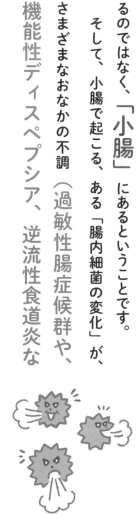

それは、おなかの不調の多くの原因は、「大腸」にあるのではなく、「小腸」にあるということです。

そして、小腸で起こる、ある「腸内細菌の変化」が、さまざまなおなかの不調（過敏性腸症候群や、機能性ディスペプシア、逆流性食道炎な

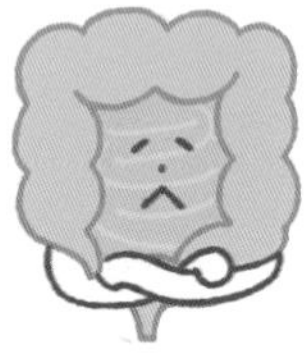

ど）を引き起こしていたのです。

腸内細菌が小腸の中で爆発的に増えすぎると、細菌が小腸の中でガスを大量に発生させます。その結果、あぶら汗をかかんばかりの、妊婦さんのようなおなかの張りやおなら、下痢、便秘が生まれるというわけです。

そればかりか、その腸内細菌の変化は、脳やメンタル、心臓、肝臓、腎臓、皮膚など、全身の臓器に大きく影響することがわかってきました。

この小腸で起こるキケンな腸内細菌の変化こそ、「SIBO《シーボ》（小腸内細菌増殖症）」という病気です。

さらに、今まで原因がわからなかった説明のつかないだるさ、頭のぼーっとした感じ、集中力や判断力の低下（ブレイン・フォグ／脳の霧）までが、小腸の中で細菌がつくり出す物質に原因があることがわかってき

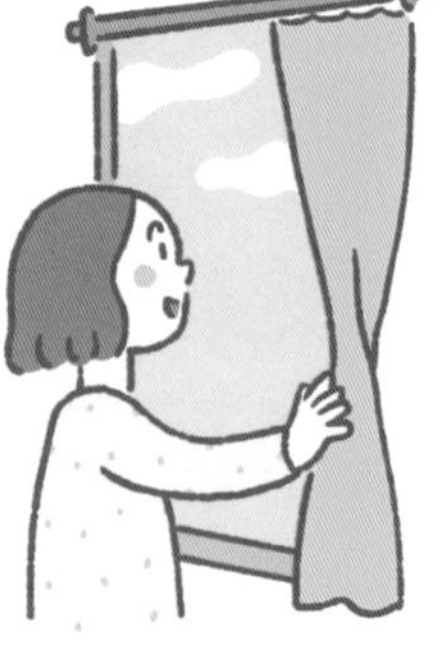

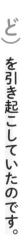

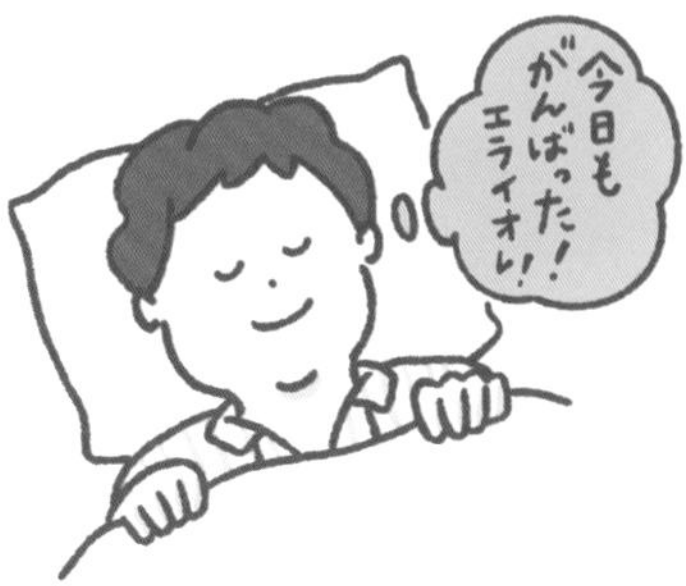
今日も
がんばった!
エライオレ!

ました。

SIBO（小腸内細菌増殖症）は、心不全、肝不全、腎不全の背景に広く存在する、非常に裾野の広い疾患であることが次第に解明されてきています。

今、消化器領域の医師からだけではなく、他科領域の医師からも脚光を浴びている疾患です。

あなたを悩ましているさまざまな不調は、小腸を整えることで絡み合った糸がほどけるように楽になります。

この『腸のトリセツ』を読み終わるころには、最新の腸に関する知識が身につき、これまでとは違った人生が開けてくるはずです。

目には見えない〝ガス〟というものに着目することでリニューアルされた、時代の先端を行く「腸のトリセツ」をご覧に入れましょう。

江《え》田《だ》証《あかし》

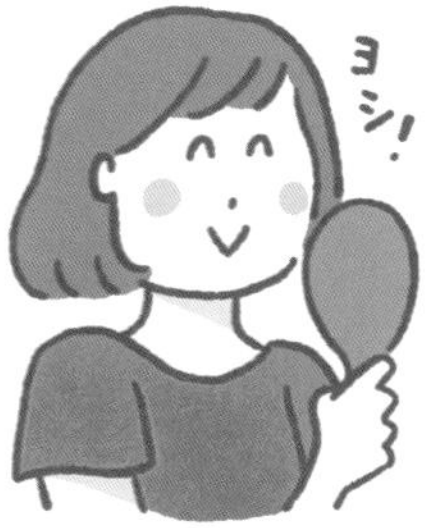
ヨシ!

もくじ

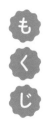

第3章 S《シ》I《ー》BO《ボ》についてもっと知っておこう

第4章

プロローグ

事件はすべて腸で起きている

便秘や下痢、腹痛だけでなく、
肥満やうつ、老化など、体の
さまざまな不調には、実は腸が
かかわっているんだよ！

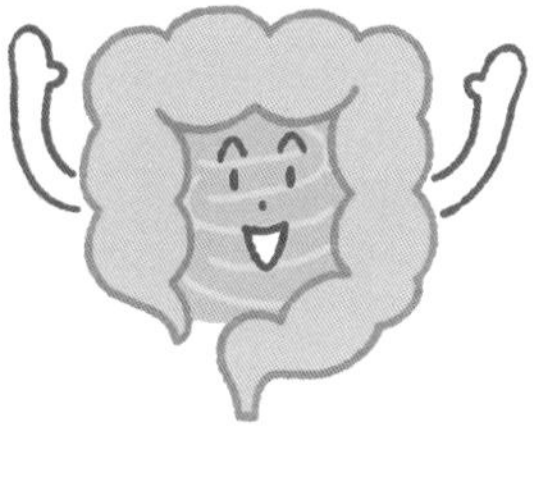

腸で起こる事件 その1

便秘

症状

毎日の排便がない（不快感がなくても３日以上排便がない場合は便秘とされる）。出てもカチカチだったりコロコロの便で、量も少ない。あるいは残便感がある。

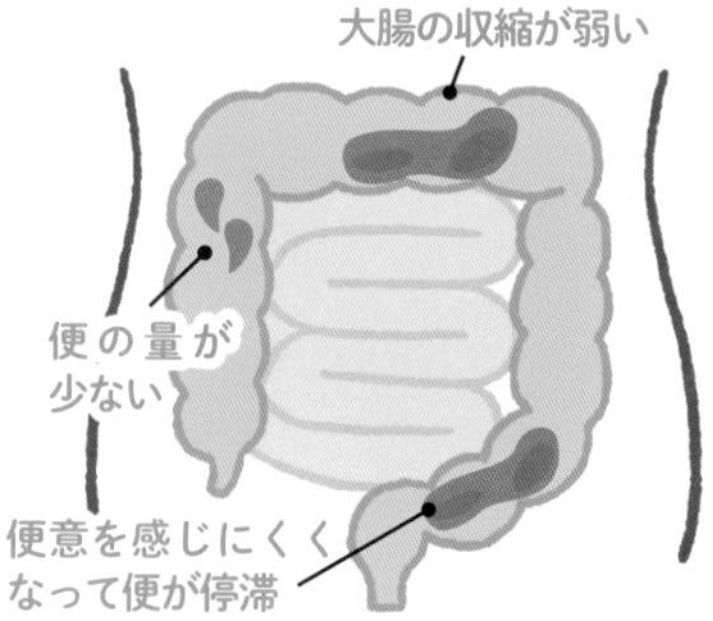

原因

不規則な生活や運動不足、ストレス、食物繊維の不足、栄養不足、過敏性腸症候群などが考えられる。そのほか、排便をガマンする習慣がついていると便秘になりやすい。

そのとき腸は

大腸のぜん動運動が弱まり、便をきちんと押し出すことができていない状態。また、腸からの水分分《ぶん》泌《ぴつ》も低下して、便が腸内に長時間とどまり、ますます便を硬くしている。

腸で起こる事件 その2

下痢

症状

水のような水様《すいよう》便や泥のような泥状便、またはそれに近い状態の便が出る。細菌・ウイルスが原因の場合は、発熱や腹痛、吐き気をともなうことが多い。

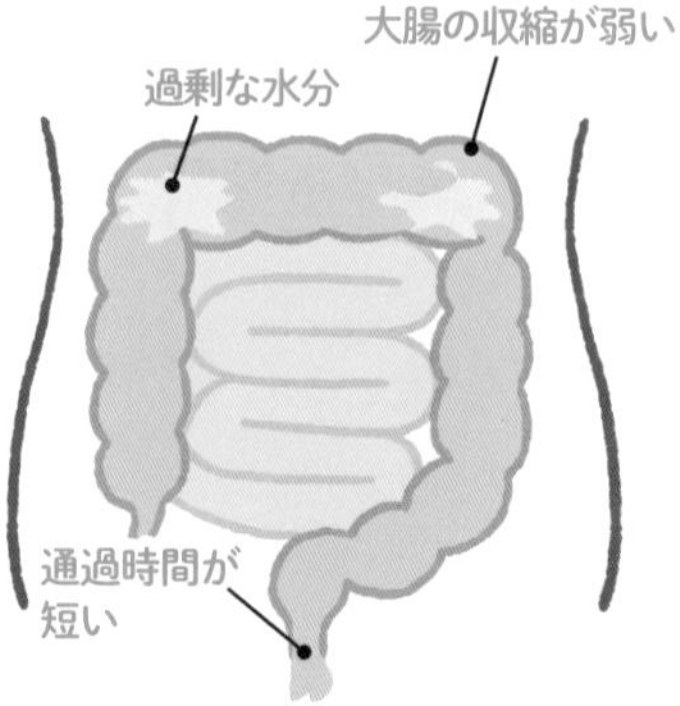

原因

暴飲暴食による消化不良、冷たいもののとりすぎ、ストレス、過敏性腸症候群、冷え、アレルギー反応、食中毒や風邪などの細菌・ウイルス、腸の病気など。

そのとき腸は

大腸のぜん動運動が亢進《こうしん》し、便が大腸内を短時間で通過するために水分を吸収しきれず、さらに腸からの水分分泌も加わり、多量の水分を含んだままの便が出る。

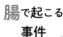

腸で起こる事件 その3 腹痛

症状

腸が原因の腹痛は、おなか全体がなんとなく痛む鈍痛《どんつう》で、周期的に起こることが多い。下痢や便秘を併発することが多く、吐き気や悪《お》心《しん》、冷や汗をともなうこともある。

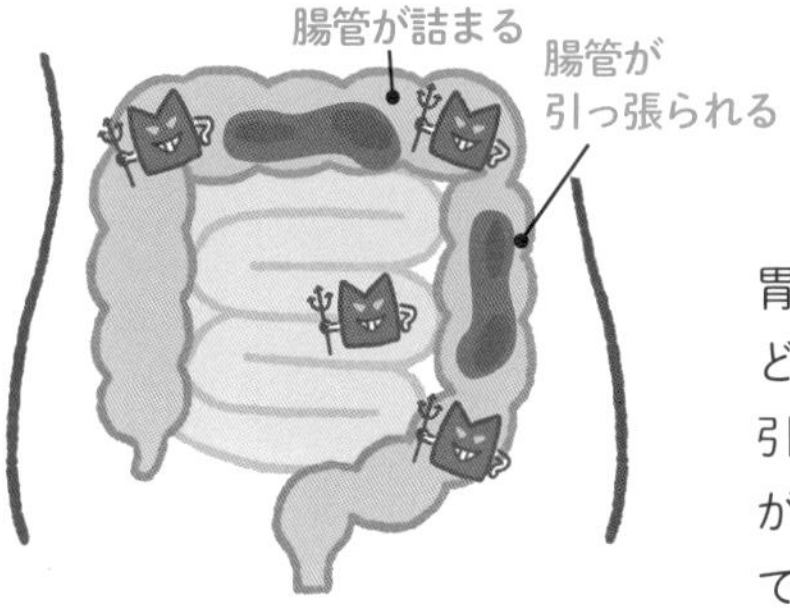

原因

みぞおちから下腹部までの痛みは、痛みの部位や痛み方、併発している症状によって原因もさまざま。痛みが激しい場合や長引くときは、命にかかわる病気がないか、まずはいちど医師に相談を。

そのとき腸は

胃や腸の収縮、けいれん、拡張などによって、腸管が詰まったり、引っ張られている状態。みぞおちが痛む場合は、胃の粘膜が傷ついていることも。

腸で起こる事件 その4 腹部膨満感

症状

おなかが張り、圧迫されているように感じる。食欲不振や便秘と併発することが多い。

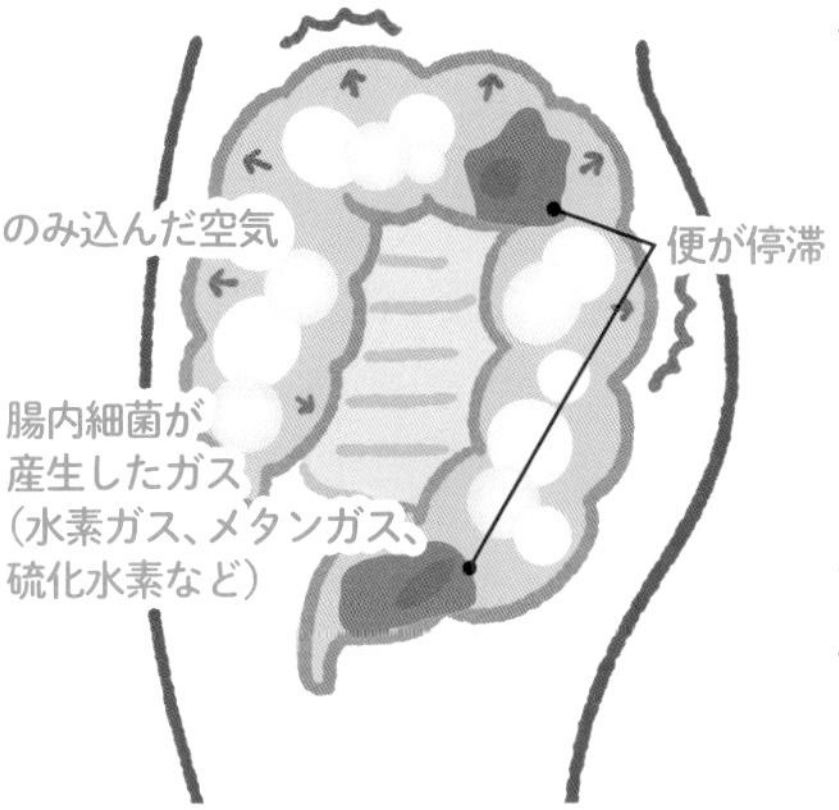

原因

根菜などの食物繊維の多い食事、ストレス、小腸内での細菌の過剰増殖、腸内環境の悪化によるガスの大量発生、便秘、運動不足、呑《どん》気症《きしょう》(呼吸や食事などで、取り込む空気の量が過剰に増える)など。

そのとき腸は

ストレスや運動不足などで胃腸機能が低下し、悪玉菌が増加。また便秘が起こることで腸内に大量のガスがたまっている。

腸で起こる事件 その5
異常な頻度のゲップ

症状

のみ込んだ空気や腸内で発生したガスが逆流するだけでなく、胃酸も一緒に逆流することがある。食欲不振、胸焼けや膨満感、おならの増加と併発することが多い。

原因

脂肪分の多い食事や辛い食べもののとりすぎ、食べすぎ、早食いなどの食生活の乱れ、ストレス、運動不足、SIBO(小腸内細菌増殖症)、ゲップ障害など。

そのとき腸は

腸内細菌や便秘などの影響でガスが過剰発生して胃腸内の内圧が上がり、食べものと一緒にのみ込んだ空気が、消化管を逆流している状態。

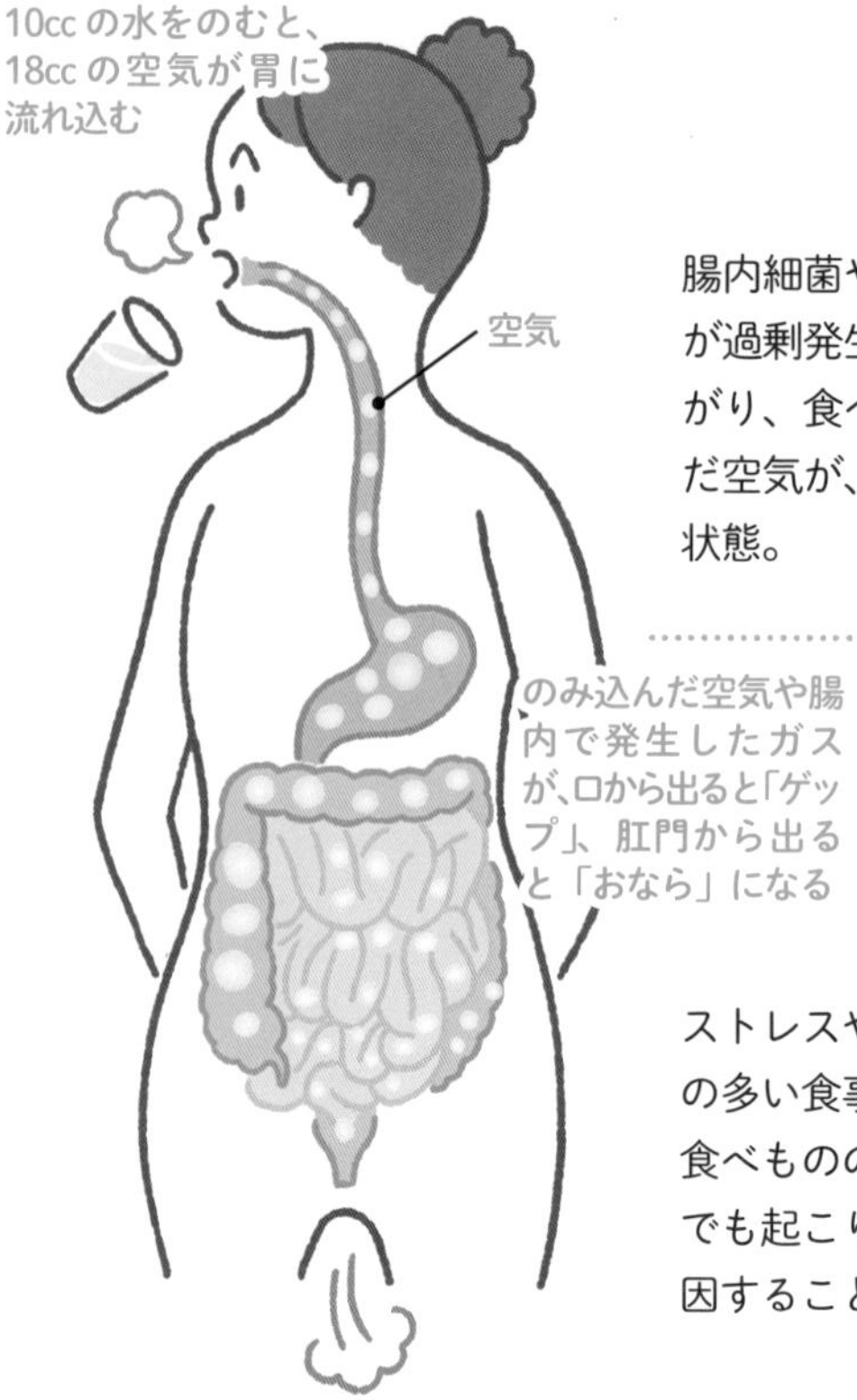
10ccの水をのむと、18ccの空気が胃に流れ込む
空気
のみ込んだ空気や腸内で発生したガスが、口から出ると「ゲップ」、肛門から出ると「おなら」になる

腸で起こる事件 その6
異常な頻度のおなら

原因

ストレスや便秘のほか、食物繊維の多い食事、肉やにおいのキツい食べもののとりすぎ、早食いなどでも起こりやすい。腸の疾病に起因することも。

症状

平均で1日5～6回のおならなら正常範囲。それよりも回数が増え、においがキツくなるのは異常。便秘と併発することが多い。

そのとき腸は

腸内のぜん動運動が弱まり、腸内環境が悪化して悪玉菌が増えることで、ガスがたまっている状態。

腸で起こる事件 その7

胸焼け

症状

みぞおちから喉《のど》（食道）にかけての不快感や、焼けつくような痛み。おなかの張りやおならと併発することが多い。食後に多く、頻発（週２回以上）する場合は治療が必要。

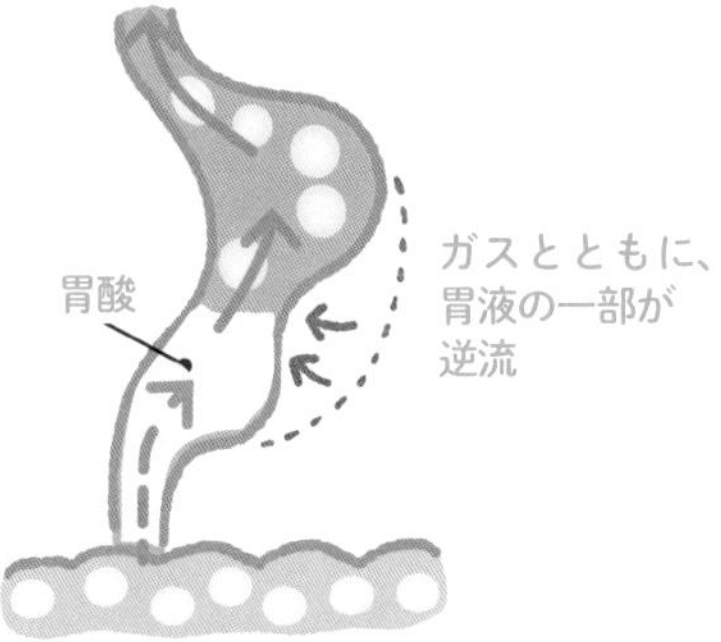
胃酸
ガスとともに、胃液の一部が逆流

原因

脂肪分の多い食事や消化の悪い食事、食べすぎ、早食いなどの食生活の乱れ。加齢、肥満、便秘、ストレス、食道裂孔ヘルニア※などのほか、悪い姿勢が続くと起こることがある。

そのとき腸は

ゲップと同じく、腸内にガスが過剰発生し胃腸の内圧が上がり、胃液などが食道へ逆流してしまう状態。

※本来腹腔内にあるべき胃が、一部、横隔膜よりも上に突出している状態のこと。

腸で起こる事件 その8

吐き気・逆流感

症状

腹部全体の不快感。胃やみぞおちのあたりがムカムカして、嘔吐しそうな不快感がある。食後や朝起きたときに起こりやすい。いわゆる逆流性食道炎など。食道から十二指腸にかけての上部消化管が原因のことが多い。

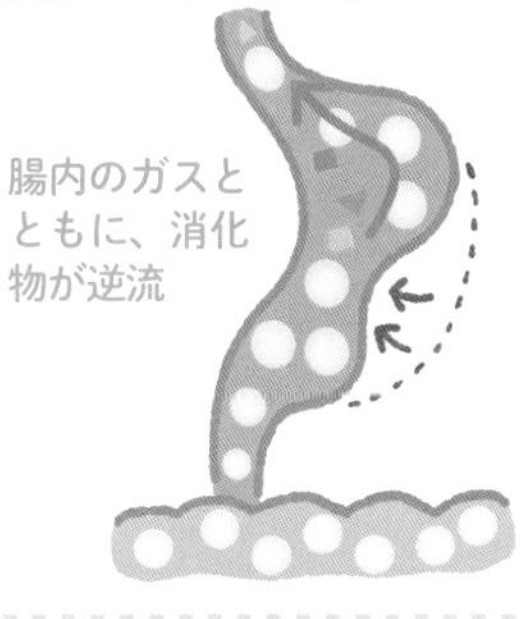
腸内のガスとともに、消化物が逆流

原因

ストレス、食中毒、細菌やウイルスによる感染、アルコールや辛い食べもののとりすぎ、薬の副作用。心疾患や脳神経疾患、自律神経の疾患など、腸以外の疾患が原因となることも。

そのとき腸は

腸の機能低下や消化の悪い食事などで、食べものが胃や腸に長くとどまったり、腸内細菌が増殖してガスが大量に発生している状態。

腸で起こる事件 その9

メンタルの不調

症状

ブレイン・フォグ[※1]、イライラ、不眠、うつ、無気力、不安感、気分の落ち込み、自閉症スペクトラム[※2]、パーキンソン病、パニック障害[※3]など。便秘や下痢を併発していることが多い。

原因

脳がストレスを感じると腸内環境が乱れ、腸内環境の乱れがさらに不安やストレスを高めるという「脳腸相関《のうちょうそうかん》」による。

そのとき腸は

幸せ物質と呼ばれるセロトニンや快感物質のドーパミンの合成に必要なビタミン類やアミノ酸が、腸内で十分に生成・分解されていない状態。また、小腸の中で細菌が増えすぎたSIBO《シーボ》（小腸内細菌増殖症）という状態になると、細菌がつくりだしたD-乳酸がたまって「D-乳酸アシドーシス」になる。D-乳酸アシドーシスになると、特に脳に症状が出る（一過性のせん妄やだるさ、運動失調など）。

［脳腸相関］

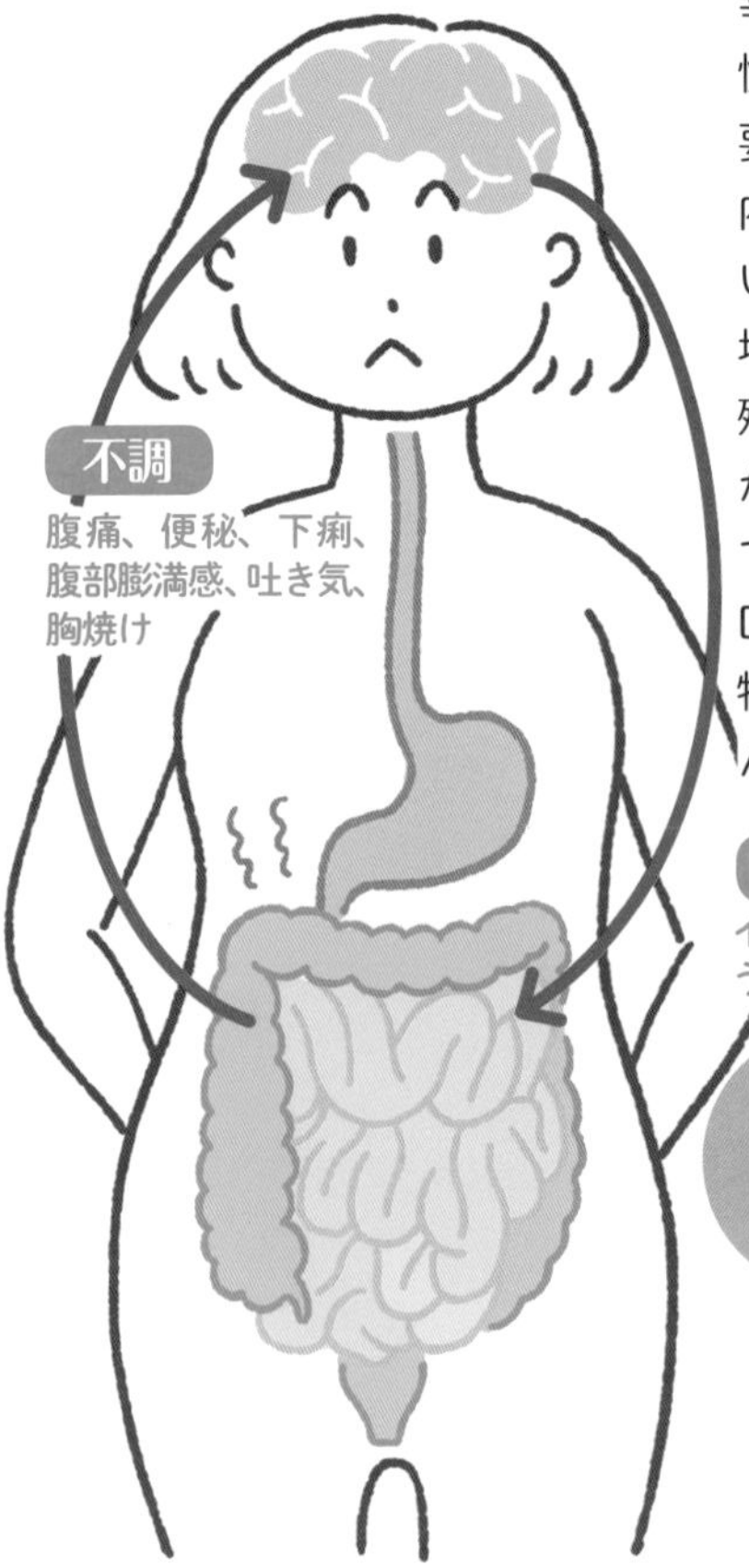

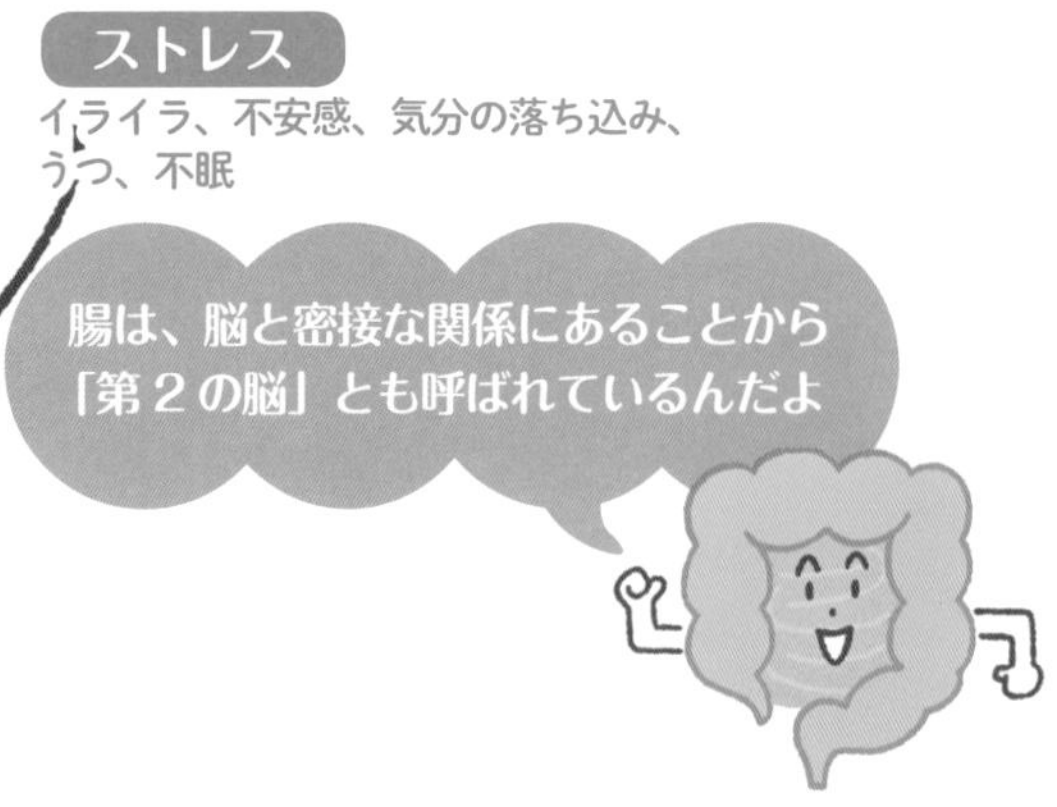

ストレス
イライラ、不安感、気分の落ち込み、うつ、不眠
腸は、脳と密接な関係にあることから「第２の脳」とも呼ばれているんだよ

※3　不安障害の一種。突然の恐怖や不安に見舞われ、どうきやめまい、呼吸困難などの症状が現われる。

※1　脳にもやがかかったような思考がはっきりしない状態。集中力・判断力の低下、だるさなどが生じる。

※2　他人とうまくコミュニケーションが取れない、興味や行動が偏るなど本能的志向が強いことを特徴とする発達障害の一種。

腸で起こる事件 その10

肥満

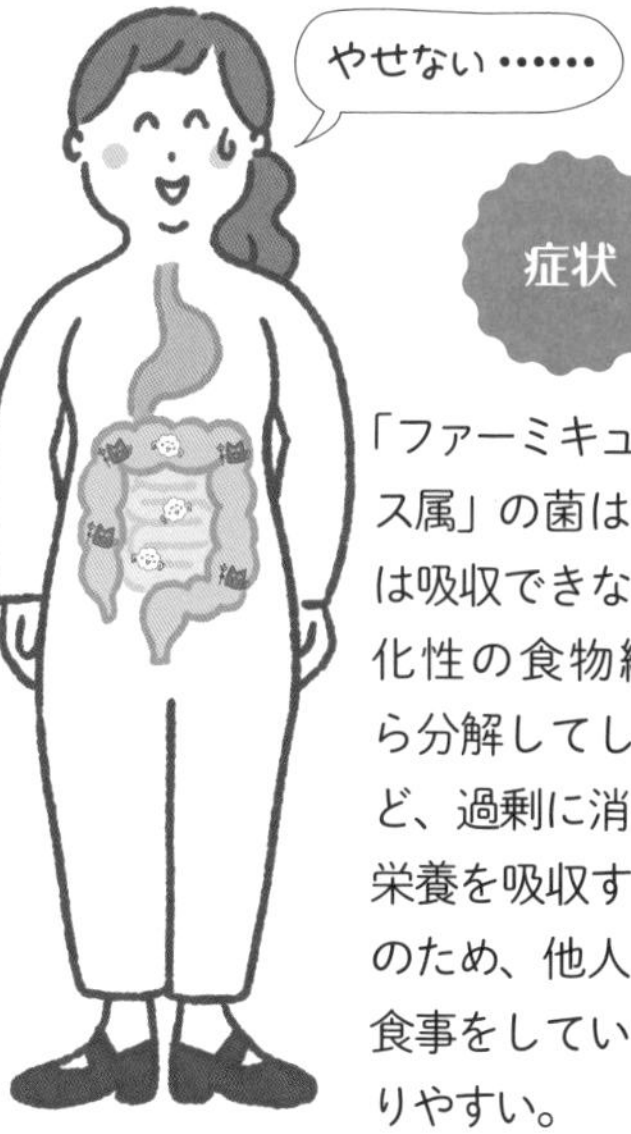

症状

「ファーミキューティス属」の菌は、通常は吸収できない難消化性の食物繊維すら分解してしまうなど、過剰に消化して栄養を吸収する。そのため、他人と同じ食事をしていても太りやすい。

原因

生まれたときに、最初に触れた人（ファーストタッチ）の腸内細菌の影響など。〝太らせ菌〞と呼ばれる「ファーミキューティス属」の菌が多いと、太りやすくなるという報告がある。

そのとき腸は

太った人の腸内は、細菌の種類が少ないうえに特定の悪玉菌が優勢になりがち。とくに日和見《ひよりみ》菌の一種である「ファーミキューティス属」の菌が多い状態。

腸で起こる事件 その11

皮膚などのトラブル

症状

髪、爪の乾燥、湿疹、ニキビ、目の下のくま、肌荒れ、顔色が悪い、ロザケア（顔の赤み）、乾癬《かんせん》など。

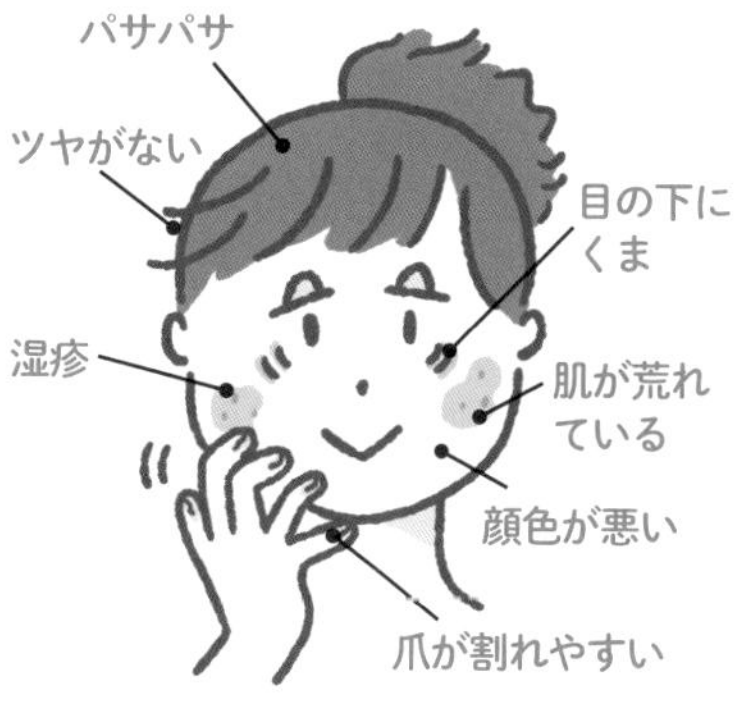

パサパサ
ツヤがない
目の下にくま
湿疹
肌が荒れている
顔色が悪い
爪が割れやすい

原因

腸内環境の悪化により、悪玉菌が有害物質をつくり出す。それが血液に吸収されて体内をめぐり、トラブルを起こす。また、SIBO（小腸内細菌増殖症）にともなうビタミンE不足も。

そのとき腸は

腸内バランスがくずれて悪玉菌が増加し、たんぱく質をエサにフェノール類という有害物質をつくり出している状態。

腸で起こる事件 その12

体の中の劣化

症状

視力の低下、筋肉のおとろえ、骨《こつ》粗《そ》しょう症、記憶力の低下、感染症やがんのリスクが高まる。

原因

腸内環境の悪化から腸内細菌が多様性を失い、悪玉菌が増える。免疫力の低下から新陳代謝もうまくいかなくなる。腸は体のあらゆる臓器とつながっているため、体のあちこちに不調があらわれる。

そのとき腸は

腸内細菌が正常に機能しないことで免疫《めんえき》細胞が十分につくられていない状態。

腸は体のあらゆる臓器と仲良し！

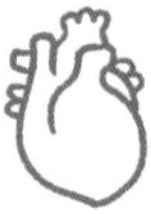

〔心臓〕
SIBOになると、水素ガスが多い人は心筋機能が落ち、心不全になりやすい。

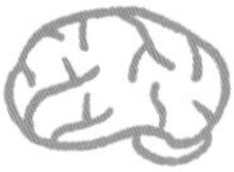

〔脳〕
SIBOになるとD-乳酸アシドーシスになり、ブレイン・フォグ（16ページ参照）が生じる。

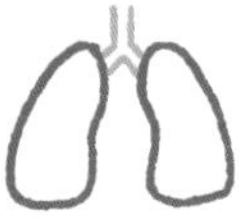

〔肺〕
短く浅い呼吸は腸のぜん動運動を抑制する。ゆっくり深い呼吸は、腸のぜん動運動を促進する。

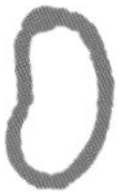

〔脾臓《ひぞう》〕
体内に入った病原菌と戦うための抗体をつくる。体の免疫細胞のうち約7割が存在する腸とともに免疫システムをになっている。

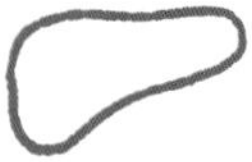

〔肝臓〕
腸内で悪玉菌が増えると、毒素を取り込んでがんなどの原因となる。小腸内で細菌が増えすぎると、NASH（非アルコール性脂肪肝炎）や肝硬変になることも。

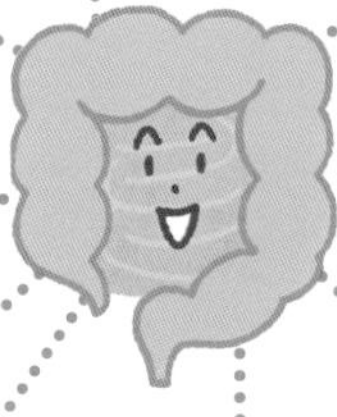

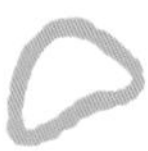

〔副腎《ふくじん》〕
腸が荒れると、「コルチゾール」というホルモンを分泌して炎症を抑える。

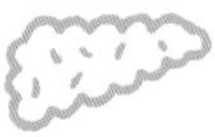

〔膵《すい》臓〕
消化物が十二指腸に入ると、糖質やたんぱく質、脂肪を分解する消化酵素を含んだすい液を分泌。血液中の糖分を調整するインスリンも産生している。

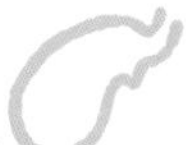

〔胆のう〕
胆汁を十二指腸に送り、消化を助ける。悪玉菌が増えると有害な二次胆汁酸をつくる。

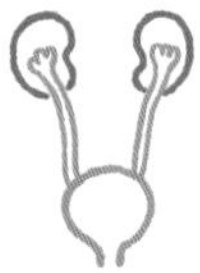

〔腎臓《じんぞう》〕
体内の老廃物をろ過する。SIBOになると、細菌がつくり出した尿毒性物質が腎不全をもたらす。

第1章

つまり消化って何？

「食べる」から「排出する」までに密着

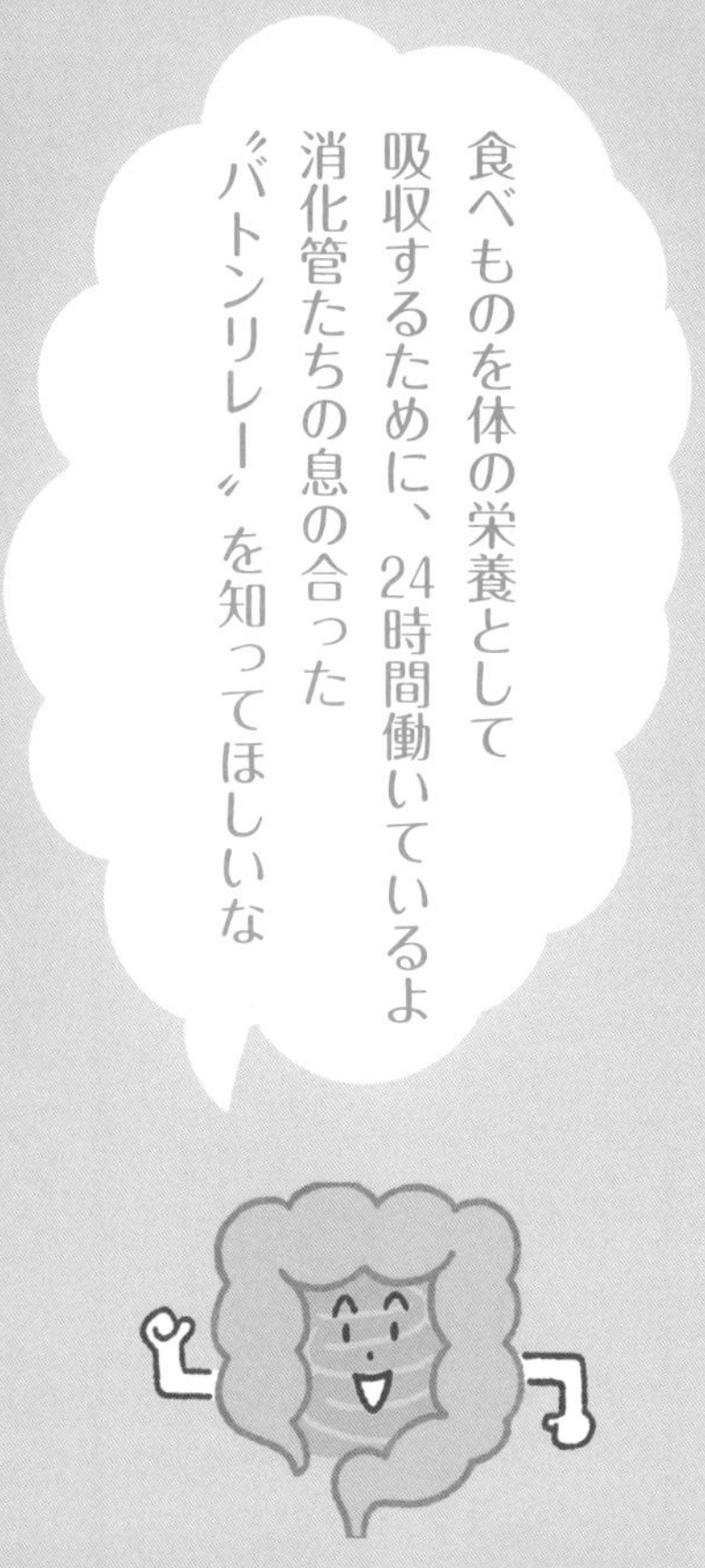
食べものを体の栄養として
吸収するために、24時間働いているよ
消化管たちの息の合った
〝バトンリレー〟を知ってほしいな

■食べた瞬間から消化管の大リレーがスタート！

口から取り込んだ食べものは、1本につながった消化管を通過しながら消化・吸収され、肛門から排出される。

消化の流れと消化管の名称

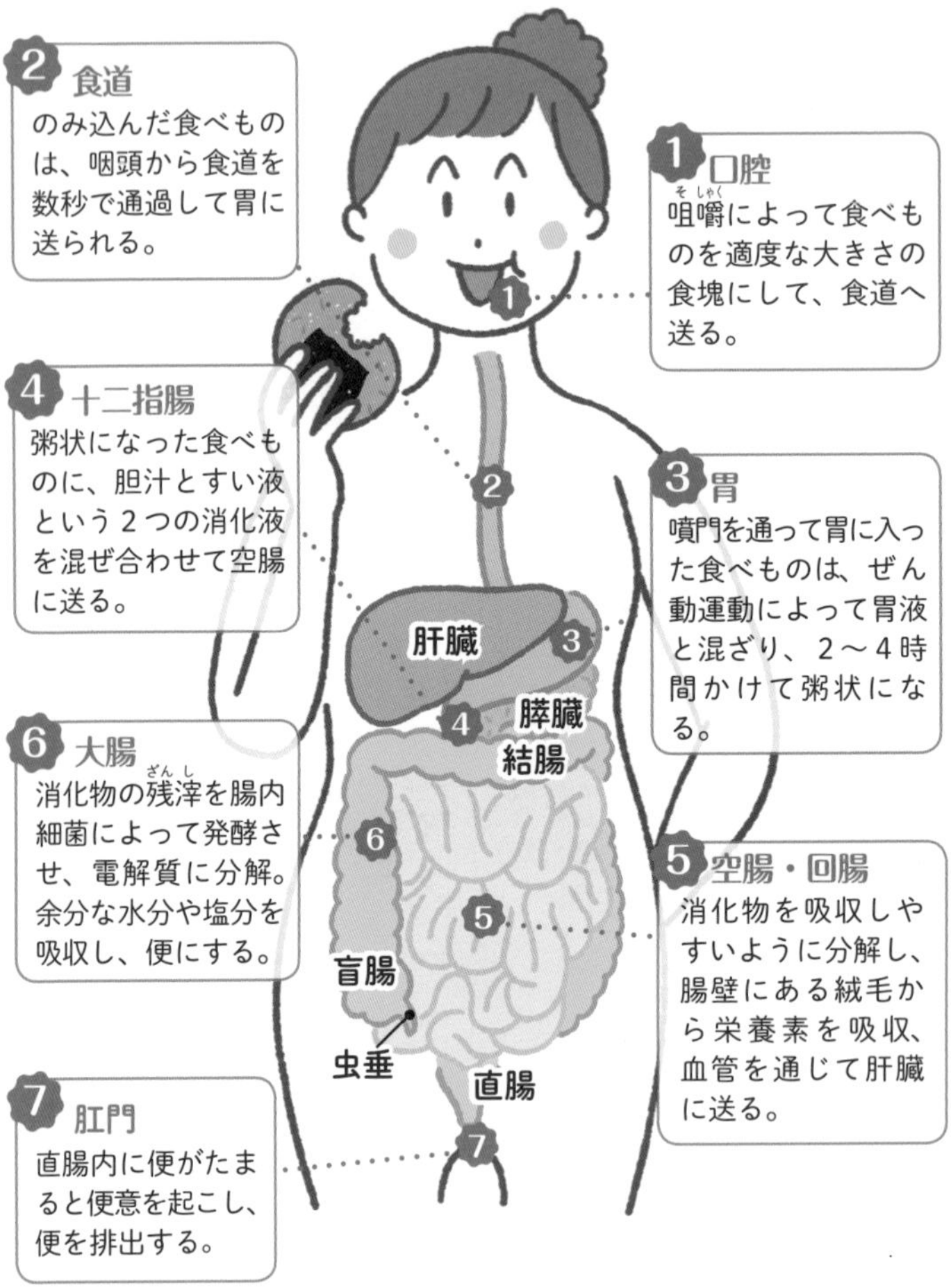
1 口腔
咀嚼《そしゃく》によって食べものを適度な大きさの食塊にして、食道へ送る。
2 食道
のみ込んだ食べものは、咽頭から食道を数秒で通過して胃に送られる。
3 胃
噴門を通って胃に入った食べものは、ぜん動運動によって胃液と混ざり、2～4時間かけて粥状になる。
4 十二指腸
粥状になった食べものに、胆汁とすい液という2つの消化液を混ぜ合わせて空腸に送る。
5 空腸・回腸
消化物を吸収しやすいように分解し、腸壁にある絨毛から栄養素を吸収、血管を通じて肝臓に送る。
6 大腸
消化物の残滓《ざんし》を腸内細菌によって発酵させ、電解質に分解。余分な水分や塩分を吸収し、便にする。
7 肛門
直腸内に便がたまると便意を起こし、便を排出する。
肝臓
膵臓
結腸
盲腸
虫垂
直腸

チームワークで肛門までのゴールを目指す

私たちは、体に取り入れた食べものを消化して栄養分を吸収し、それらを〝血や肉にして〟活動しています。

消化と吸収をになうのは、口腔から食道→胃→小腸（十二指腸・空腸・回腸）→大腸（盲腸・結腸・直腸）→肛門へと続く、全長9mにも及ぶ長い「消化管」です。この管は、部位によって形や構造が変わり、それぞれの働きは、すべて自律神経やホルモンなどによってコントロールされています。

また、口から食べものと一緒に空気やホコリ、微生物などの異物が入ってくるため、さまざまな免疫機能も発達しています。

消化管たちのバトンリレー

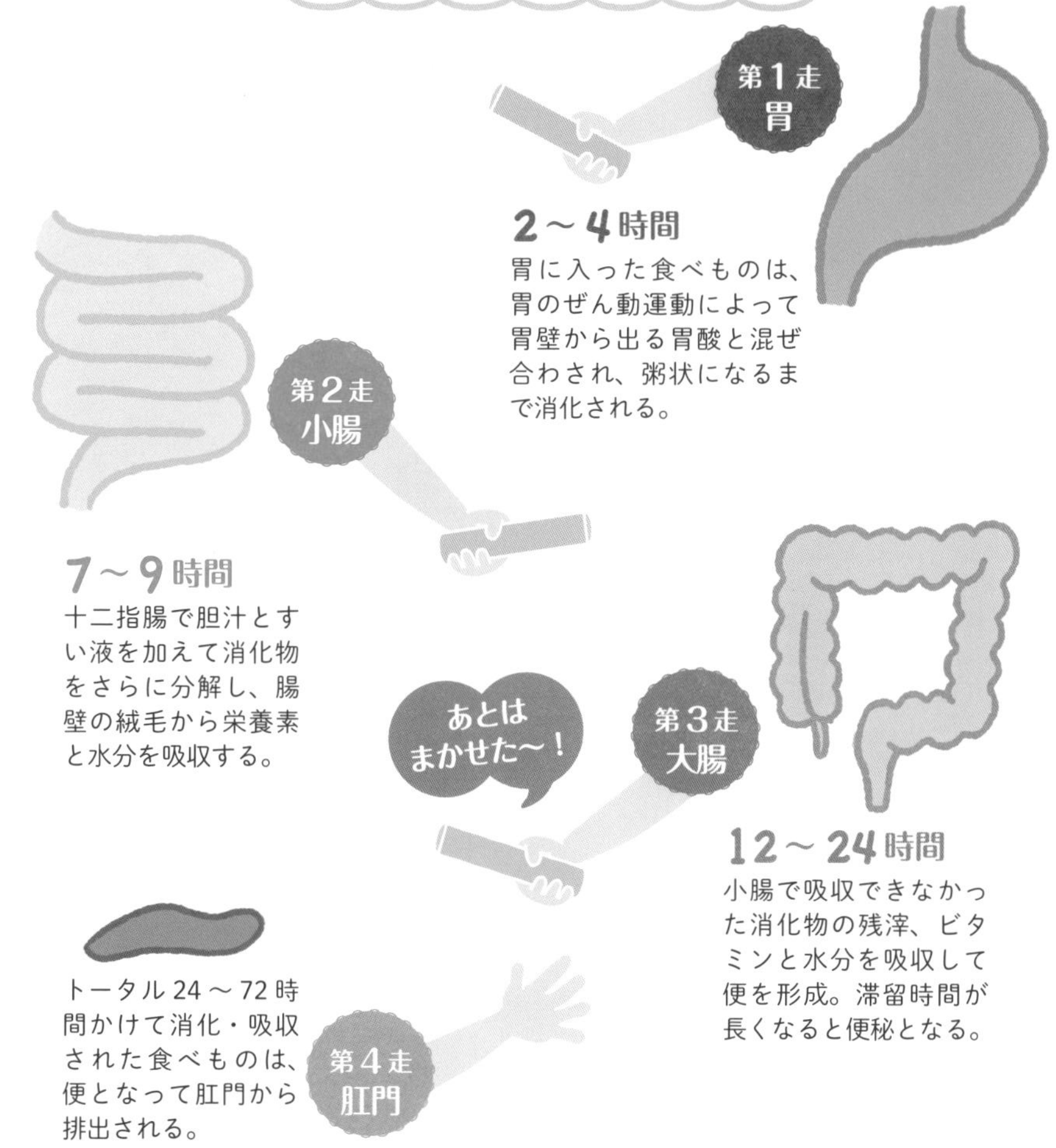
第1走
胃
2〜4時間
胃に入った食べものは、胃のぜん動運動によって胃壁から出る胃酸と混ぜ合わされ、粥状になるまで消化される。
第2走
小腸
7〜9時間
十二指腸で胆汁とすい液を加えて消化物をさらに分解し、腸壁の絨毛から栄養素と水分を吸収する。
あとはまかせた〜!
第3走
大腸
12〜24時間
小腸で吸収できなかった消化物の残滓、ビタミンと水分を吸収して便を形成。滞留時間が長くなると便秘となる。
トータル24〜72時間かけて消化・吸収された食べものは、便となって肛門から排出される。
第4走
肛門

使命を果たし次の臓器にバトンを渡す

食べものは、口腔で唾液《だえき》とともに咀嚼《そしゃく》され、消化しやすい大きさにされて咽頭から食道へ送られます。食道を数秒で通過すると、胃に入って胃酸と混ぜ合わされ、ドロドロになります。

十二指腸では胆汁やすい液が放出され、空腸・回腸でさらに細かく分解され、ほとんどの栄養素と水分の約8割が吸収され、血液に入ります。

小腸で吸収できなかった残りは、半日かけて大腸で吸収されます。それぞれの臓器が食べものを血や肉にするための役割を果たし、固形になった消化物は、肛門から便となって排出されます。

食べものが胃で消化されるしくみ

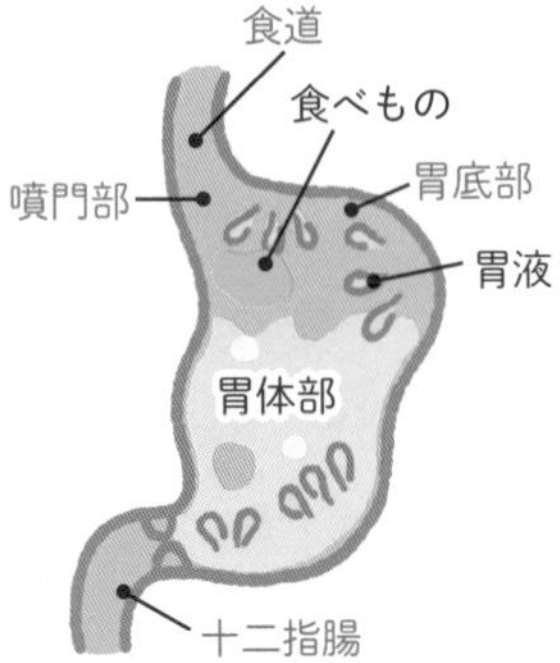

1 食道から送られてきた食べものは、噴門部から胃に入る。

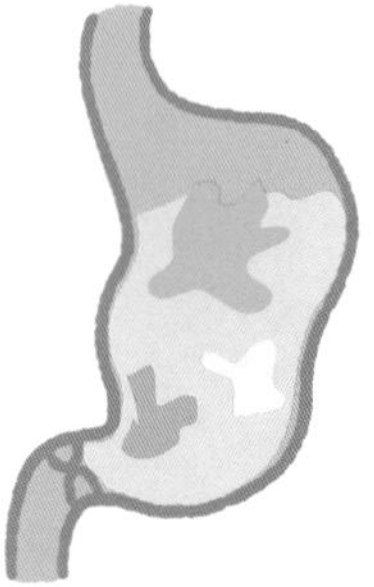

2 胃に食べものがたまると胃壁から胃酸が分泌される。

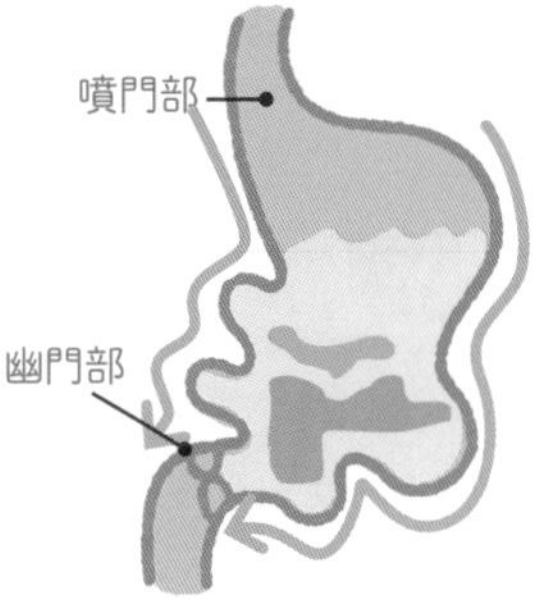

3 噴門部から幽門部へ向かうぜん動運動によって、食べものと胃酸が攪拌《かくはん》されて混ぜ合わされる。

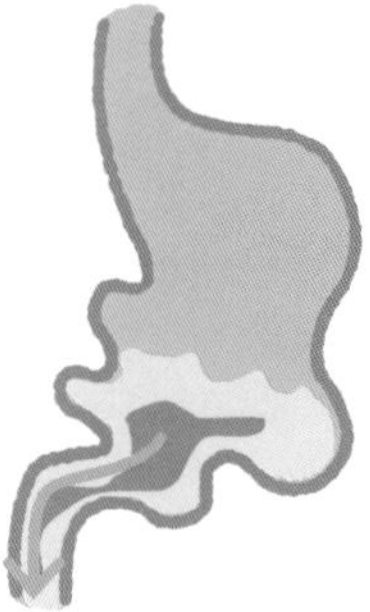

4 消化物が粥状になると、幽門括約筋が開いて十二指腸に送られる。

胃液の分泌量は1日に約3ℓ！

胃は、空っぽのときは細長くしぼんでいますが、満腹時には飲食物を1.5〜2ℓもためることができます。

食べものが胃に入ると、胃壁から1日に約3ℓといわれる胃液が分泌され、粥状になるまで攪拌します。消化にかかる時間は食べた内容や量によっても変わりますが、糖質の場合は2〜3時間、たんぱく質は4〜5時間、脂質の場合は10時間かかることも。

胃が空になると、腸から「モチリン」というホルモンが分泌され、強い収縮運動を起こします。この収縮で消化物の残りを腸に押し出し、次の食べものを受け入れる準備を整えます。

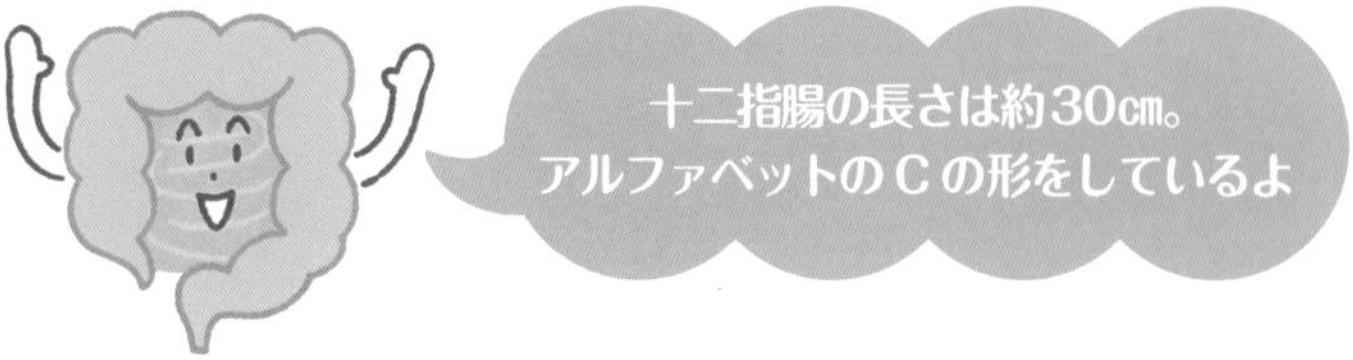
十二指腸の長さは約30㎝。
アルファベットのCの形をしているよ

十二指腸の役割

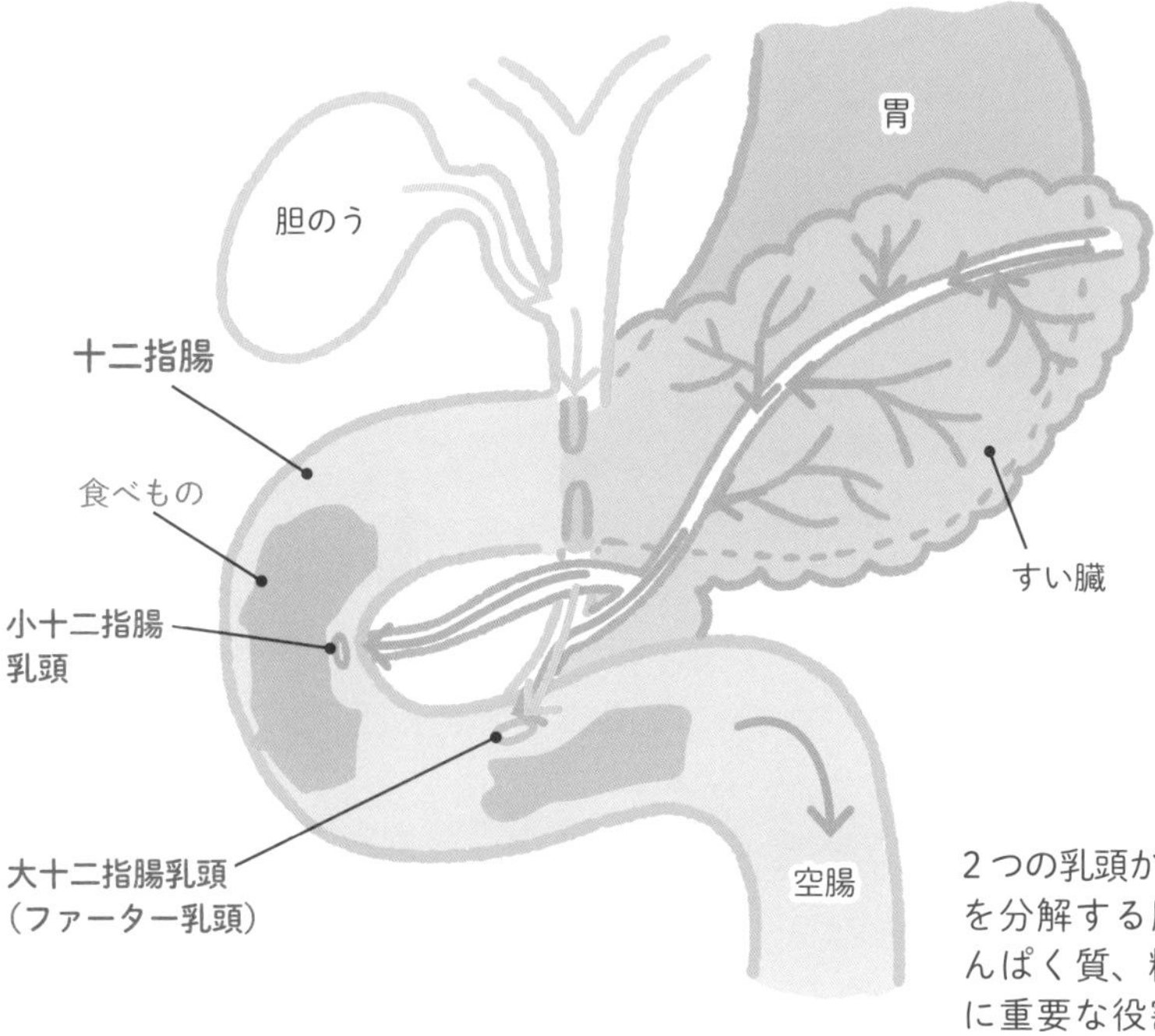

2つの乳頭からは、脂質を分解する胆汁や、たんぱく質、糖質の分解に重要な役割を果たすすい液が流入する。

小腸は長さ約30㎝の十二指腸から始まる

小腸は、十二指腸・空腸・回腸の3つに区分され、最初の十二指腸で胃から送られた消化物を胆のうに蓄えられていた胆汁、すい臓で分泌されたすい液と混ぜ合わせ、さらに消化します。

胆管とすい管が合流し、2つの消化液の流入口となるのが「大十二指腸乳頭（ファーター乳頭）」。すい液の出るほうが「小十二指腸乳頭」です。さらに内壁の粘膜や内部にある十二指腸腺からも、消化を助ける酵素などが分泌されます。

また、十二指腸は胃酸で酸化した消化物によって腸内のpH《ペーハー》が低下すると、「セクレチン」というホルモンを分泌して中和する働きがあります。

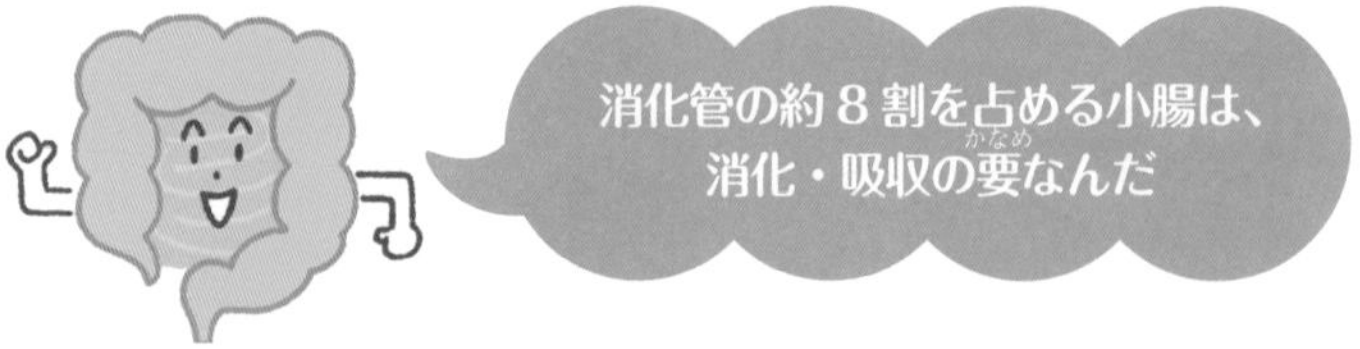

消化管の約８割を占める小腸は、
消化・吸収の要《かなめ》なんだ

小腸の役割

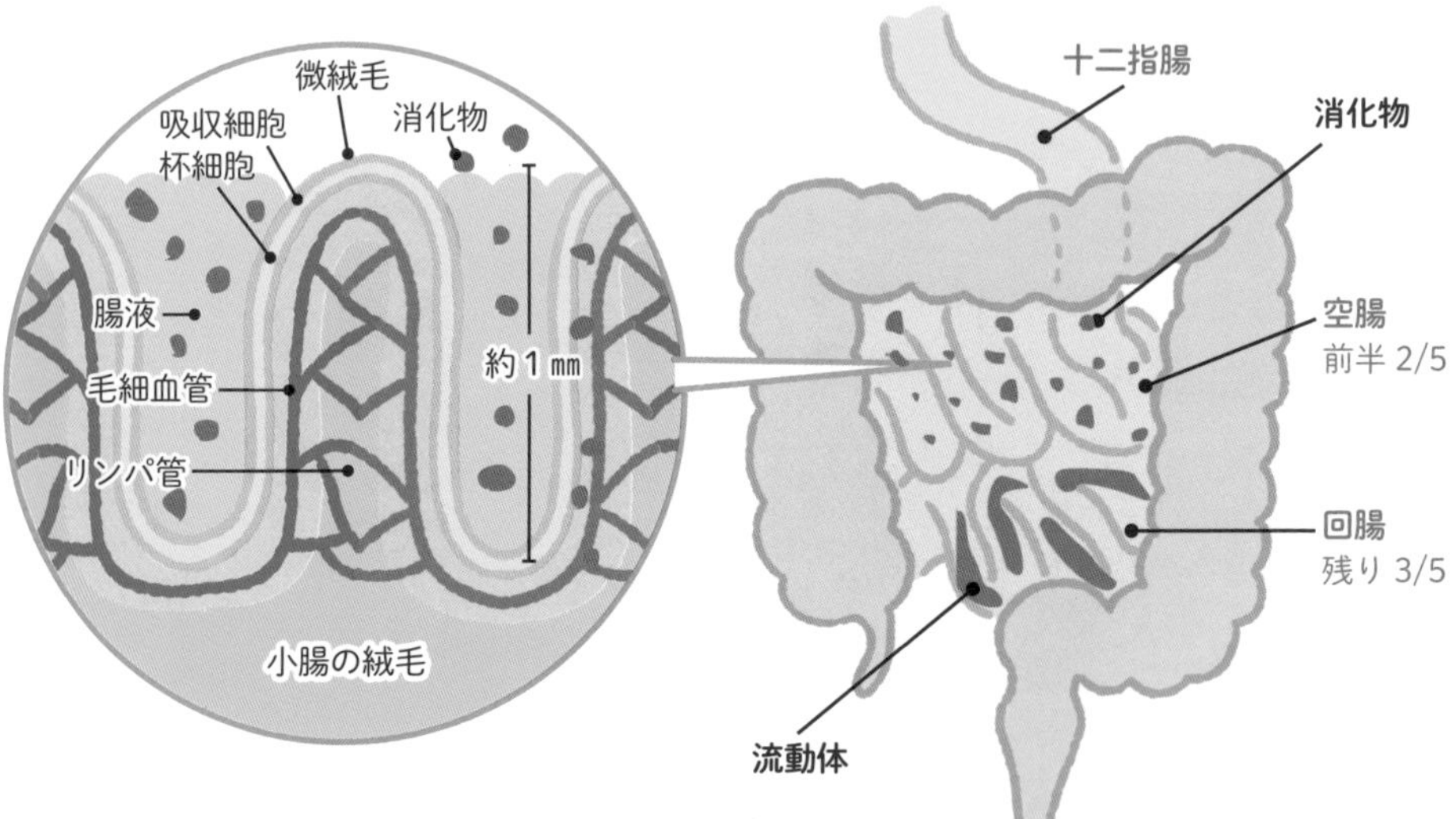

分解された消化物は、約500万本といわれる絨毛の先端の微絨毛に付着して、吸収される。

空腸には絨毛が多く、腸液の分泌も多い。回腸は、絨毛も筋肉も少なめで消化物がゆっくり進むため、消化に時間のかかる脂質を吸収する。

表面積は栄養をたっぷり吸収できる200㎡

空腸と回腸は長さ6mにも及ぶ細長い器官で、胃や十二指腸で消化された消化物をさらに分解し、栄養を吸収する働きをしています。

空腸と回腸の内壁は、表面の粘膜全体が蛇腹《じゃばら》のように折りたたまれた「輪状ひだ」となり、その表面は「絨毛《じゅうもう》」という長さ1㎜ほどの突起でおおわれています。絨毛の表面には、粘液を分泌する「杯細胞」と栄養を吸収する「吸収細胞」があり、吸収細胞の表面をさらに細かな「微絨毛」がおおいます。

絨毛を広げると小腸の表面積は約200㎡にもなるといわれ、より多くの栄養素を吸収することを可能にしています。

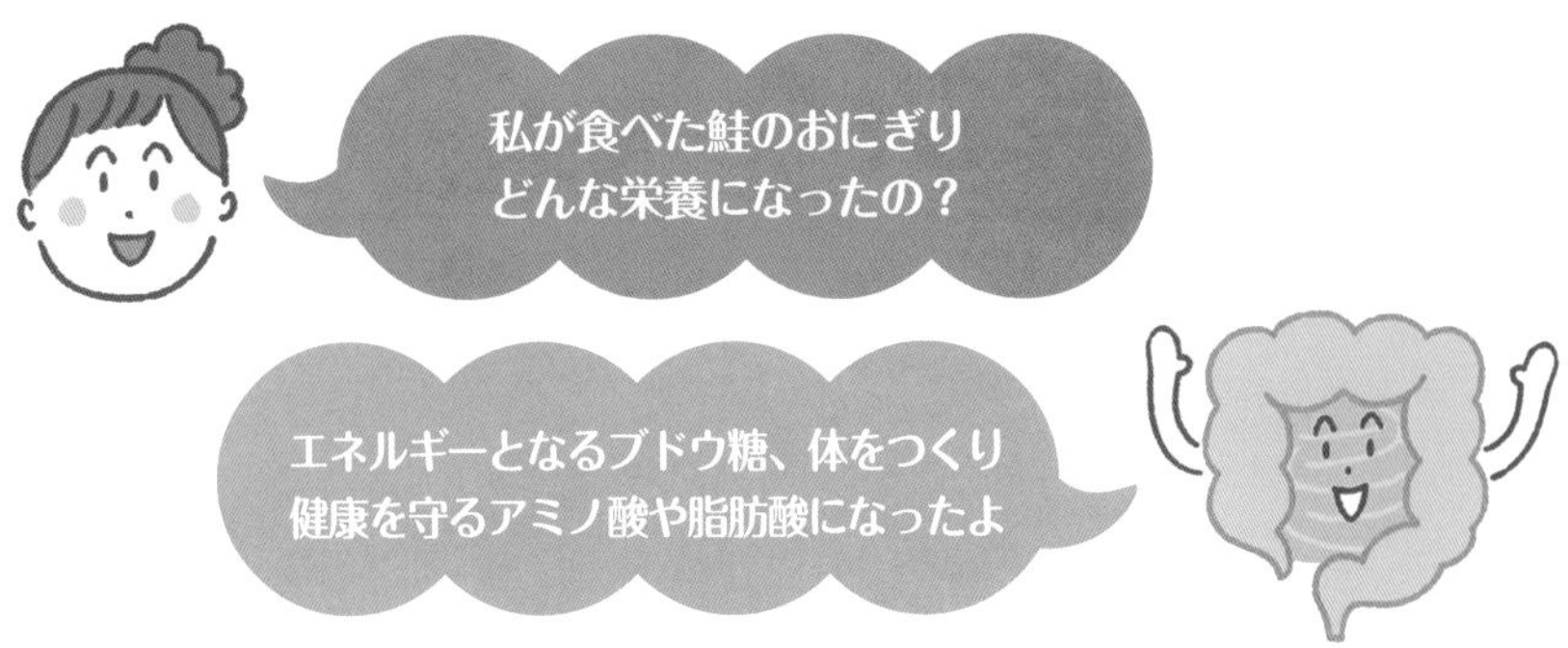

栄養分解の役割分担

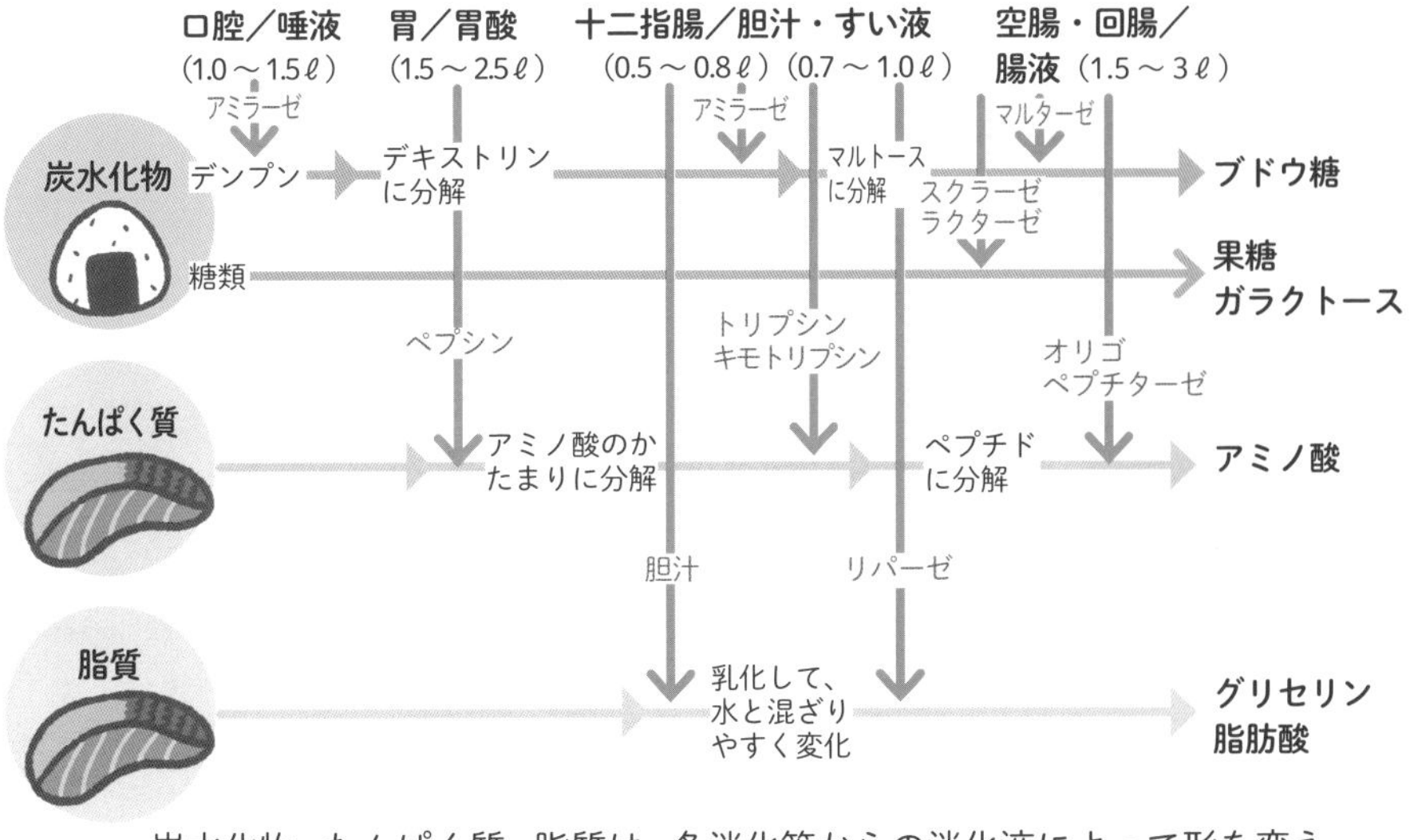

炭水化物、たんぱく質、脂質は、各消化管からの消化液によって形を変え、少しずつ小さな単位に分解されていく。

消化のプロセスは、栄養素ごとに異なる

食べものに含まれる炭水化物やたんぱく質、脂質などの栄養素は、唾液や胃液、胆汁、すい液など、それぞれの部位で分泌される消化液によって分解され、少しずつ形を変えながら消化管を旅します。

栄養を吸収する役割をになう空腸や回腸からは、それぞれの栄養素を最終段階まで分解する腸液が分泌されます。炭水化物のデンプンはブドウ糖に、糖類は果糖やガラクトースなどの単糖類、たんぱく質はアミノ酸、脂質はグリセリンや脂肪酸へと、栄養素を体に吸収可能な分子レベルにまで分解し、吸収します。

また、ビタミン類も小腸で吸収され、肝臓から全身に送られます。

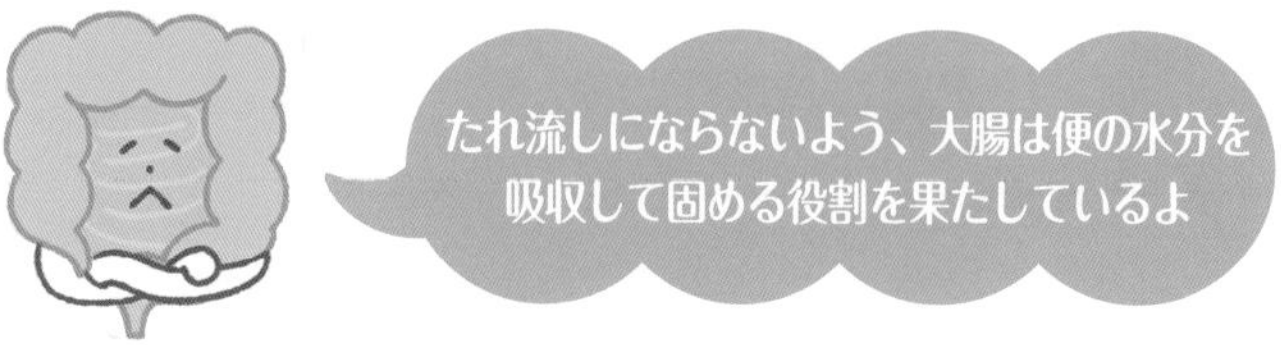
たれ流しにならないよう、大腸は便の水分を吸収して固める役割を果たしているよ

大腸の役割

ぜん動運動

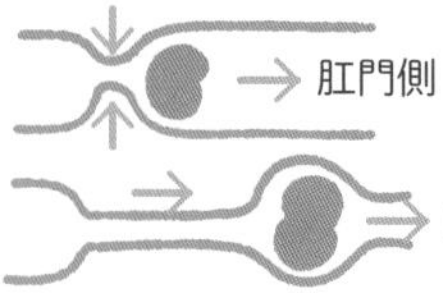

消化物は、腸管の輪走筋の収縮とその先の縦走筋の弛《し》緩《かん》による「ぜん動運動」で肛門へ向かって進む。

分節運動

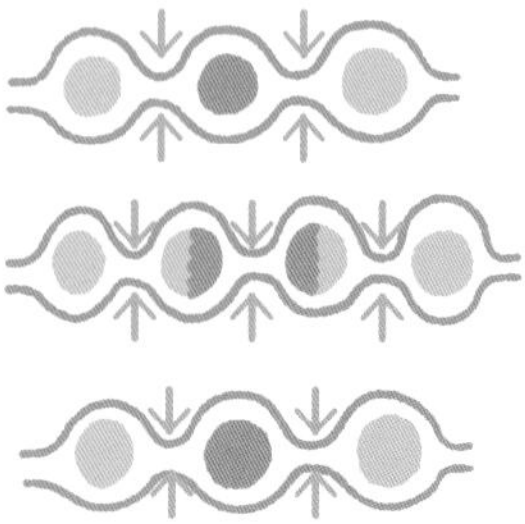

収縮部位と弛緩部位が入れ替わる「分節運動」によって消化物を攪拌し、水分を吸収する。

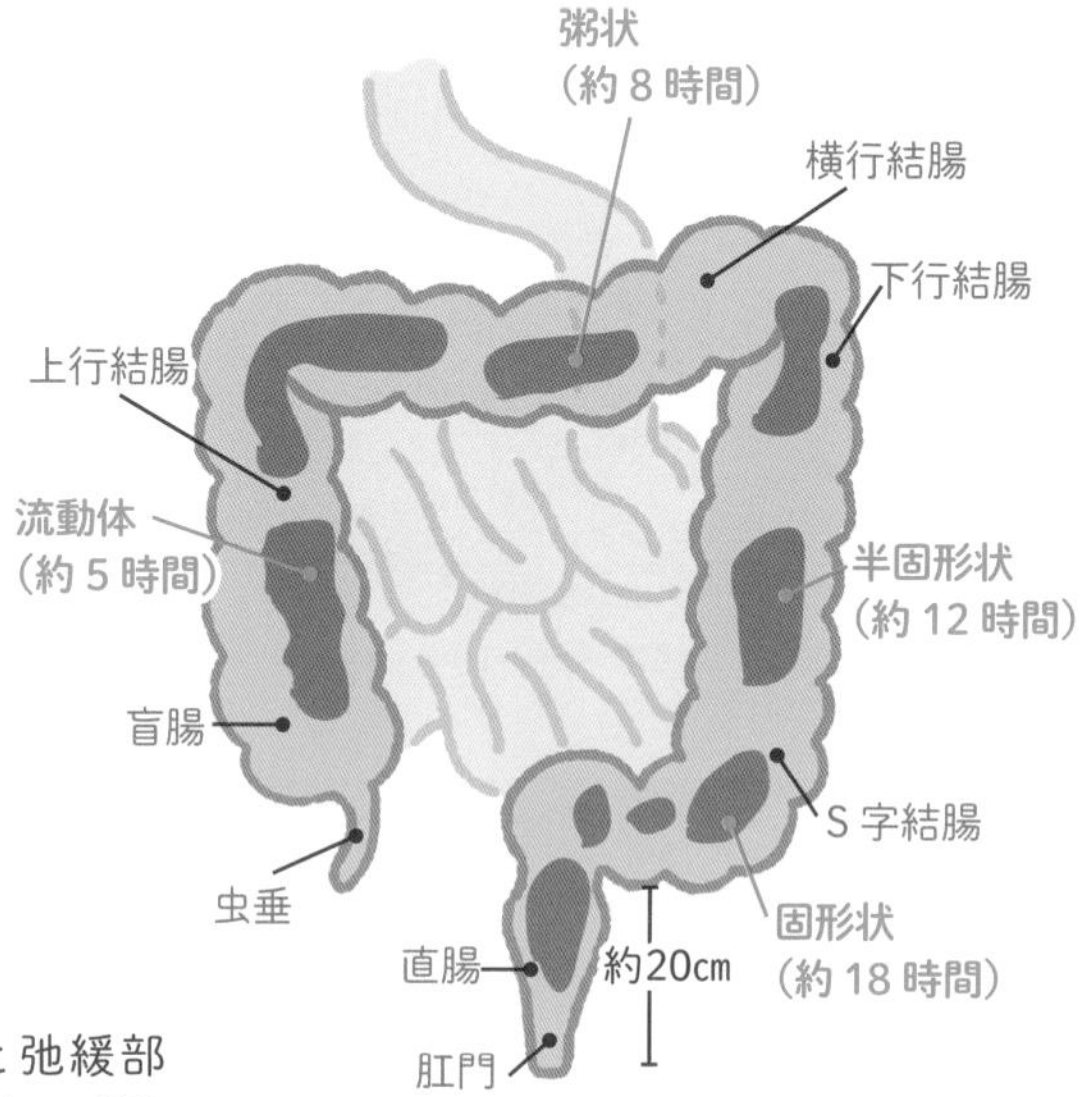

長さ約 1.6 m、小腸の 2 ～ 3 倍の太さの大腸は、小腸を取り囲むように位置している。

水分を吸収し固形の便をつくる

盲腸、結腸（上行《じょうこう》結腸・横行《おうこう》結腸・下行《かこう》結腸・S字結腸）、直腸からなる大腸は、おもに小腸から送られてきた消化物の水分を吸収して便をつくる役目をにないます。

消化管を通過する消化物や水分は、1日に約9ℓほどにもなり、大半は小腸で吸収されますが、残りの2ℓほどは大腸で処理されます。このとき、小腸で消化できなかった食物繊維は腸内細菌で一部が分解され、ナトリウムなどの電解質とともに吸収されます。

腸内では「ぜん動運動」と「分節運動」を繰り返し、徐々に固形化しながら消化物を先へ送り、直腸へと進めます。

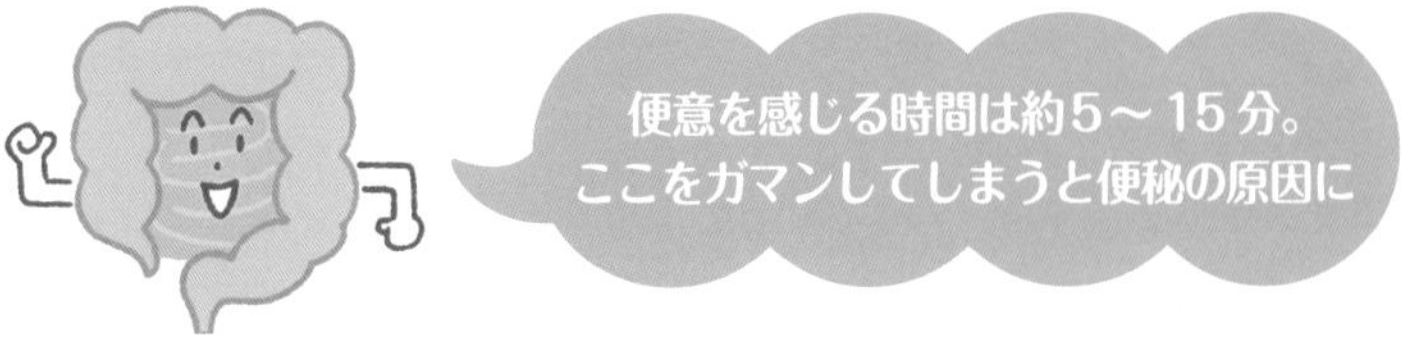
便意を感じる時間は約5～15分。
ここをガマンしてしまうと便秘の原因に

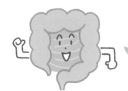

排便のしくみ

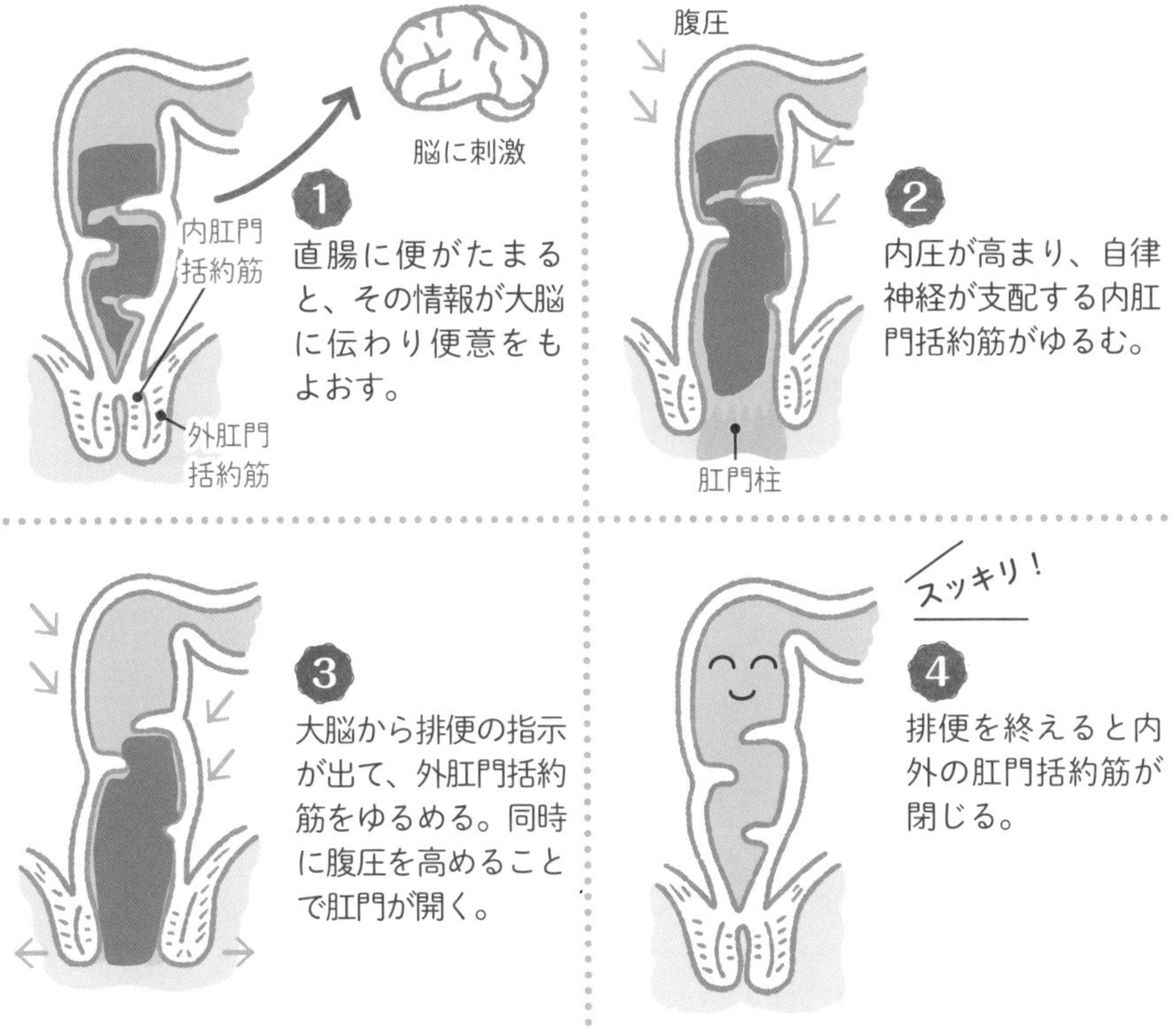

内肛門括約筋
外肛門括約筋

内圧が高まり、自律神経が支配する内肛門括約筋がゆるむ。

大脳から排便の指示が出て、外肛門括約筋をゆるめる。同時に腹圧を高めることで肛門が開く。

排便を終えると内外の肛門括約筋が閉じる。

消化のリレーは排便でゴールを迎える

水分を吸収され硬くなった消化物は、便となって直腸にたまります。直腸には消化・吸収の機能はなく、便が直腸に達すると自律神経を通して脳に刺激が伝わり、便意をもよおします。

健康な腸の場合、朝、胃に新たに食べものが入ると、脳から腸に「便を出す」よう指示が出ます。この流れを「胃・結腸反射」といい、この反射によって肛門の内肛門括《ないこうもんかつ》約筋《やくきん》がゆるみます。直腸の刺激は大腸にも伝えられて便意をもよおし、準備が整うと外肛門括《がいこうもんかつ》約筋《やくきん》を開いて便を排泄《はいせつ》します。食事から排泄まではおよそ24～72時間の旅となりますが、72時間以上かかると便が硬くなっていきます。

✔ブリストルスケールで便をチェック！

便の形状と硬さを7段階に分類し、その形状から腸の状態を把握するための指標。英国ブリストル大学のヒートン博士が1997年に提唱し、BSスコアとも呼ばれる。

約100時間 ↑	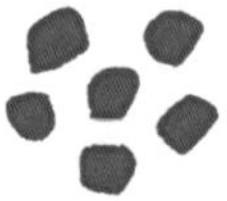	1	コロコロ便	ウサギの糞《ふん》のような硬くてコロコロした便
	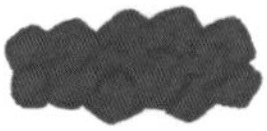	2	硬い便	いくつかのかたまりが集まってできた、硬い便
	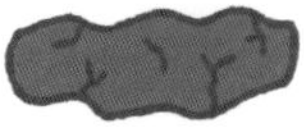	3	やや硬い便	水分が少なめで、表面にひび割れがある便
消化管での滞留時間	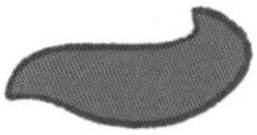	4	普通便	表面がなめらかで適度に軟らかい便
	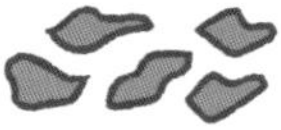	5	やや軟らかい便	水分が多く、軟らかい半固形状の便
		6	泥状便	形のない、泥のような便
↓ **約10時間**	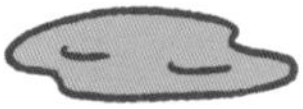	7	水様便	固形物を含まない、水のような便

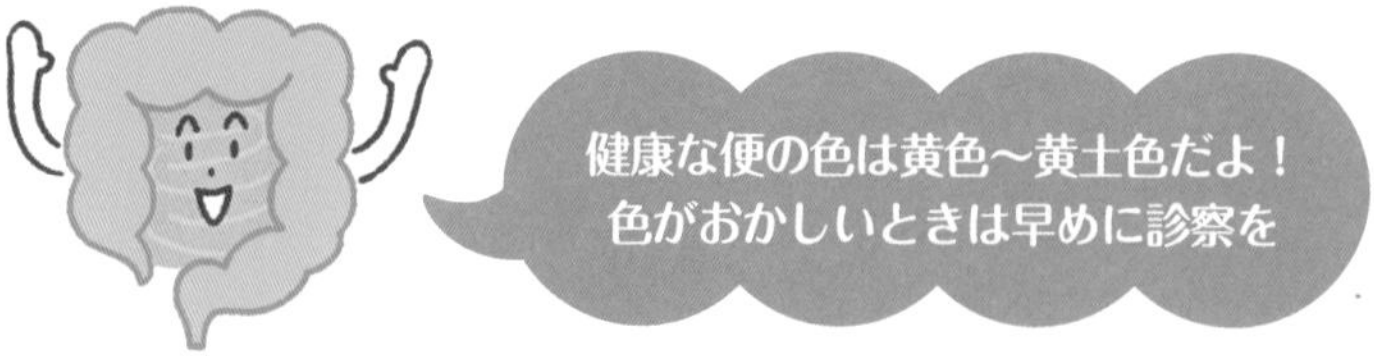
健康な便の色は黄色〜黄土色だよ！
色がおかしいときは早めに診察を

白色	緑色	黒色	赤色
	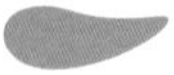	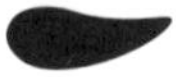	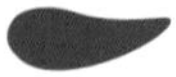
考えられる原因 ⇩	**考えられる原因** ⇩	**考えられる原因** ⇩	**考えられる原因** ⇩
胆汁が分泌していない。	腸内細菌の活動がにぶっている。	消化管の上部、食道や胃で出血している。	消化管の下部、大腸や肛門で出血している。

第2章

現代人の「小腸」が危ない！

体の劣化は小腸から始まっている!?

実は小腸の健康を守ることが、
全身のさまざまな不調や病気を
改善・予防して健康と若さを保つ
秘訣なんだ！

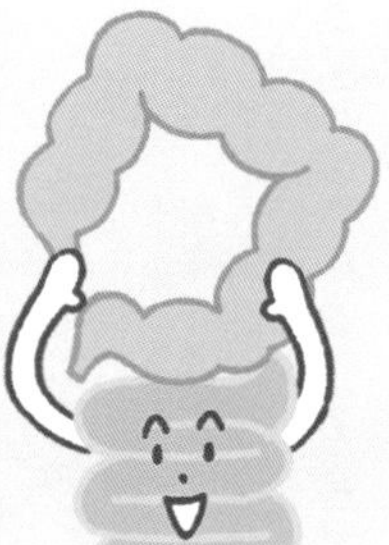

これまでの常識を疑え！
自分に合った食事法が未来を変える

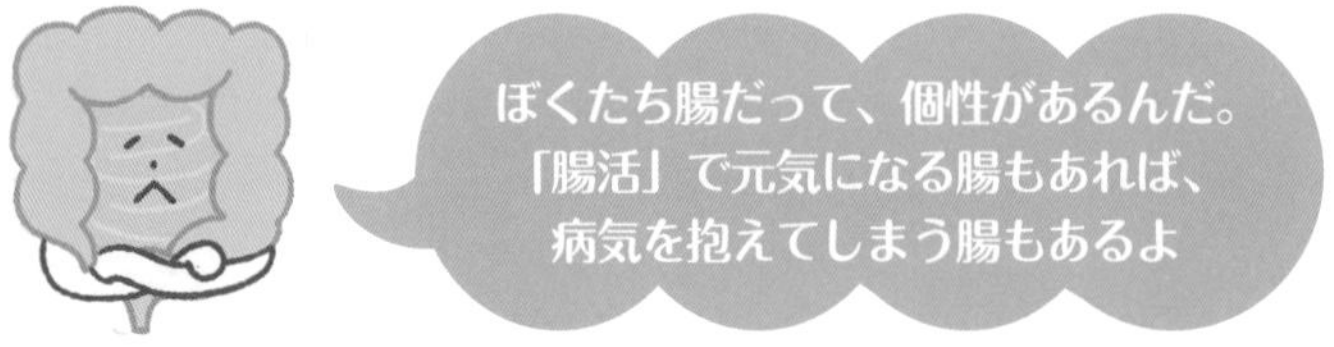
ぼくたち腸だって、個性があるんだ。
「腸活」で元気になる腸もあれば、
病気を抱えてしまう腸もあるよ

なぜ現代日本人に腸のトラブルが増えているのか

日本人はよく、おなかの弱い民族といわれます。便秘や下痢、おなかの張りなど、日本人の14％が何らかのおなかの不調を抱えているといいます。

そのせいか、テレビではあらゆる「腸活法」が紹介され、店へ行けばさまざまな健康効果をうたったヨーグルトやオリゴ糖入りのトクホ飲料など、〝腸にいい〟とされる健康食品が並んでいます。しかし、おなかのためにこうした食品を食べ続け、できるだけ食物繊維をとり、脂《あぶら》っこいものを避けるよう心がけても一向に症状は改善されず、かえって悪化してしまう人が多いのも事実です。

実は、こうした〝腸にいい〟とされ、健康にいいとされる食事は、腸に問題のない人には効果がありますが、おなかの〝弱い〟人にとっては逆効果のことが多く、場合によっては腸が過剰に反応しすぎて症状を悪化させてしまいます。つまり、腸のための食事が、腸を痛めつける張本人だったのです。

おなかの不調は、生活習慣病をはじめ肥満やアレルギーなど、さまざまな体の不調につながります。腸の不調を改善し、健康な体をつくるためにも、まずはこれまでの〝腸の常識〟を疑い、自分の腸に合った健康法をみつけるようにしましょう。

✔ 腸にいいといわれている健康法チェック

腸に問題がある人が、健康な人のための〝腸にいい〟健康法を実践すると、症状の改善どころか悪化させてしまう可能性があります。一人ひとりに合った食事法は異なります。チェックしましょう。

	おなかの調子がよい人	おなかの調子が悪い人
ヨーグルトを食べる	○ ビフィズス菌や乳酸菌が善玉菌を増やし、腸内環境を整える。乳酸菌は腸に定着しないため、できるだけ毎日食べるようにするとよい。	× 乳糖（ラクトース）を分解する酵素の少ない乳糖不耐症の人は、乳製品を分解できず、腸内に酸やガスが発生し、腸が過剰に収縮して下痢や腹痛が起こる。ビフィズス菌など乳糖を含まないサプリをとるのは、効果がある。
食物繊維をとる	○ 食物繊維が多い食材は、善玉菌のエサとなるオリゴ糖が豊富で、体に有用な短《たん》鎖《さ》脂《し》肪酸《ぼうさん》をつくる。	× 食物繊維をとると、健常な人とは異なった腸内細菌が過度に働いて過剰な発酵を起こす。そのため、ガスの発生や腹痛、下痢の原因となりやすい。
トクホのオリゴ糖飲料をのむ	○ オリゴ糖がエサとなって善玉菌を増やし、短鎖脂肪酸をつくって腸内環境を整えるのに効果がある。	オリゴ糖が多いと過発酵が起こり、短鎖脂肪酸が過剰につくられることで大腸内が酸性になって、ガス産生や腸管の麻痺《まひ》を起こす。
発酵食品をとる	○ 納豆やチーズ、キムチなどの発酵食品には、乳酸菌などの善玉菌が多く含まれ、腸内環境を整えるのに効果がある。	オリゴ糖や乳糖など、吸収されにくい糖を多く含んでいるため、過発酵により痛みが生じる。
腸内洗浄をする	× おすすめできない。腸を傷つけてしまうことも。	SIBO《シーボ》（小腸内細菌増殖症）の人では、大腸内視鏡検査の前の腸管洗浄液を服用することで、腸内細菌数が減って、腸内環境がリセットできることも。
絶食する	○ 24 時間の絶食で、加齢にともない低下していた腸の幹細胞の再生能力がアップする。	24 時間の絶食で、腸内細菌の悪玉菌が減少し、善玉菌が増加する。

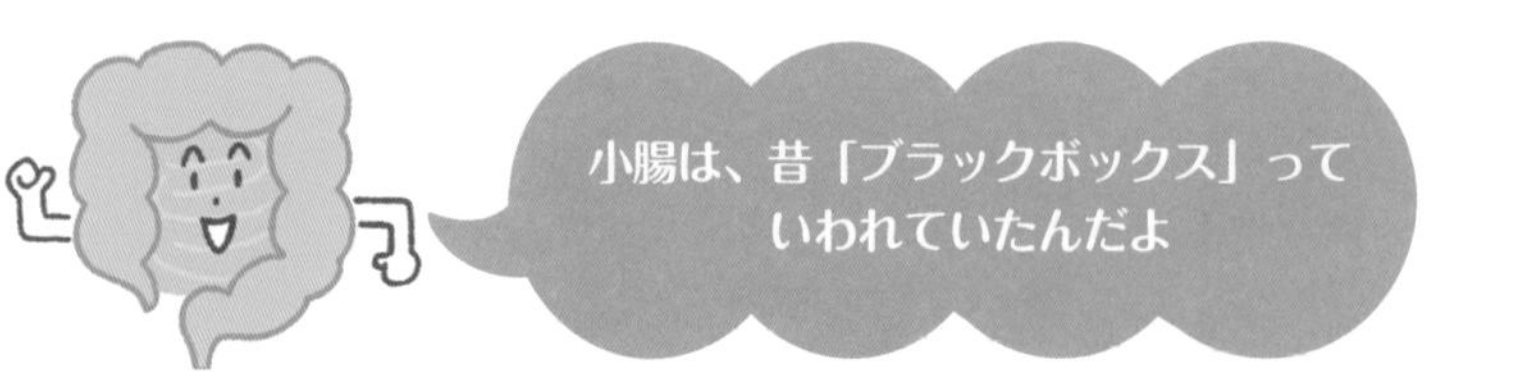
小腸は、昔「ブラックボックス」って
いわれていたんだよ

事故現場は大腸ではない 小腸に危険がせまっている！

体の中でもっとも長く大きな臓器である小腸は、内視鏡で内部を確認しようとしても、上（経口・経鼻内視鏡）からも下（大腸内視鏡）からも末端の一部しか見ることができませんでした。

しかし近年、ダブルバルーン内視鏡やカプセル内視鏡の開発によって、これまで難しかった小腸の観察が可能となりました。カプセル内視鏡では、26×11㎜のカプセルが1秒間に2枚の画像を撮影し、動画として解析することができるようになったのです。

たとえば、「過敏性腸症候群」と考えられていた患者さんをよく調べてみると、高い統計では80％もの人で、小腸内で細菌が過剰に増殖していることがわかってきました。

このＳＩＢＯ《シーボ》（小腸内細菌増殖症）では、小腸内の粘膜には大きな変化はないものと考えられていました。しかし、カプセル内視鏡で検査をすると、小腸の腸液が混濁しており、びらんや潰瘍《かいよう》が多いことがわかったのです。つまり、さまざまな不調は小腸の〝火事（炎症）〟が原因であり、症状はそれを知らせるサインだったのです。現在、ＳＩＢＯは心不全、腎不全、肝不全の背景に広く存在する重要な疾患と考えられ、脚光を浴びています。

全身にネットワークをもつ小腸の火事は、飛び火して体のあちこちをむしばんでいきます。老化やがんなど、一見無関係に思える症状にもかかわっているため、一刻も早く〝消火〟して、小腸を正常に保つ必要があります。

小腸をとりまく負のスパイラル

小腸は、全身とつながるネットワークの中心。小腸の不調は体だけでなく、うつなどの精神的な不調も招く。まずは小腸の健康を取り戻し、負のスパイラルから抜け出そう。

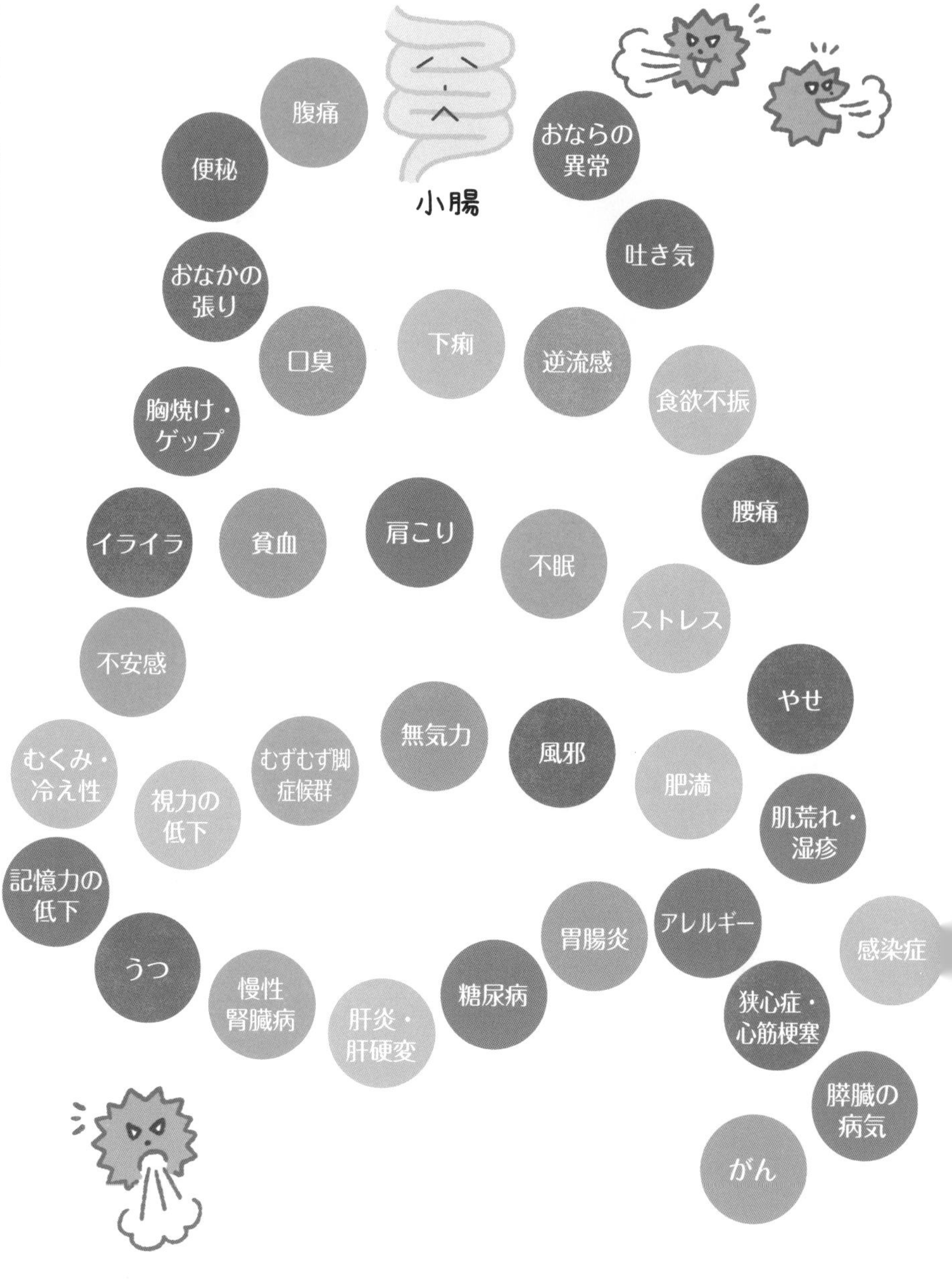

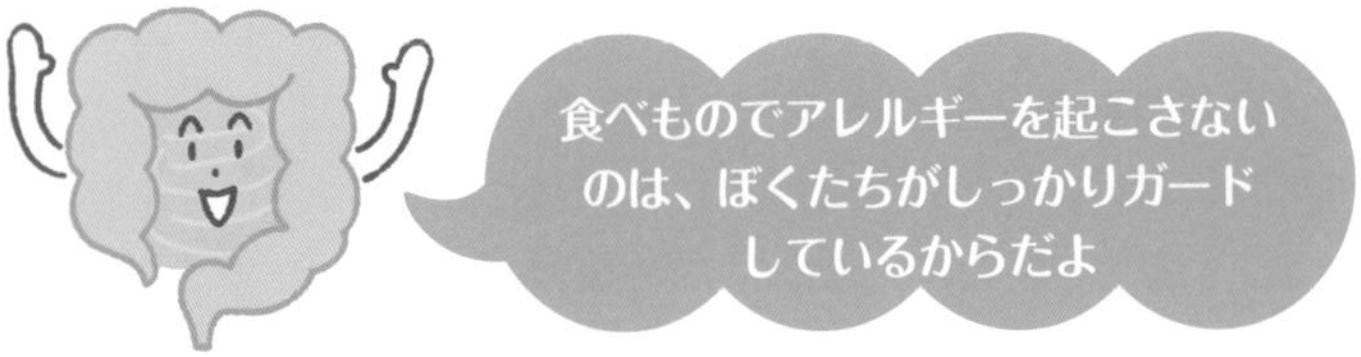
食べものでアレルギーを起こさないのは、ぼくたちがしっかりガードしているからだよ

栄養の入り口、小腸は侵入者から命を守る門番

小腸は消化・吸収の働きだけでなく、免《めん》疫《えき》においても重要な役割を果たしています。免疫とは、体内に入ったウイルスや細菌を異物として攻撃することで、アレルギーや感染症、がんなどから自分を守り、体を正常に保つ働きです。こうした腸の免疫作用は「腸管免疫」と呼ばれます。

小腸がこのような免疫機能をになっているのは、多くの病原菌が呼吸や食事などを通して口から入り、腸を通して体内に侵入するためです。こうした侵入者から身を守るため、小腸はいわば〝門番〟の役割をしているのです。

免疫には、白血球をはじめとする免疫細胞が中心となる場合と、「抗体」が異物と直接戦うという2つの方法があります。小腸には全身のリンパ球の60%が集中し、さらには抗体の60%以上が腸内でつくられるなど、体の中で最大の免疫器官となっています。

また、小腸の中でも回腸には「パイエル板」と呼ばれる独特な免疫器官が集中しています。そのほかに、食べものに含まれているたんぱく質によって過剰な免疫反応を起こさないよう、「経口免疫寛容」と呼ばれる仕組みが働いて食物アレルギーを防ぐなど、いくつもの免疫システムが私たちの体を守っています。

病原菌をストップ!! 優秀な回腸の免疫機能

回腸には「パイエル板」と呼ばれる独特の免疫器官が発達し、腸管に侵入した病原菌などを取り込んで、血液やリンパへの侵入を防いでいる。

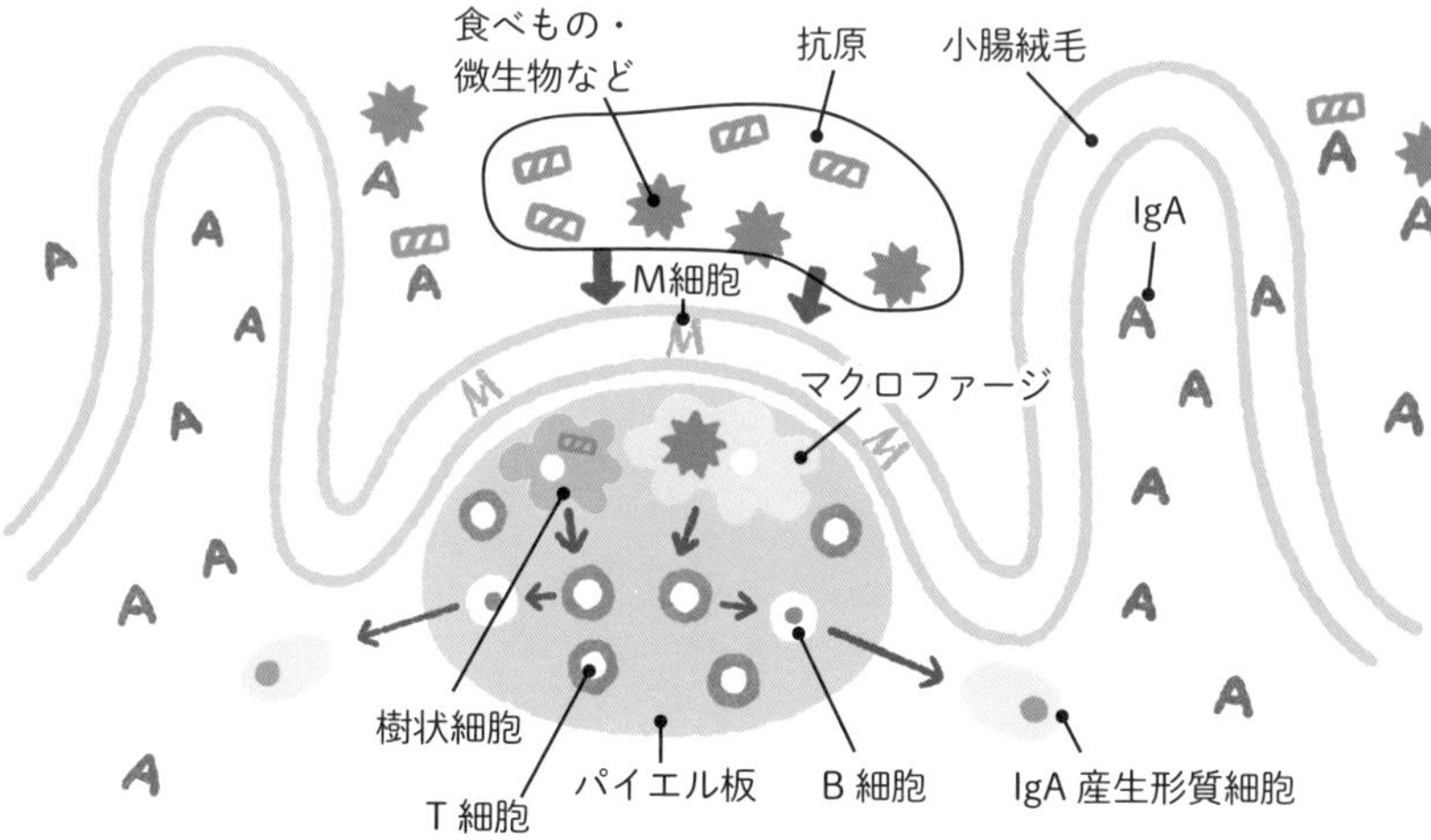

〔用語解説〕

パイエル板 … 空腸と回腸の粘膜にあり、上皮細胞にある M 細胞と呼ばれる細胞が異物を取り込み、内部に集中する樹状細胞や T 細胞、B 細胞などの免疫細胞とともに免疫機能をになう。大腸との境目にあたる回盲部にとくに多くみられ、空腸へさかのぼるほど少なくなる。

M 細胞……… パイエル板を覆う上皮細胞に散在し、細菌やウイルスを取り込んで、パイエル板の内側に運ぶ。

マクロファージ… 白血球の一種で、体内に侵入した異物や死んだ細胞などを捕食して消化し、その情報を T 細胞に伝える。

樹状細胞 …… 名前のとおり樹木の枝のような突起があり、異物の情報をリンパ球に伝える。

T 細胞 ……… リンパ球の一種で、T リンパ球ともいう。胸腺でつくられ、B 細胞に抗体をつくるように指令を出す。機能によって 4 種に分類される。

B 細胞 ……… リンパ球の一種で、抗原の刺激に反応して抗体をつくる。

IgA…………… 抗体たんぱく質の総称である免疫グロブリンのひとつで、免疫グロブリン A とも呼ばれる。IgA 産生形質細胞から産生される。

抗体がつくられるまでの流れ

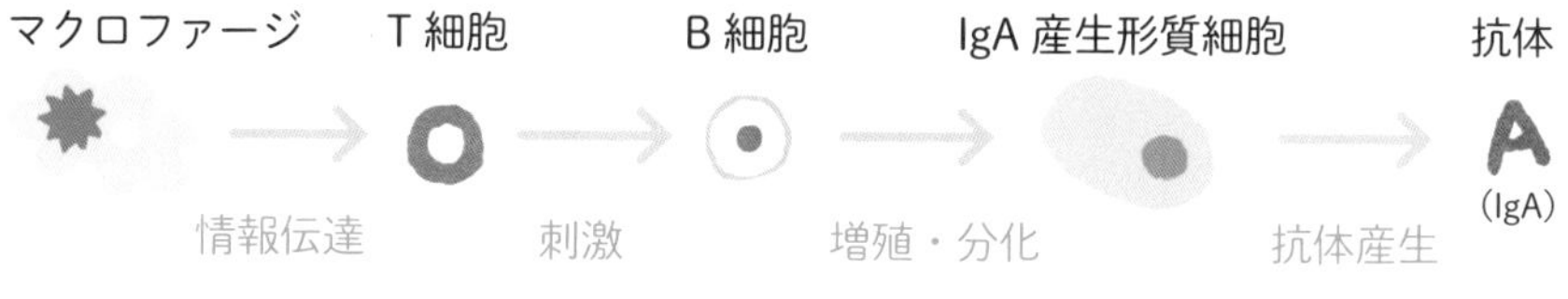

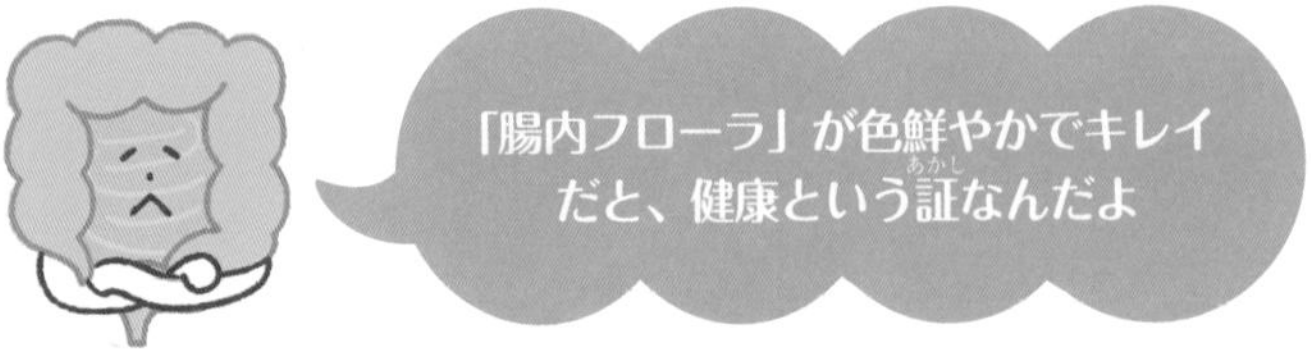
「腸内フローラ」が色鮮やかでキレイ
だと、健康という証《あかし》なんだよ

ひそかにおこなわれている腸内細菌たちの勢力争い

　腸内には、１００兆個、２０００種類を超える細菌がすんでいますが、そのほとんどは大腸にいて、健康な小腸に存在する菌は１万個程度だといわれます。腸内細菌は、同種の菌が固まって生息し、顕微鏡で見ると色鮮やかなお花畑のように見えることから、「腸内フローラ」とも呼ばれます。

　健康な腸内では、ビフィズス菌や乳酸菌などの体にいい「善玉菌」と、悪影響を及ぼす「悪玉菌」、そしてどちらでもない「日《ひ》和《より》見《み》菌」が２：１：７の割合で存在しています。

　細菌の総量はだいたい決まっていて、腸内では善玉菌が増えると悪玉菌が減り、悪玉菌が増えると善玉菌が減るという勢力争いが常におこなわれています。

　７割を占める日和見菌は、名前のとおり勢力が優勢なほうに加勢するので、善玉菌の数を減らさないように腸内環境を保つことが大事です。

　このバランスがくずれて免疫機能が弱まったときに、風邪やインフルエンザ、がんなどのリスクが高まります。また、反対に免疫機能が高すぎてもアレルギー反応などがあらわれます。

　さらに、かたよった食事や運動不足などが原因で、腸内細菌の多様性が失われる「ディスバイオシス」が起こると、腸内バランスが一気にくずれて消化管疾患や糖尿病、肥満などの原因となります。

人も腸内細菌もバランス感覚が大切！

腸内細菌のバランスが変わると、これらがつくる代謝産物も変わるため、体にさまざまな変化をもたらす。

悪玉菌／ウェルシュ菌・ディフィシール菌・フラジリス菌

機能

腸内腐敗・細菌毒素の発生
発がん物質の産生・ガス発生

善玉菌／乳酸菌・ビフィズス菌

機能

感染予防・免疫刺激
消化吸収の促進・便秘の改善

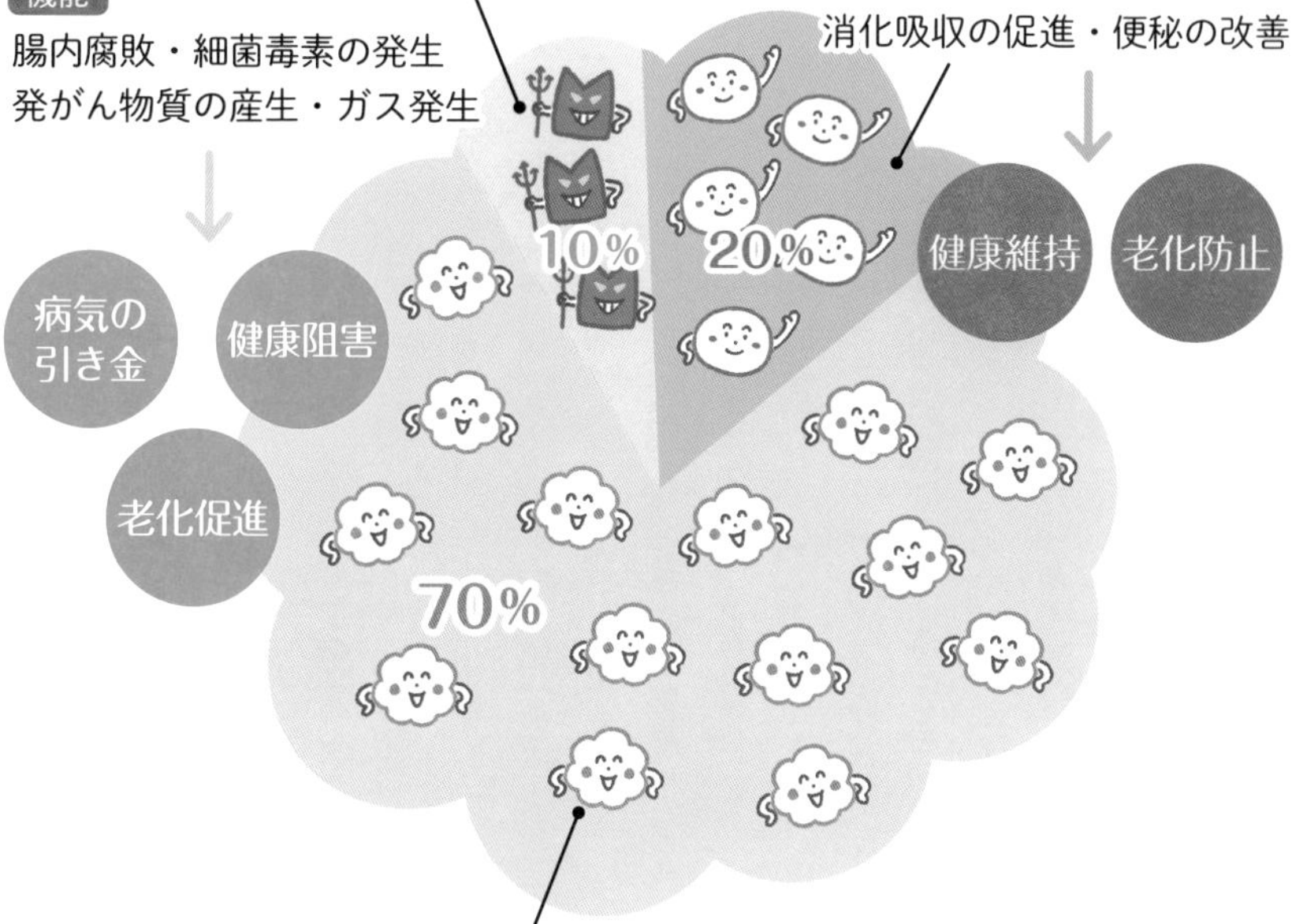

日和見菌／バクトロイデス・ユーバクテリウム・ルミノコッカス・クロストリジウム

機能

健康なときはおとなしくしているが、悪玉菌が増えると腸内で悪い働きをするようになる。

日和見菌が善玉菌に協力すると

理想的な腸内細菌バランスを保ち、
健康になる。

日和見菌が悪玉菌に協力すると

腸内細菌バランスが悪化して、
さまざまな不調を招く。

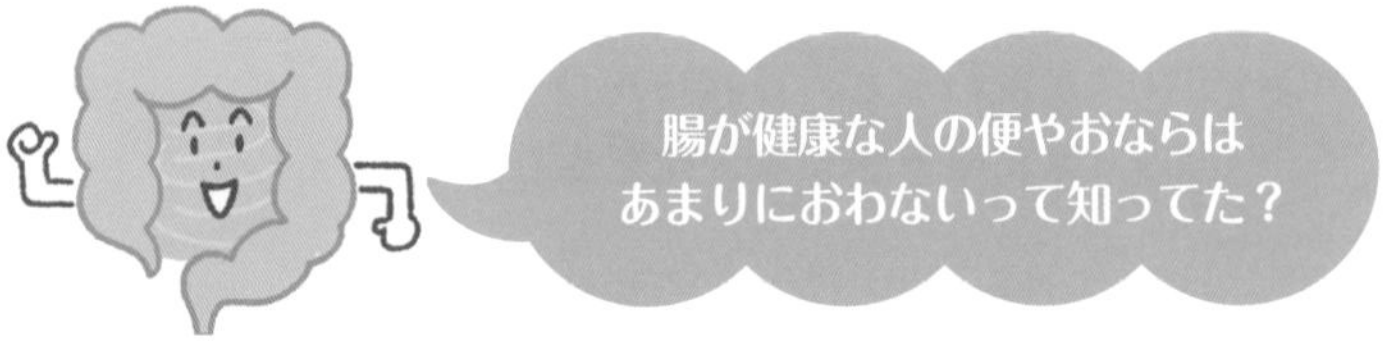
腸が健康な人の便やおならは
あまりにおわないって知ってた？

便やおならが異常に臭い その犯人は悪玉菌だった！

便の形状で健康状態を知る「ブリストルスケール」については28ページでご紹介しましたが、便やおならの「におい」も、おなかの状態を知る重要なバロメーターです。

本来、健康な便は、多少においがあっても〝臭い〟と感じるほどではありません。しかし、食べものや腸内環境の乱れ、あるいは消化管に出血などがあると、〝臭い〟においの原因となります。とくに、たんぱく質の多い肉類は、アミノ酸を分解するときに出る「吉草酸《きっそうさん》」などの酸によって、においがキツくなります。

また、おならとして出るガスの50％以上は口からのみ込んだ窒素ガスですが、残りの30～35％は、腸内細菌が食べものを分解するときに発生したガス（水素ガス、メタンガス、硫化水素、二酸化炭素）が含まれます。腸内で悪玉菌が優勢になっていると、アンモニアや硫化水素、メチルカプタンなどの〝においの素《もと》〟が発生します。

ちなみに、誤解されやすいのですが、呼気から出てくる水素ガス、メタンガス、二酸化炭素は無臭です。

消化管からの出血もなく、にんにくやねぎ、肉などにおいの強い食材をひかえても便やおならが臭いときは、腸内細菌のバランスが総くずれになっている証拠。改善が必要です。

便は何でできている？

**便は、75～80%の水分と 20～25%の固形分、
そしてガス（おなら）でできている。**

おなら

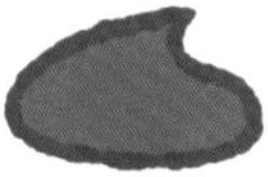

腸内細菌
粘膜
食べもののカス

固形分
水分

1日に出るガスは500～2000㎖といわれ、その大半は便と一緒に排泄されるが、おなかの調子が悪い人の場合、50ℓものガスがたまっていることも。

固形分のうち、食べもののカスは⅓程度。⅓が腸壁から剥がれた粘膜、残りが腸内細菌となっている。

便の水分には、1日7ℓにもなる消化液やそこに含まれる酵素、食べものを消化する過程で生じた脂肪酸や乳酸などが含まれる。

便が臭くなる原因を探れ！

**食生活を改善しても便がにおう場合は、腸の病気の可能性も。
血便が続くときは早めの受診を。**

【消化管出血】

鮮血が混じっている便、黒くなった「タール便」は、腸管からの出血が考えられ、においの原因となる。

【腸内細菌の乱れ】

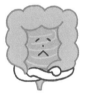

善玉菌は腸内で発酵を起こすが、悪玉菌が増えると腐敗を起こし、においがキツくなる。

【食べもの】

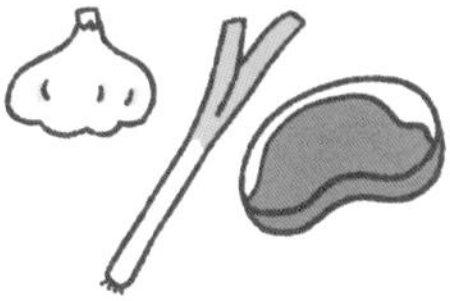

にんにくやねぎなどのにおいの強い食べもの。肉などたんぱく質の多い食べものは、腸内で腐敗発酵してインドールやアンモニアなどを発生させる。

便秘の人は1日に必要な水分量をチェック！

体重 × 0.04 ＝ 水分量

50kgの人の場合
50 × 0.04 ＝ 2 ℓ

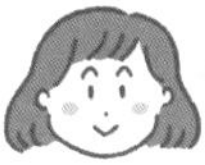

便秘の人は
水分量が足りていない
ことが多いんですって！

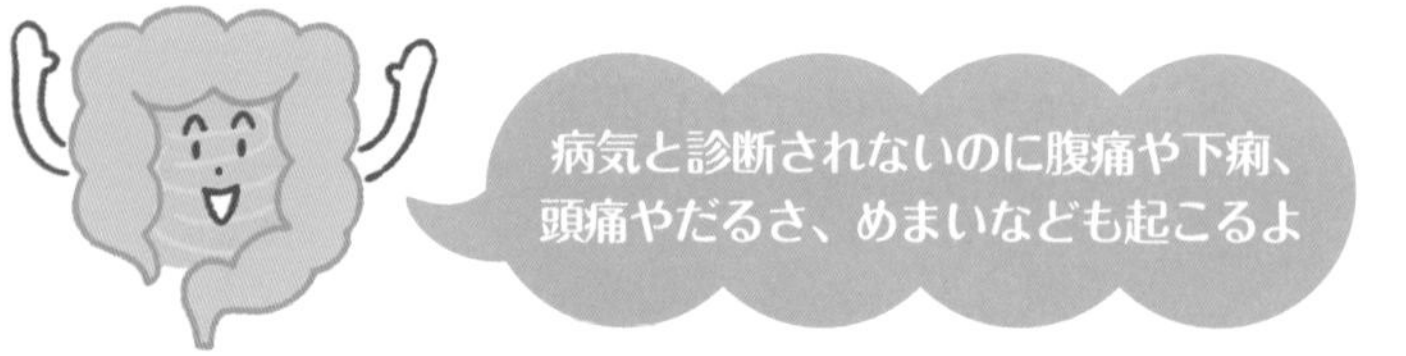
病気と診断されないのに腹痛や下痢、
頭痛やだるさ、めまいなども起こるよ

急増する過敏性腸症候群は とてもやっかいな病気

　近年、腸内細菌が話題になったことで、同じおなかの悩みを抱えている人がこんなにもいることに驚いた人も多いのではないでしょうか。おなかの不調に悩む人は非常に多く、世界的にも急増しています。とくに日本人の場合、10人に1人が便秘や下痢、おなかの張り、腹痛などの症状に悩み、消化器科を受診する人の31%が「過敏性腸症候群」だともいわれます。

　過敏性腸症候群は、病院で検査を受けても目に見える異常がないため、医師からも「心の持ちよう」などといわれてしまうことの多い病気です。感受性が強く、ストレスを受けやすい10～30代の若い人に多く、環境汚染物質も要因のひとつといわれます。「下痢型」と「便秘型」、下痢と便秘を繰り返す「混合型」の3つのタイプに分けられ、いずれも便が出ると症状がやわらぐのが特徴です。

　はっきりとした原因はわかっていませんが、〝第2の脳〟とも呼ばれる「腸管神経系（ENS）」がかかわっていると考えられ、うつや自律神経失調症などの精神疾患をはじめ、だるさや疲労感、不眠、頭痛、肌荒れ、肥満など、さまざまな症状の引き金となって全身の不調を引き起こします。おなかだけでなくQOL（生活の質）の低下を招くため、非常にやっかいな病気です。

もしかしたら私も過敏性腸症候群？

**以下の３つにあてはまれば、過敏性腸症候群の可能性が大きい。
ただし、大腸がんなどでも似たような症状が起こるため、
疑わしい場合は医師に相談を。**

腹痛時に便の回数が増減（便秘、下痢）する。

排便すると痛みや不快などの症状がやわらぐ。

おなかの痛みや不快を１か月に２回以上繰り返す。

男女でも違う。下痢型、便秘型、混合型

下痢型

若い男性に多く、突然便意をもよおし、下腹部が収縮して強い痛みを感じる。動悸や冷や汗とともにトイレに駆け込むと、泥や水のような便（泥状便・水様便）が出る。便を出しきってしまうと症状は落ちつく。

便秘型

若い女性に多く、３日以上便が出ないことが多い。便は水分がなくなり、硬く短い便やコロコロした便になる。頭痛や吐き気、頭重感などの症状がある。便を出しきってしまうと症状は落ちつく。

混合型

腸の動きが速くなったり遅くなったり不安定。便秘が続いたあとに下痢が始まり、下痢がおさまると便秘が始まる、というように便秘と下痢を交互に繰り返す。若い世代に多く、男性にも女性にもみられる。

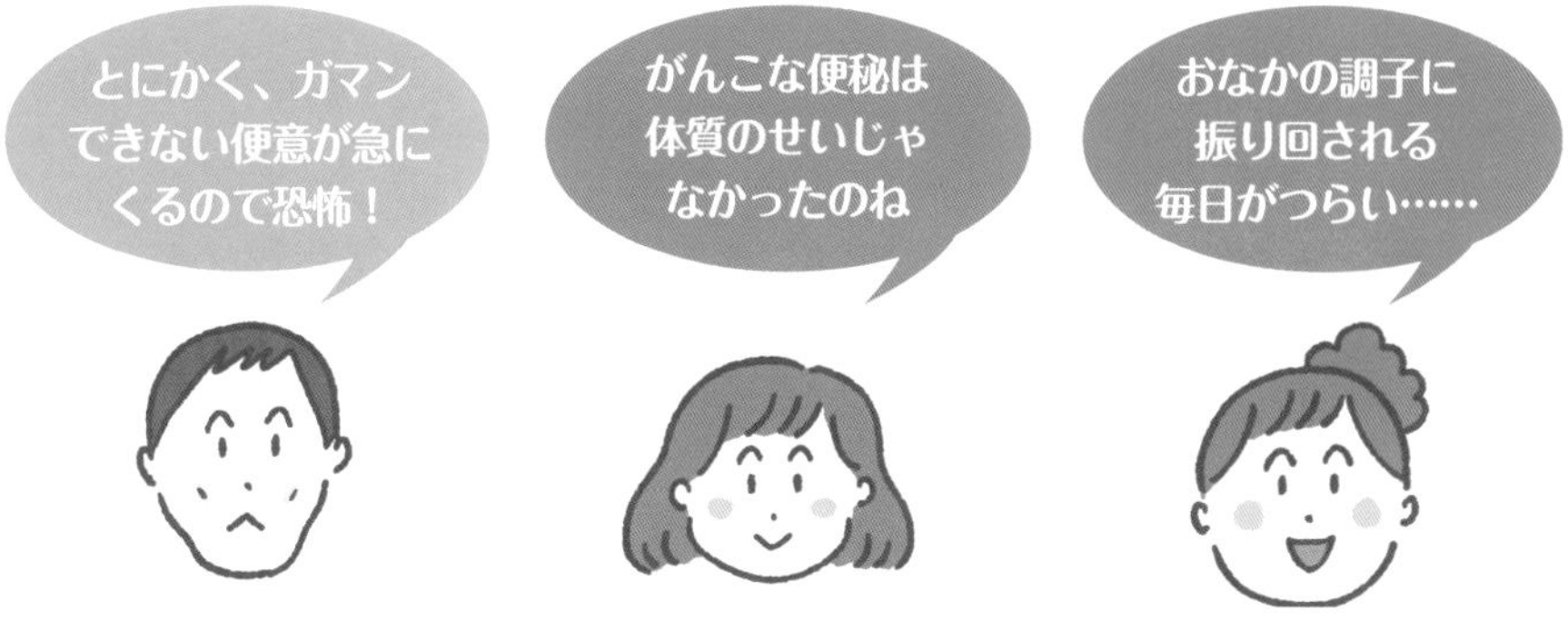
とにかく、ガマンできない便意が急にくるので恐怖！
がんこな便秘は体質のせいじゃなかったのね
おなかの調子に振り回される毎日がつらい……

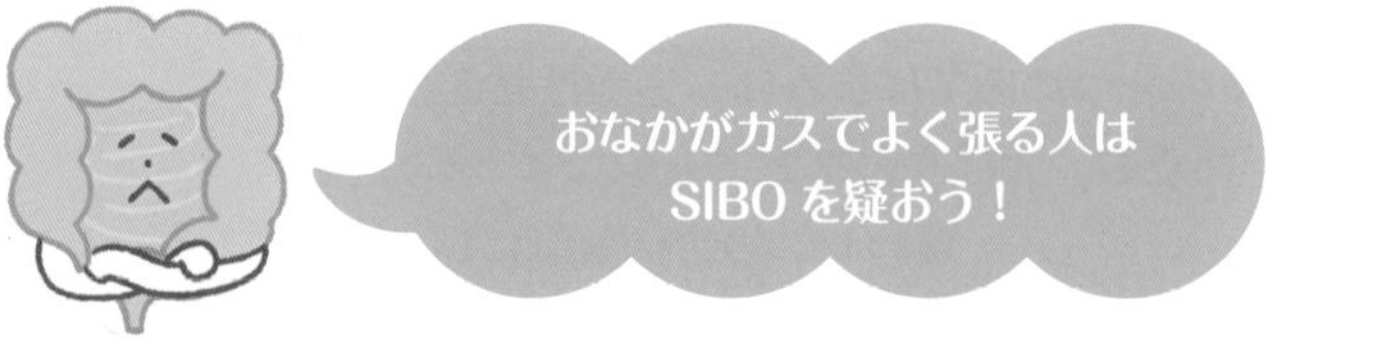

過敏性腸症候群の84％は ＳＩＢＯという謎の病気

「ＳＩＢＯ《シーボ》」という言葉を初めて聞いたという人も多いことでしょう。別名を「小腸内細菌増殖症：Small Intestinal Bacterial Overgrowth」といい、大腸にあるべき細菌が小腸に入り込み、そのまま小腸にとどまって爆発的に増えてしまう病気です。

増えすぎた腸内細菌によって大量のガスが発生し、ほんの少し食べただけでもおなかがパンパンにふくれてしまうのが特徴で、最近、日本小腸学会でも主要テーマに選ばれ、脚光を浴びています。

最近の研究では、「過敏性腸症候群」と考えられてきた人のうち、なんと84％はＳＩＢＯだった、という衝撃的な報告があります（＊）。ＳＩＢＯの症状は、下痢や便秘、腹痛、おなかの張り、ガスなど、過敏性腸症候群の症状と重なっているうえ、２つの病気を併発している人も多いため、過敏性腸症候群とＳＩＢＯは、片方がもう一方の病気を誘発するトリガーとなっている可能性が考えられています。

さらに、健康と思われる人の腸を調べると、約31・25％がＳＩＢＯだったというデータもあります。

謎に包まれたＳＩＢＯの正体が、今後の研究で解明されることが期待されています。

＊Lin,H.C.(2004). Small intestinal bacterial overgrowth: a framework for understanding irritable bowel syndrome. Jama, 292(7),852-858.

SIBOの小腸は細菌のオンパレード

もともと小腸は、大腸に比べて腸内細菌の数が少なく、1万個程度といわれている。それがSIBOになると爆発的に増えて10倍にもなる。

口・胃・大腸内の細菌数

	細菌数（CFU/mℓ）
唾液	10^8〜10^{10}
胃	10^2〜10^3
虫垂・結腸	10^{10}〜10^{12}

おなかの調子が悪い人では、小腸の中で細菌が増えていることがわかってきた！

健常人：10^2〜10^3
過敏性腸症候群
機能性ディペプシア ｝：10^3〜10^7
ＳＩＢＯ：10^5
を呈することが多い（空腸液を培養して得られる細菌数。培養できる菌は限られているので、実際に存在する数とは異なる）。

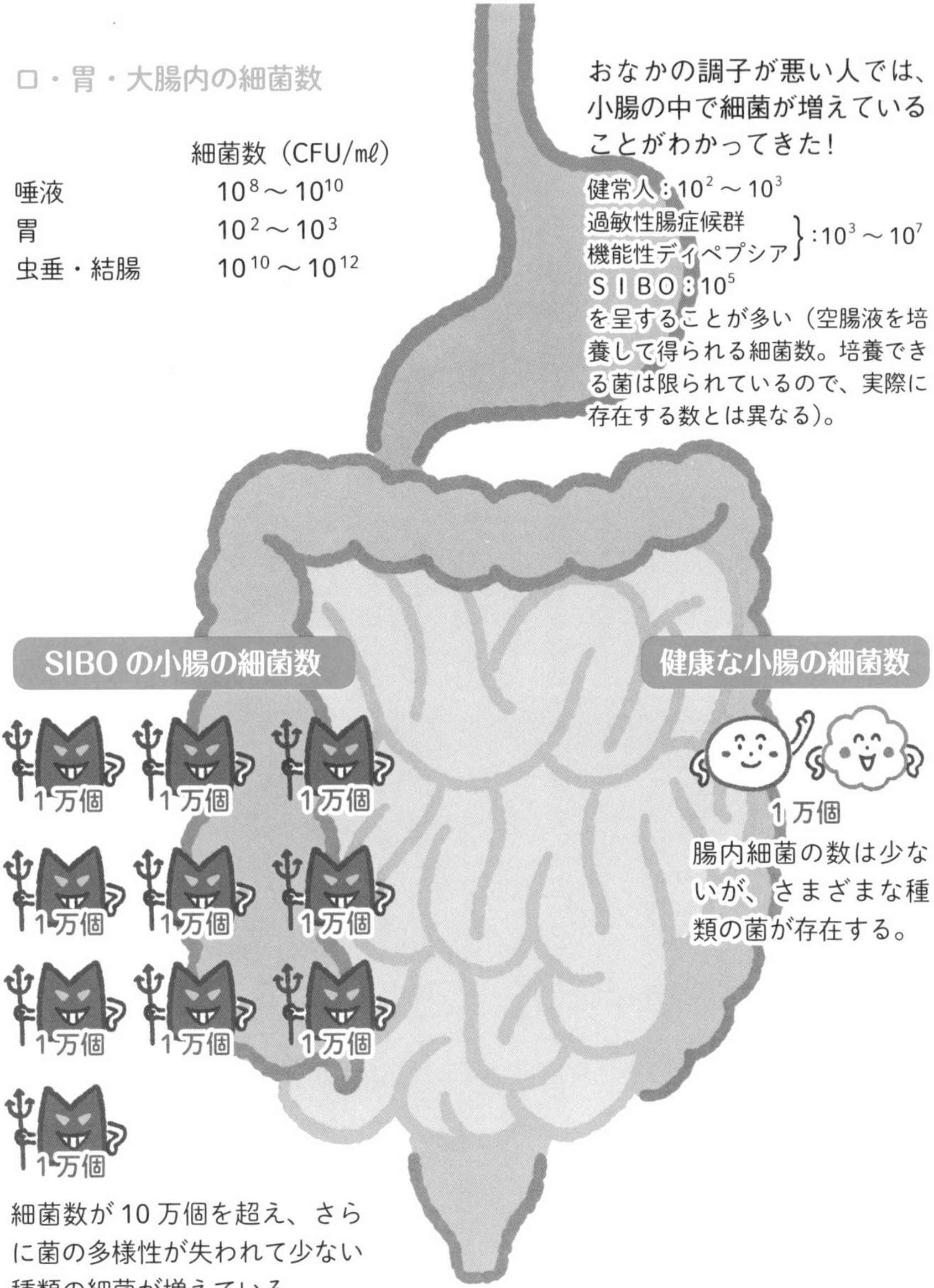

腸内細菌の数は少ないが、さまざまな種類の菌が存在する。

細菌数が10万個を超え、さらに菌の多様性が失われて少ない種類の細菌が増えている。

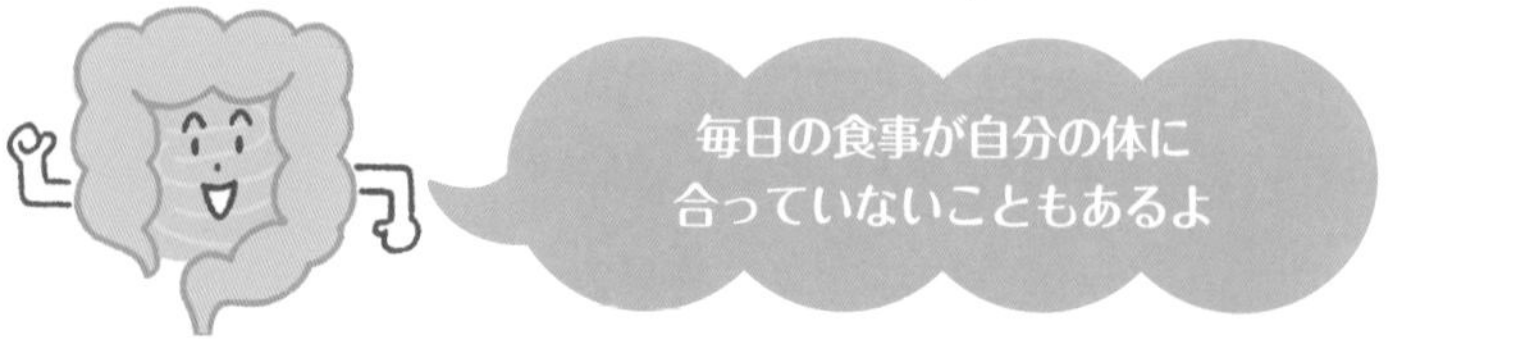
毎日の食事が自分の体に
合っていないこともあるよ

ヨーグルトで調子が悪くなるのは気のせいではなく小腸の病気

　おなかの調子が悪いからと善玉菌の入ったヨーグルトを食べたり、病院で善玉菌入りの整腸剤を処方されてのんだりすると、かえっておなかが張ってしまう人がいます。これまでは医師にも理由がわからず、「体質のせい」ということにされていましたが、SIBOの可能性があります。つまり、SIBOで腸内細菌が増殖しているところに、さらに善玉菌を投入したために細菌が過剰となり、その細菌がガスや多くの代謝物をつくって調子を悪化させていたのです。

　腸内細菌が注目され、一般にも「おなかには食物繊維やヨーグルト、納豆などの発酵食品、オリゴ糖がよい」ということが広く浸透し、常識化しました。しかし、SIBOの腸にはまったくの逆効果です。

　たとえば、短鎖脂肪酸《たんさしぼうさん》（酪酸、酢酸、乳酸、プロピオン酸）は、少量であれば肥満や動脈硬化を抑制し、血糖値を安定させる効果がありますが、増えすぎると酸性便の原因となり、腹部膨満感や下痢の引き金となります。たとえ善玉菌でも、増えすぎれば体のためにはならず、悪さをしてしまうのです（45ページの右下図参照）。腸内細菌は私たちの健康には欠かせないものですが、腸の状態は一人ひとり違います。情報を鵜《う》呑《の》みにせず、自分の体に合うかどうかを見極めることが大切です。

腸活の落とし穴

一般に〝おなかによい〟とされる食品は、腸内細菌を増やしすぎて SIBO の症状を悪化させてしまうため、注意が必要。

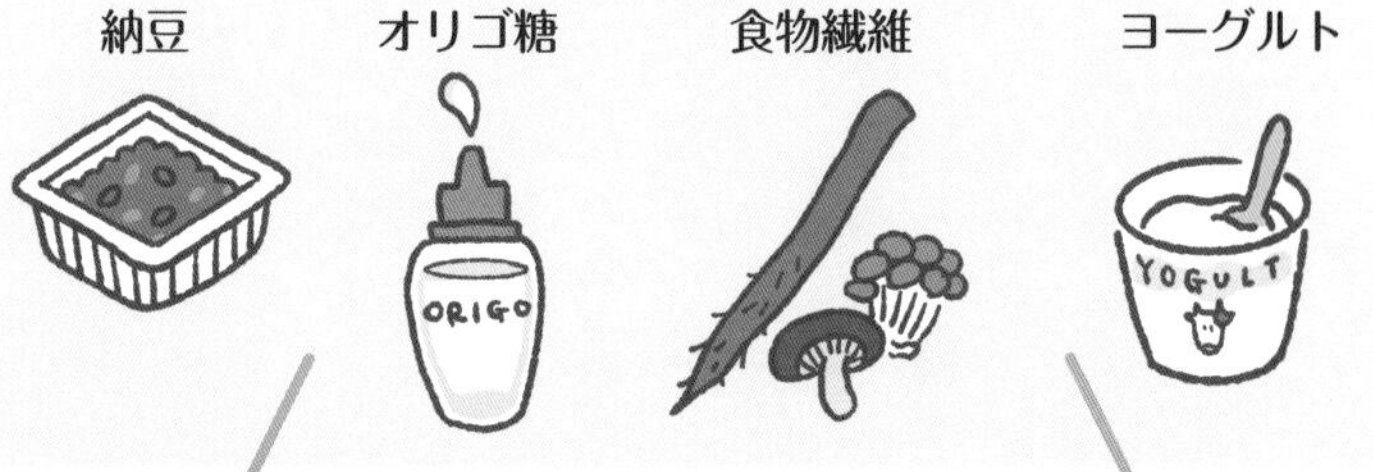

SIBO の腸は

過敏性腸症候群や SIBO の人に多い「ヴァイロネラ」、「ラクトバチラス」という腸内細菌によって、小腸内の短鎖脂肪酸が過剰に増える。大腸も過度に酸性化し、ガスがたまって腹痛を起こす。

↓

さまざまな病気の原因に

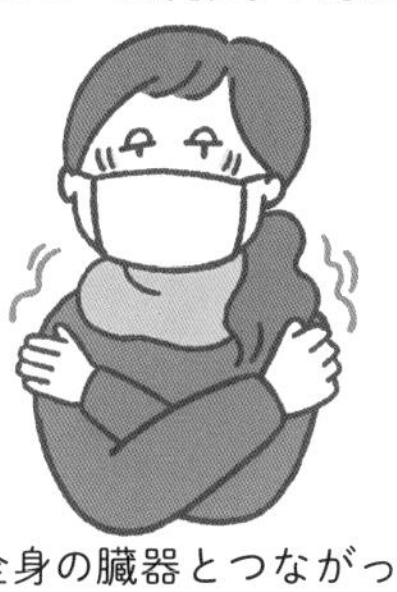

小腸は全身の臓器とつながっているため、うつや不眠、貧血、肥満、やせなど、体のトラブルの原因ともなる。

健康な腸は

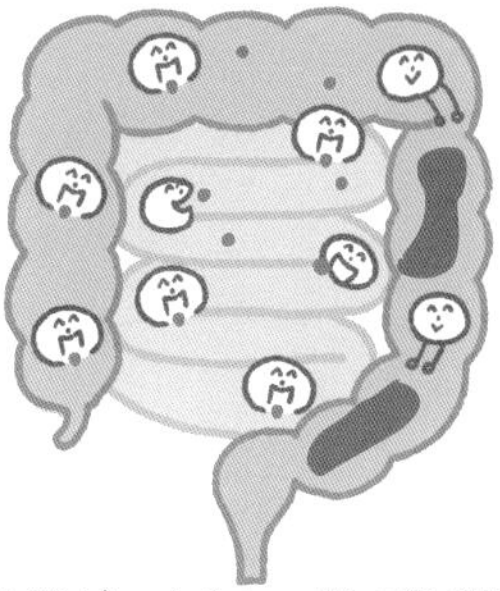

短鎖脂肪酸がつくられ、腸の粘膜細胞のエネルギーとなり、腸の健康を保つ。

過敏性腸症候群（IBS）における便中の短鎖脂肪酸の量による腹痛重症度の比較

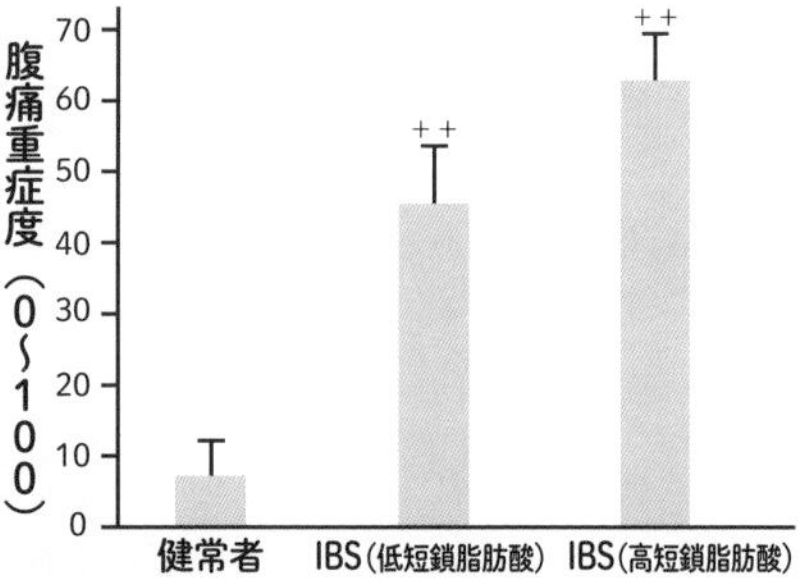

過敏性腸症候群患者を、高短鎖脂肪酸患者と低短鎖脂肪酸に分類し、健常者と腹痛の重症度を比較した。便中の短鎖脂肪酸の量が多い過敏性腸症候群患者のほうが、短鎖脂肪酸が低い患者よりも腹痛の程度が有意にひどかった。（Tana C et al.2010 より引用）

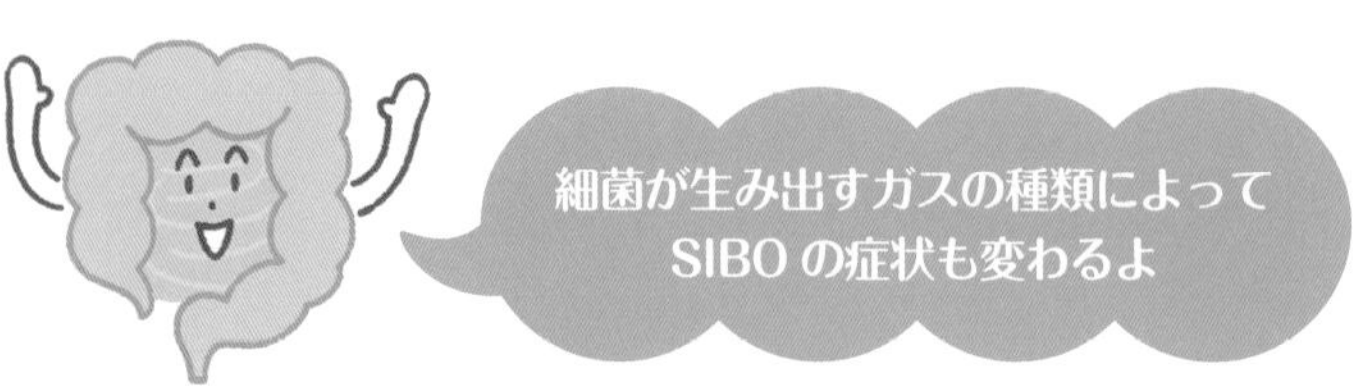
細菌が生み出すガスの種類によって
SIBOの症状も変わるよ

便秘も下痢もＳＩＢＯの典型的な症状だった！

ＳＩＢＯには、「下痢型」と「便秘型」という2つのタイプがあり、それぞれ病気の起こるメカニズムと症状が異なります。

下痢型のＳＩＢＯは、小腸内に「水素」が発生しやすいことが特徴です。増えすぎた腸内細菌が炭水化物をエサに発酵を起こし、「水素」を発生させるため、おなかが張ったり、下痢になったりします。さらに、水素ガスとともに生まれる短鎖脂肪酸が腸の粘膜に働きかけて、「インクレチン」というホルモンを分泌させます。血糖値を下げるインクレチンですが、多すぎると胃腸の動きや、便秘や腹痛を悪化させ、「逆流性食道炎」の原因となることが報告されています。

便秘型のＳＩＢＯは、小腸や大腸内の「メタンガス」が原因です。メタンガスは腸の動きをすばやくするものの、逆流する方向に腸を動かすため、消化管通過時間を長くしてしまい、便秘を起こし、おなかの張りを発生させます。ＳＩＢＯの場合、検査で水素が発生しているかどうかを調べても、メタンガスを産生している古細菌（アーキア）が水素を消費するため、水素があまり検出されないことがあります。ＳＩＢＯの診断には水素ガスとメタンガス、両方の測定が必要であり、メタンガスを発生しているタイプのほうが、古細菌が抗生物質に耐性をもつため再発が多いといわれています。その他、細菌だけでなく、真菌（カビ）も増殖する症例が2～3割にみられます。

犯人が水素ガスだと下痢に、犯人がメタンガスだと便秘に

腸内細菌が生み出す水素と、古細菌が生み出すメタンガスが、SIBOの代表的症状の下痢や便秘の原因となっている。

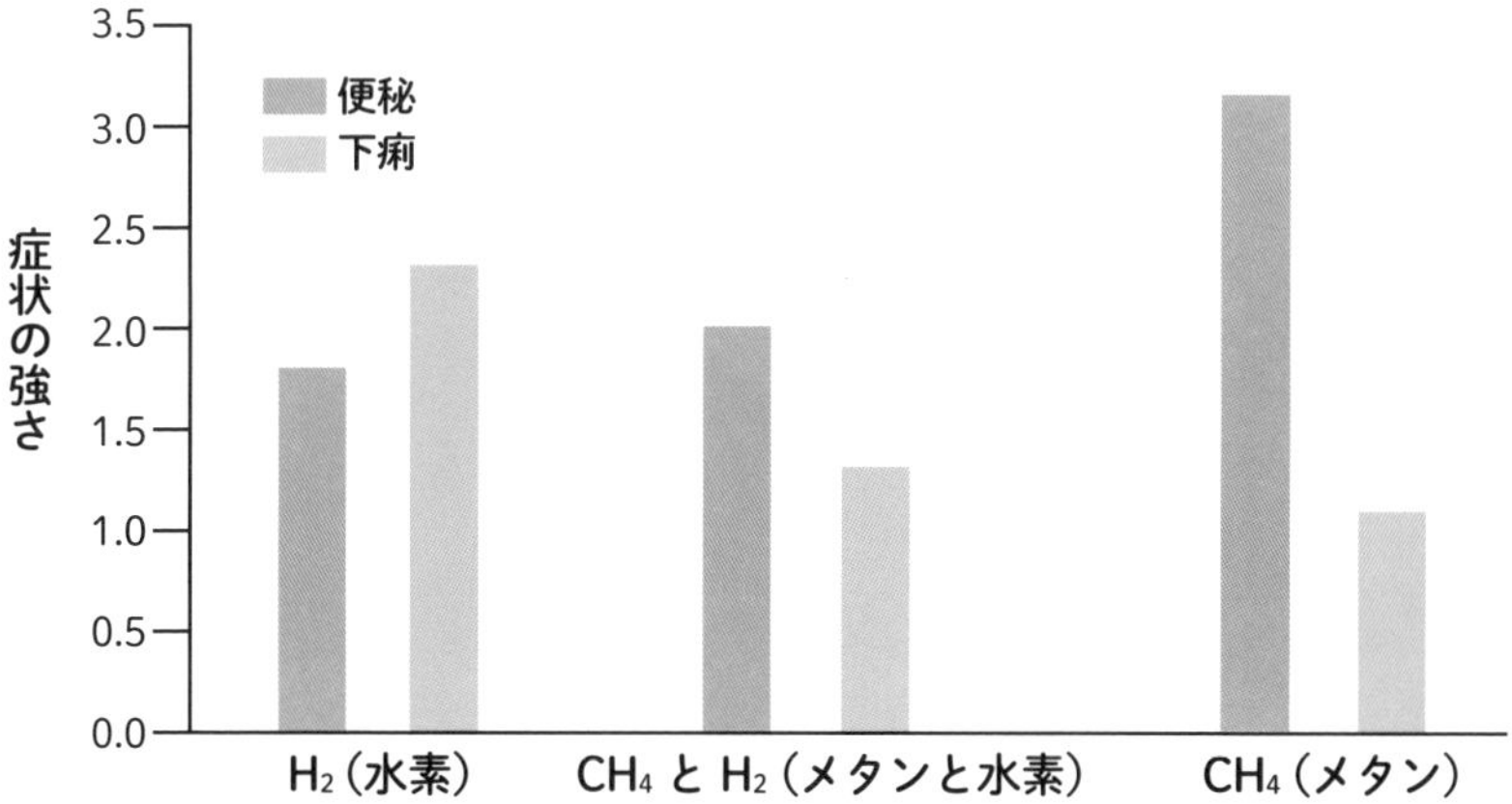

腸内の水素ガスが多いと「下痢型」に、メタンガスが多い場合は「便秘型」となり、両方が出ている場合は「便秘型」となることが多い。

小腸にメタンガスが増える

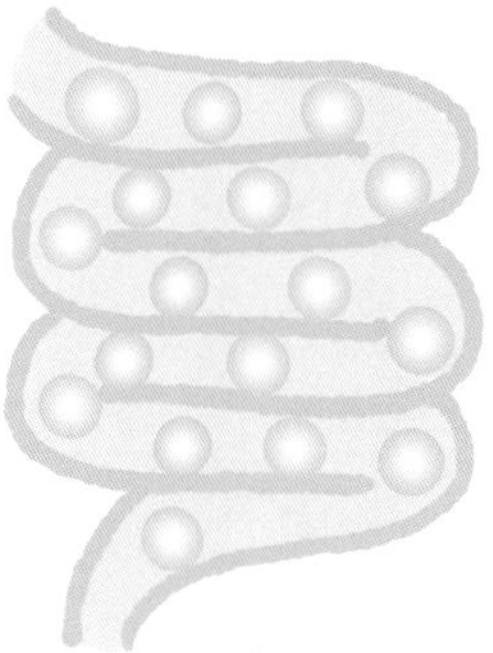

便秘型

腸内に生息する古細菌が、腸内細菌による発酵によって増えた水素をエサにする過程でメタンガスを発生させる。メタンガスが腸の動きを抑制し、便秘を引き起こす。

小腸に水素ガスが増える

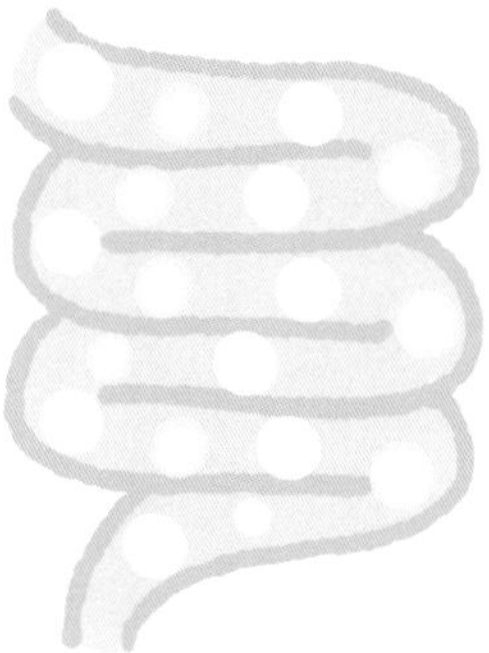

下痢型

腸内細菌と炭水化物による過剰な発酵が、大量の水素や短鎖脂肪酸を発生させ、下痢の原因となる。さらに、短鎖脂肪酸によって分泌が増えるインクレチンによって、ゲップや胸焼けが悪化する。

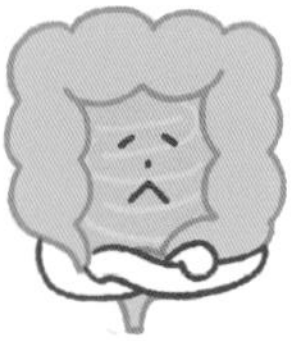

便秘型SIBOの人はメタボ（メタボリックシンドローム）になりやすい！

古細菌を腸内に飼っている人は太りやすい

便秘型ＳＩＢＯの症状を招くメタンガスは、「古細菌（アーキア）」によって発生します。多くは高温や高塩分などの極端な環境を好み、有機物からメタンをつくり出すため「メタン生成菌（メタノーゲン）」と呼ばれます。

メタノーゲンは、腸内細菌が炭水化物や食物繊維を発酵させて発生した水素をエサにして、消費する過程でメタンを発生させます。このプロセスは「メタン発酵」と呼ばれ、約15～30％の人は腸内、とくに左側の大腸に水素をメタンに変換できるメタノーゲンをもっており、メタンを発生させているといわれます。メタンガスは腸の働きを抑制するため、便秘型ＳＩＢＯの人は、ぜん動運動が有効でなくなり、便の滞留時間が長くなることでおなかの張りを感じ、便秘になりやすくなるのです。

肥満で糖尿病予備軍のＳＩＢＯの人に、抗生物質を与えてメタノーゲンを除菌すると、総コレステロールや悪玉コレステロール（ＬＤＬ）、およびインスリンレベルが有意に改善したというデータがあります。メタンガスが代謝に悪影響を与え、便秘型のＳＩＢＯの人はメタボになりやすいこと、そして治療すればやせる効果が期待できることが、これによりわかりました。また、硫酸還元菌によって、においの強い硫化水素が発生するＳＩＢＯでは、便秘になりやすく、腹痛が生じやすいといわれています。

小腸が風せん化

**空腸や回腸に水素ガスやメタンガスが増えると
風せんのように腸管が「ふくらんでちぢんで」を繰り返す。
繰り返すうちに腸の粘膜に障害を起こす。**

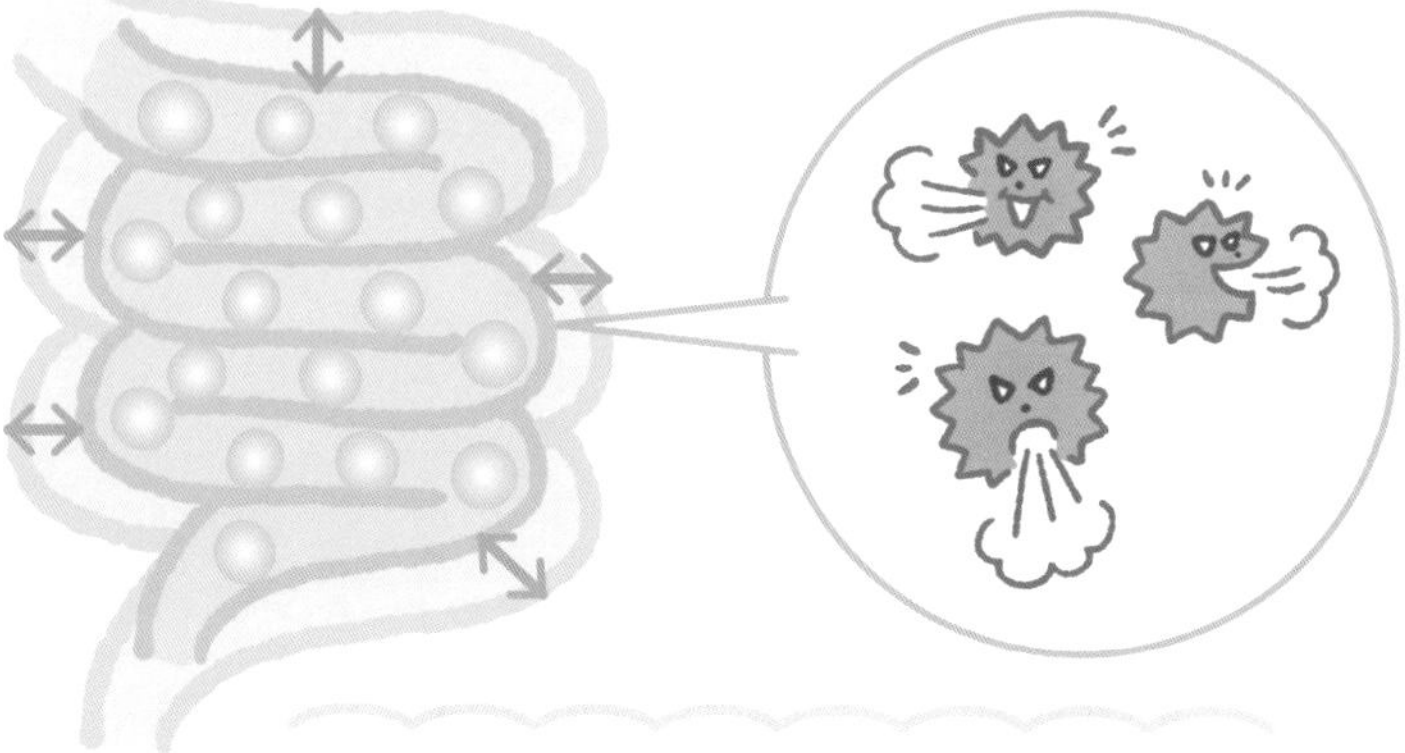

SIBOは体型にもあらわれる！

**メタンガスを発生するタイプのSIBOの人には肥満型の人が多く、
腹囲が大きくBMI（肥満度）が高いメタボタイプが多い。**

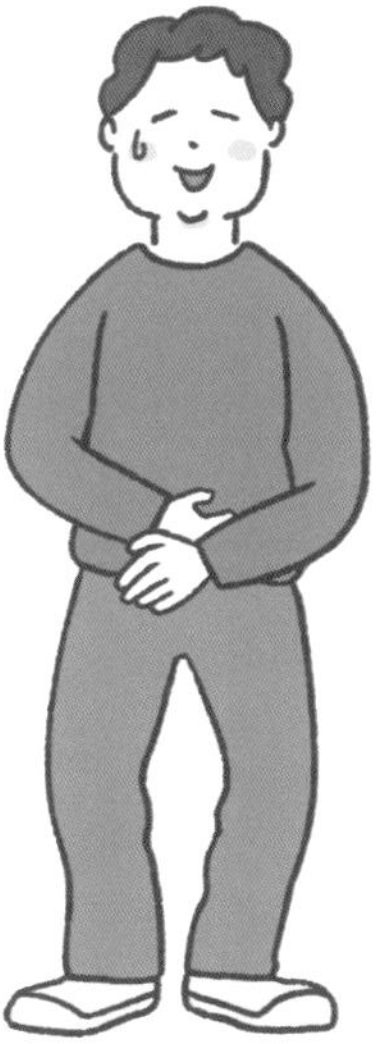

肥満型

腸内の古細菌のために総コレステロールや悪玉コレステロール（ＬＤＬ）が増え、体脂肪が増加して肥満になりやすい。また、狭心症や心筋梗塞が多い。

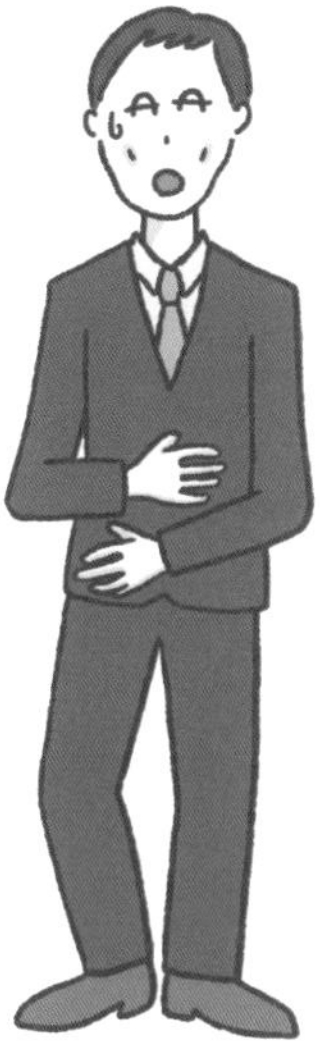

やせ型

腸内で発生する水素ガスのためにおなかが張ったり下痢を起こしやすく、腸内での栄養素の吸収がうまくいかずにやせやすい。

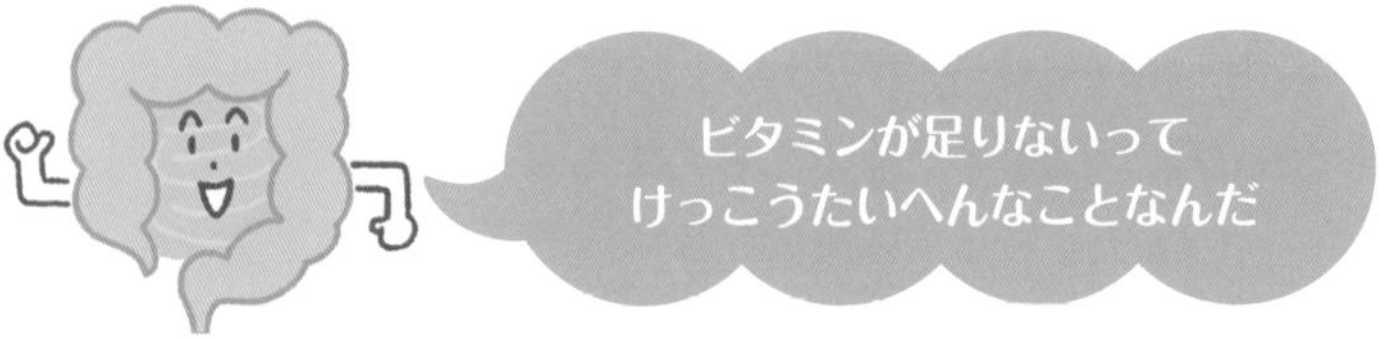
ビタミンが足りないって
けっこうたいへんなことなんだ

ビタミンが吸収できない！は小腸では大事件

ＳＩＢＯの腸内では、増えた腸内細菌が胆汁の働きを妨げるため、脂質を十分に吸収できなくなります。脂質の消化・吸収を助ける胆汁には、肝臓から分泌される「一次胆汁酸」と、腸内細菌によって代謝されてできる「二次胆汁酸」があり、約95％の胆汁酸が回腸で再吸収されて肝臓でリサイクルされています。

しかし、腸の働きが悪くなると、腸内細菌は毒性のある二次胆汁酸をつくり出すほか、リサイクルされた胆汁酸の質も低下して吸収力にも影響してしまうのです。

さらに、私たちは脂溶性ビタミン（ビタミンA、D、E）の吸収を食べものに含まれる脂質に依存しているため、ＳＩＢＯが進むとこれらの不足が生じます。ビタミンKや葉酸のように、腸内細菌によって生成されるため不足の心配がほとんどないビタミンもありますが、それ以外のビタミンの不足は免疫力の低下を招き、左ページのように体にさまざまな影響を与えます。

とくに、神経や血液細胞を健康に保ち、DNAの生成を助けるビタミンB_{12}は、腸内から吸収される前に腸内細菌が栄養にしてしまうことで欠乏が起こることもあります。

ＳＩＢＯの人は細菌と競合して、腸管からの吸収力が落ちているため、サプリなどをのんでも吸収されず、筋肉注射をおこなうなどの対処が必要になります。

小腸のビタミン吸収担当割り

小腸では、それぞれの場所で吸収するビタミンが決まっている。

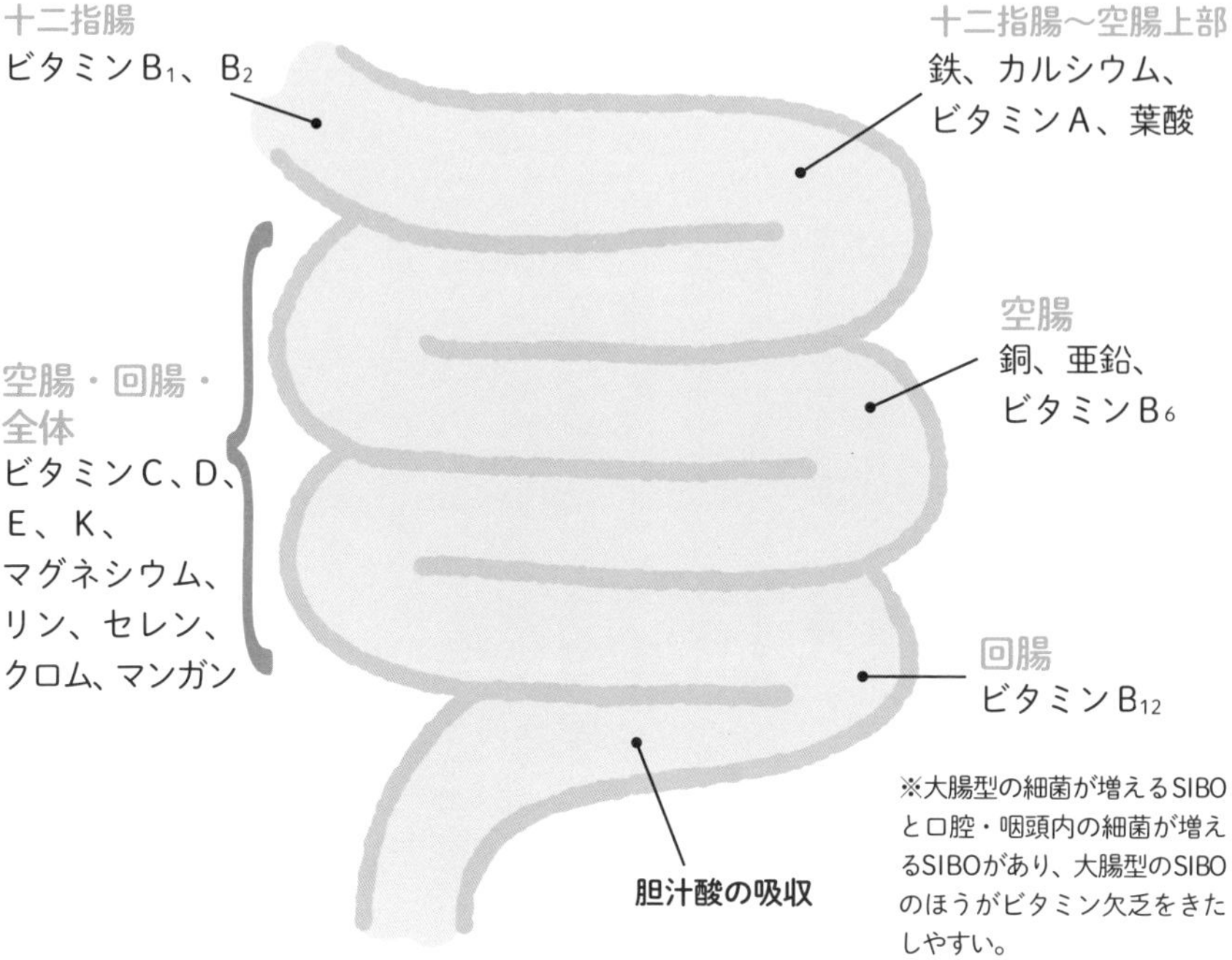

※大腸型の細菌が増えるSIBOと口腔・咽頭内の細菌が増えるSIBOがあり、大腸型のSIBOのほうがビタミン欠乏をきたしやすい。

欠乏ビタミンによる体への影響

SIBOが重症になると、脂溶性のビタミンが食べものから吸収できなくなり、免疫力の低下をはじめ、体のあちこちにさまざまな症状を生じる。

ビタミン B_{12}	ビタミンA	ビタミンD	ビタミンE
腸内細菌でも合成されるため、ふつうは欠乏しないが、不足すると造血作用がうまくいかず、「巨赤《きょせき》芽《が》球性《きゅうせい》貧血」を起こす。また、しびれや知覚異常、うつ、疲労感、記憶力の低下などを生じる。	夜盲《やもう》症（いわゆる鳥目）などの視力低下。核膜が乾燥し、皮膚や粘膜でも乾燥、肥厚、角質化が起こることがある。幼児の場合は成長が止まってしまうこともある。また、過剰に摂取すると頭痛や食欲不振などを起こす。	カルシウムの吸収がうまくいかなくなり、骨粗《こつそ》しょう症や骨軟化症の原因となる。インフルエンザなどの感染症にかかりやすくなり、がんのリスクが高まる。また最近の研究では、認知症の原因になるといわれている。	神経や筋肉の障害、冷え性や頭痛、肩こりなどが起こりやすくなる。抗酸化力が低下して、紫外線によるシミやシワができやすくなる。血中のコレステロールも酸化して、動脈硬化の原因となる。

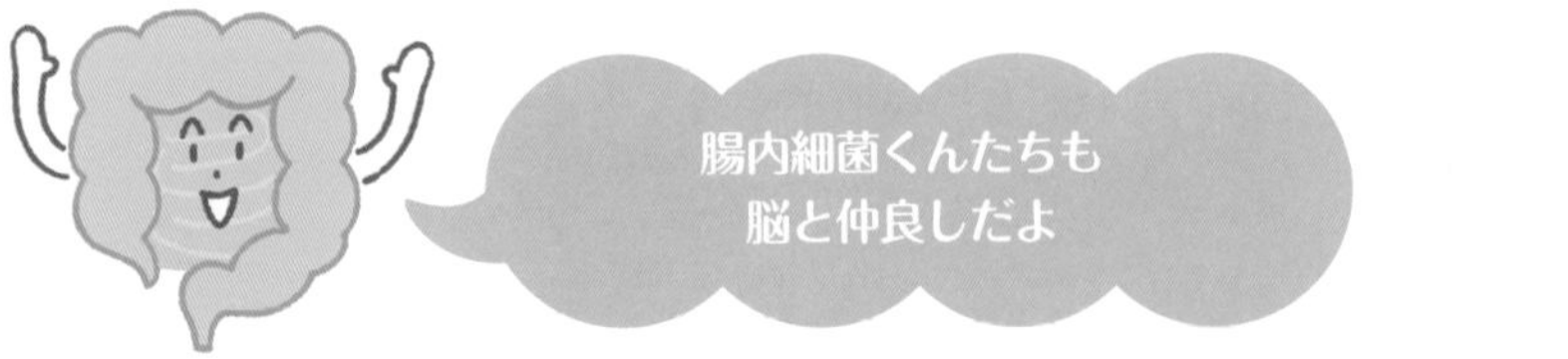

腸内細菌は脳に直接語りかけている！

腸と脳が互いに影響し合う「腸脳相関」だけでなく、腸内細菌と中枢神経の関係に注目した、腸内細菌と腸、脳との相互作用が関心を集めています。

たとえば、近年日本人にうつが増えているのも、腸内細菌の影響だといわれています。うつは、脳内の伝達物質であるセロトニンの不足によって起こるといわれますが、体内にあるセロトニンのうち、脳に存在するのはたった2％にすぎず、90％以上は小腸の粘膜で合成されています。

たとえセロトニンの合成に必要なトリプトファンを摂取しても、腸内細菌によってつくられるビタミンB_6、ナイアシン、葉酸などのビタミンB群が不足すると十分なセロトニンをつくることができず、うつとなってしまうといわれています。

さらに最近の研究では、ある種の自閉スペクトラム症※（ＡＳＤ）には、腸内環境の乱れが関係していることがわかり、整腸作用のある薬を服用する「プロバイオティクス」で症状の改善をはかることができました。

また別の研究では、事前に腸内細菌を整えておくことでストレスに対する耐性ができたり、腸内細菌の存在が記憶力や情動にもかかわっている可能性が示唆され、腸内細菌が脳の機能に深く関与していることが次々と明らかになっています。

※社会性、社会的コミュニケーション、社会的イマジネーション、そして感覚刺激への反応に、それぞれに質的なかたよりがみられる障害。

腸内細菌は脳の発達にかかわっている！

**腸内細菌は、〝もうひとつの臓器〟ともいわれるほど、
脳のさまざまな機能に関与し、影響を与えている。**

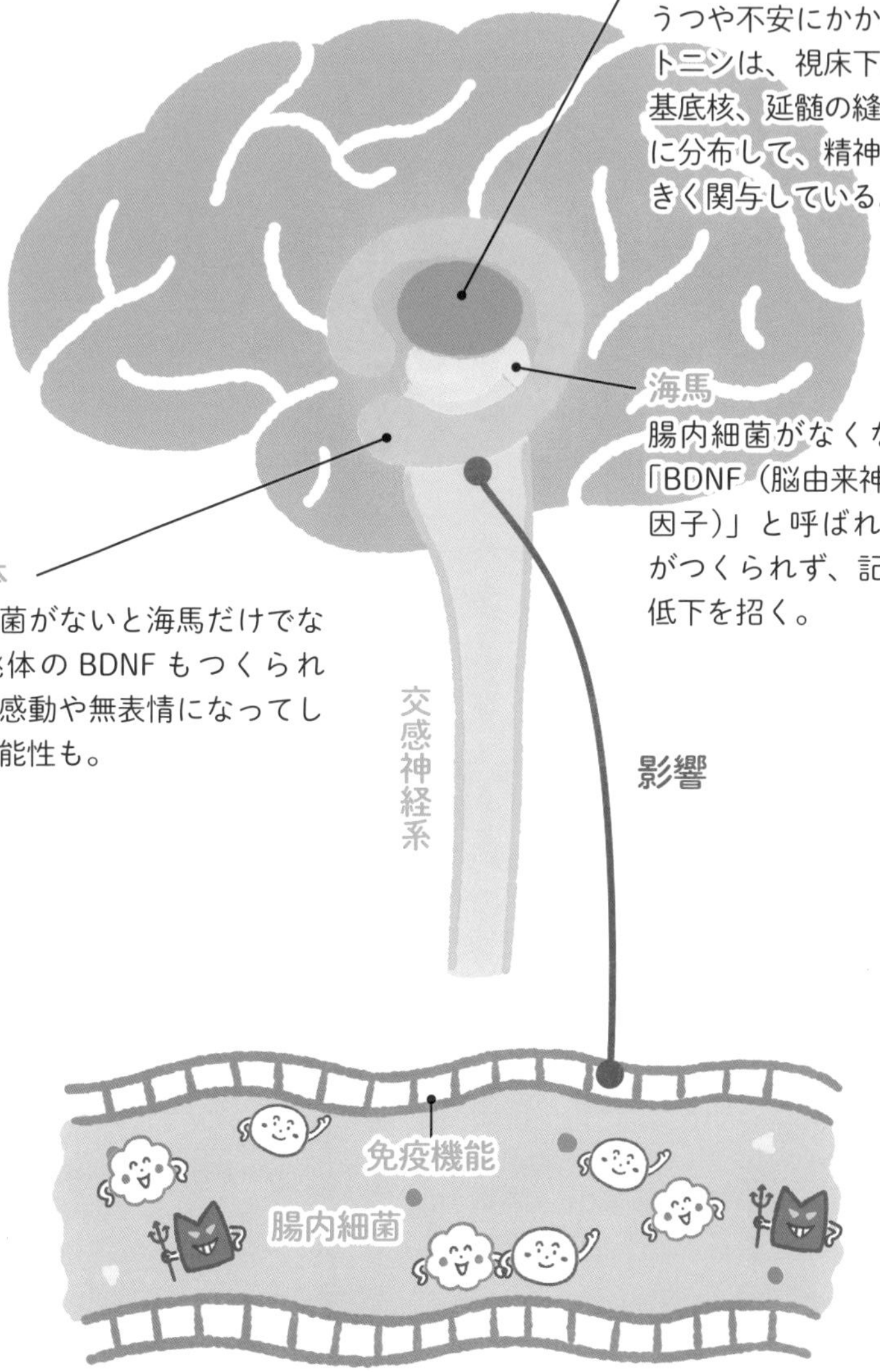
視床
うつや不安にかかわるセロトニンは、視床下部や大脳基底核、延髄の縫線核などに分布して、精神活動に大きく関与している。
腸内細菌がなくなると、「BDNF（脳由来神経栄養因子）」と呼ばれる物質がつくられず、記憶力の低下を招く。
扁桃体
腸内細菌がないと海馬だけでなく扁桃体のBDNFもつくられず、無感動や無表情になってしまう可能性も。

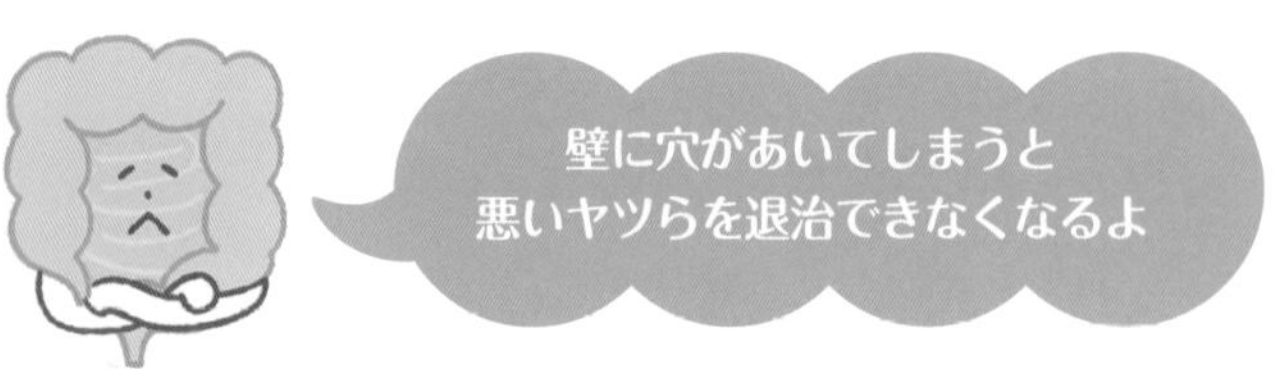
壁に穴があいてしまうと
悪いヤツらを退治できなくなるよ

免疫担当の小腸が弱ると あらゆる病気を引き寄せる

小腸では、大量のガスの発生が繰り返されると、伸縮によって粘膜がダメージを受けてしまいます。さらにその状態が続くと腸粘膜の細胞の間に隙間があいて穴があき、本来なら血管内に取り込まれることのない有害物質までが粘膜を通過してしまうようになります。腸粘膜のフィルター機能が壊れたこのような状態を「リーキーガット症候群」といいます。リーキーガットとは〝漏れる（leaky）腸（gut）〟の意味で、SIBOにみられる病態です。

リーキーガット症候群では、血液中に毒素や細菌、アレルゲン、未消化のたんぱく質など、さまざまな異物が入り込むため、免疫力が下がり、あらゆるアレルギーや感染症を発症しやすくなります。

さらに、体の免疫システムはこれらを「異物」として認識し、抗体をつくるようになりますが、症状が進むと自分自身の正常な細胞や組織にまで攻撃を始めてしまいます。これが「自己免疫疾患」です。実際に、全身性の自己免疫疾患である膠原病《こうげんびょう》で、関節リウマチや甲状腺炎、強皮症《きょうひしょう》などの人にはSIBOの確率が高いなど、免疫機能をつかさどる小腸の不調は、あらゆる病気を引き寄せてしまうのです。

また、細菌がつくり出したLPSという毒素は、腸から血液中に入り込み肝臓に達して、NASH《ナッシュ》（非アルコール性脂肪肝炎）を引き起こすこともわかりました。

リーキーガット症候群で小腸の役割が崩壊！

粘膜細胞に隙間ができて、細菌やウイルス、肝臓がんの原因となるLPSという毒素やアレルゲンなど、侵入してはいけないものが小腸から血液内に入る。

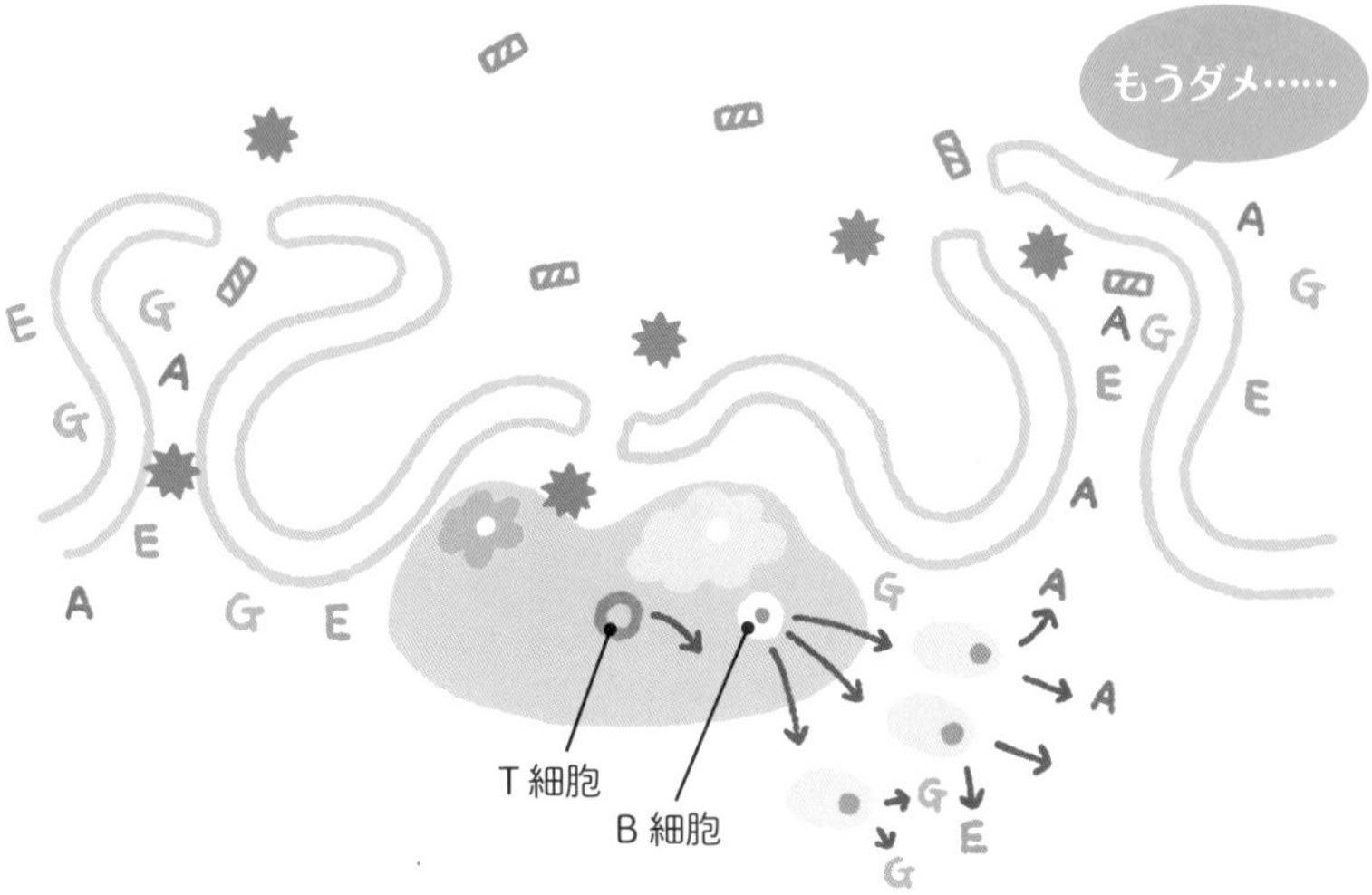

大量の異物が侵入するため、T細胞がB細胞に正確な指示を出せず、粗雑なB細胞が育ってIgEやIgGなどの抗体を大量につくる。あまった抗体は、自分自身の細胞や組織まで攻撃するようになる。

そのとき体は……

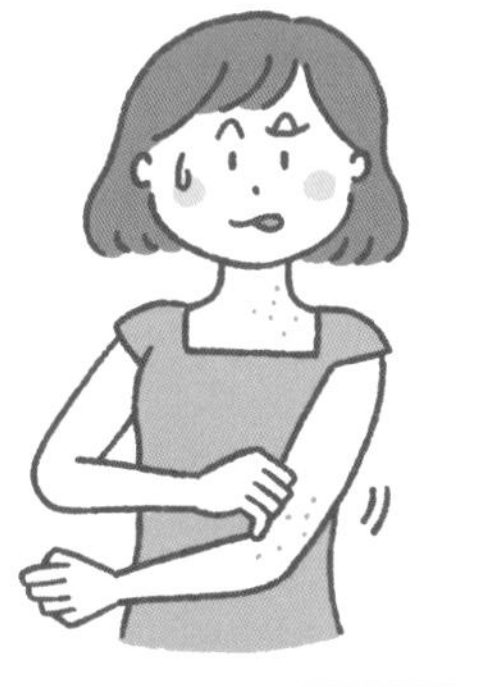

アレルギー

未消化の消化物が高分子のまま吸収されると、IgEやIgGなどの抗体が過剰に反応してアレルギー症状を引き起こす。

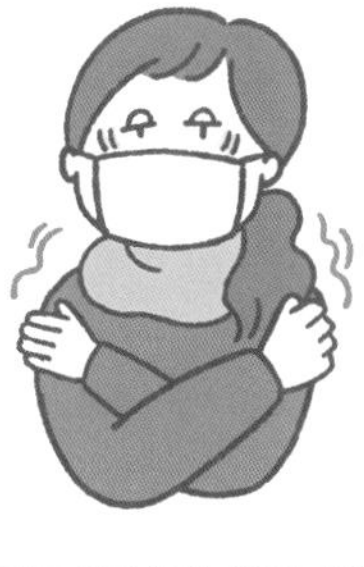

感染症

細菌やウイルスなどが血管中に侵入して、体中をめぐることで、さまざまな感染症を起こすようになる。

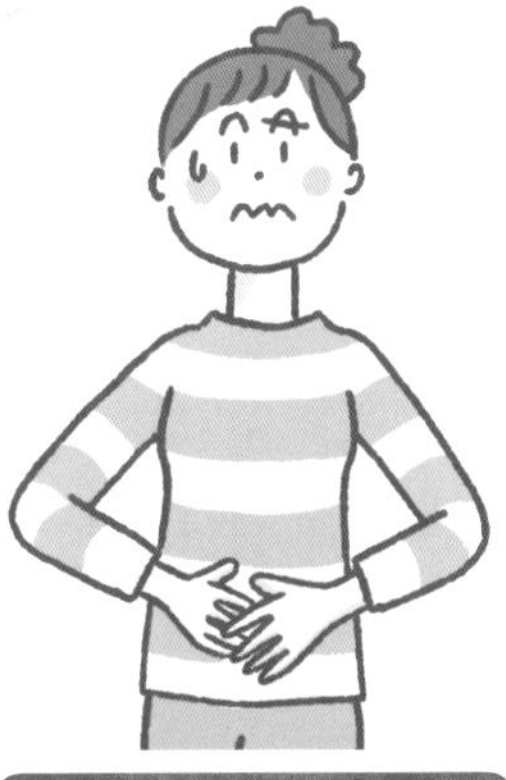

腹痛

腸粘膜が傷つき、弱くなることで腸の働きが弱まり、下痢や便秘を招いて腹痛を起こすようになる。

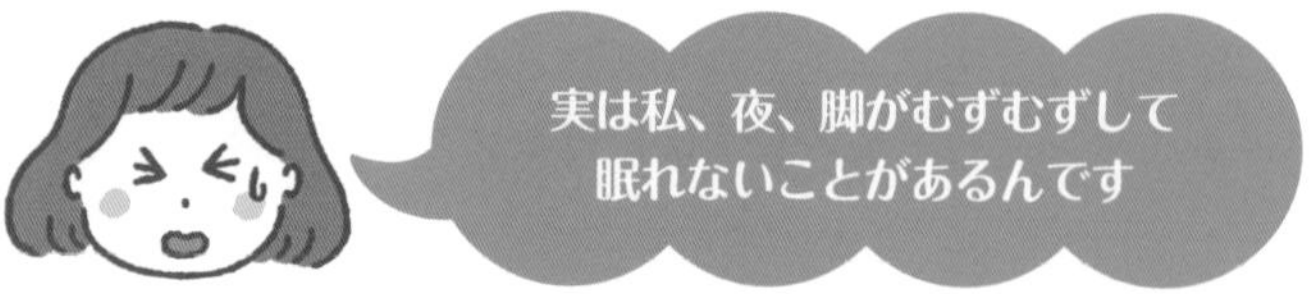
実は私、夜、脚がむずむずして
眠れないことがあるんです

マグネシウム不足が
むずむず脚症候群を引き起こす

　腸内で細菌が増えすぎると、私たちが必要とする栄養素が細菌にうばわれて栄養不足を起こします。とくに、鉄やカルシウム、亜鉛、マグネシウムなどのミネラルは、体内でつくることができないため、食事からとるしかありません。なかでもマグネシウムは、魚介類やわかめなどの海藻類に多く含まれ、食の西洋化などによって近年日本人が不足しがちになっているミネラルです。そのマグネシウムが腸内細菌に〝横取り〟されてしまうと、「むずむず脚症候群」や重い生理痛、メタボリックシンドローム、糖尿病などを招きます。

　たとえば生理痛の場合、女性ホルモンのプロゲステロンの産生にはマグネシウムがかかわっており、マグネシウムが不足すると「ＰＭＳ（月経前症候群）」の症状が重くなったり、生理痛がひどくなります。生理前になるとチョコレートが食べたくなる女性がいるのは、生理痛を抑えるためにマグネシウムが含まれるチョコレートを〝体が欲している〟からです。ただし、チョコレートには大量の糖分も含まれているため、ＳＩＢＯの女性が食べると大量のガスを発生させてしまう可能性があります。

　不足しがちなマグネシウムをとるためにも、日頃からゴマやわかめ、のり、昆布、ひじき、ナッツなどをとるようにしましょう。ＳＩＢＯを治療すると、むずむず脚症候群が改善したという論文もあります。

むずむず脚症候群とは、こんな症状

「レストレッグス症候群」ともいわれるように、座ったり横になって脚を動かさずにいると症状があらわれることが多い。症状の感じ方は、「むずむず」とした不快感だけでなく、痛みやかゆみなど、人によって異なる。

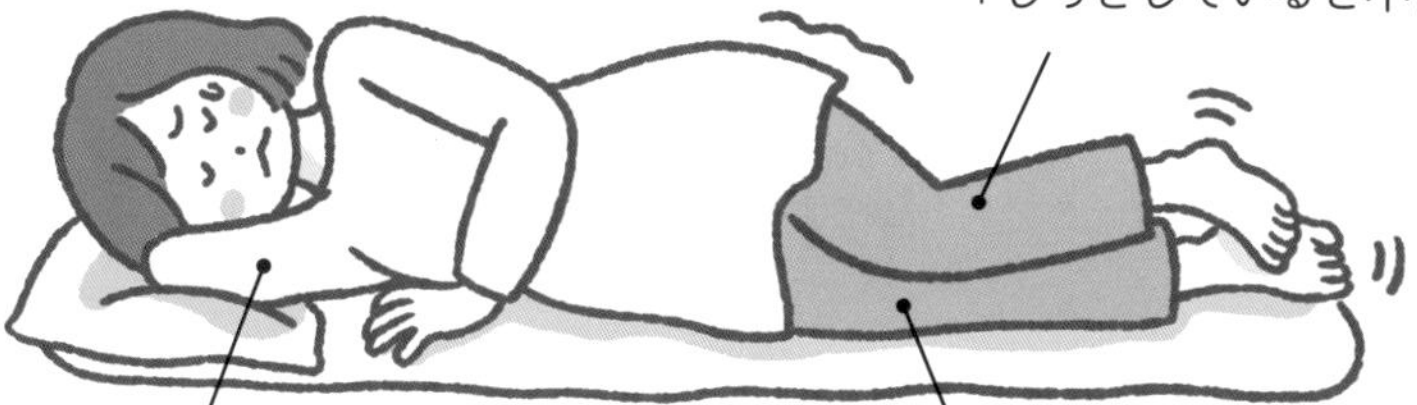
「むずむずする」
「痛がゆい」
「じっとしていると不快」
「睡眠が浅くなる」
「寝つけても起きてしまう」
「周期的にピクッピクッと勝手に動くことがある（周期性四肢運動障害）」

むずむず脚症候群には、こんな特徴がある！

夕方から夜にかけて症状が強くなったり、脚をさすったり叩いたりするとその間は症状が止まり、体のどこかを動かしていると症状が軽くなることも多い。

- 脚を動かすと症状がおさまる
- 夕方や夜間に起こる
- 中高年に多い
- 女性に多い
- 腕や背中に症状が出るときもある
- 人によって症状が違う
- 眠っているときや休んでいるときに起こる

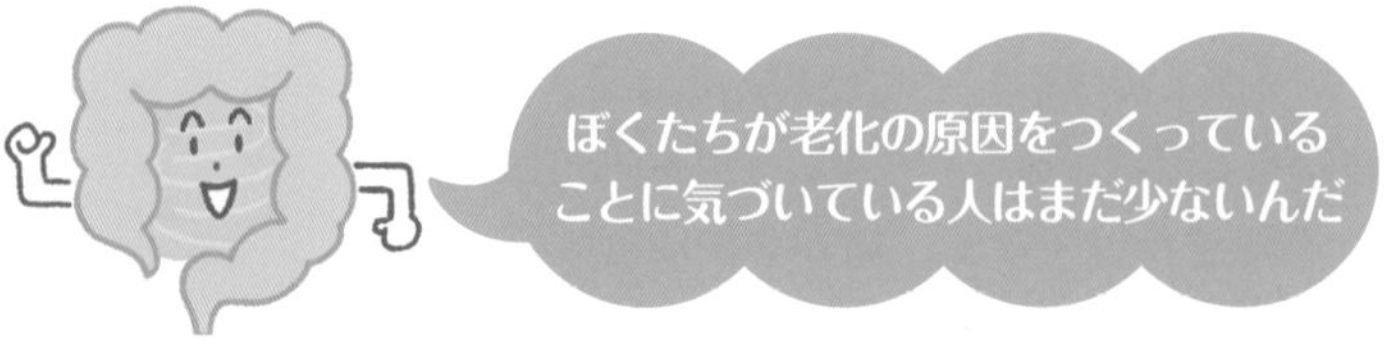
ぼくたちが老化の原因をつくっている
ことに気づいている人はまだ少ないんだ

健康な高齢者の35%はSIBOといわれている

腸内環境は、加齢とともに変化します。健康な人の腸内フローラは60歳ぐらいまでは安定していますが、60歳を超えると善玉菌が徐々に減り始め、代わりにウェルシュ菌や黄色ブドウ球菌のような悪玉菌が増えてきます。善玉菌がつくり出す短鎖脂肪酸が減ってコハク酸が増え、単糖類に代わって多糖類が増え、ビタミンやアミノ酸が増えるなど、腸内の様子は劇的に変わってしまうのです。

このため、高齢になるほどSIBOのリスクは高まり、健康な高齢者の35%がSIBOの罹患者というデータもあります。また、このような「短鎖脂肪酸が減って多糖類が増える」腸は、メタボの人の腸内に非常に近い状態で、腸は加齢とともに肥満になりやすい環境へと変化していくともいえます。

さらに、加齢とともに小腸の吸収力が低下して、栄養豊富な消化物が送り込まれた大腸では、「アリアケ菌」という有毒な菌が出現します。アリアケ菌は胆汁を分解して、デオキシコール酸などの毒性のある二次胆汁酸をつくります。これが大腸内で作用すると大腸がんに、吸収されて肝臓に入ると肝臓がんの原因となってしまいます。小腸にもっとも近い臓器は肝臓であり、肝臓は小腸の影響を受けやすいのです。

ほかにも、老化した腸内でつくられる代謝物も体によくないものが多くなり、さまざまな病気の原因となります。

メタボ腸内細菌パターンとは?

高脂肪食、高多糖食をひかえた食生活をしていても、
高齢になると腸はメタボ化しやすくなるといわれている。

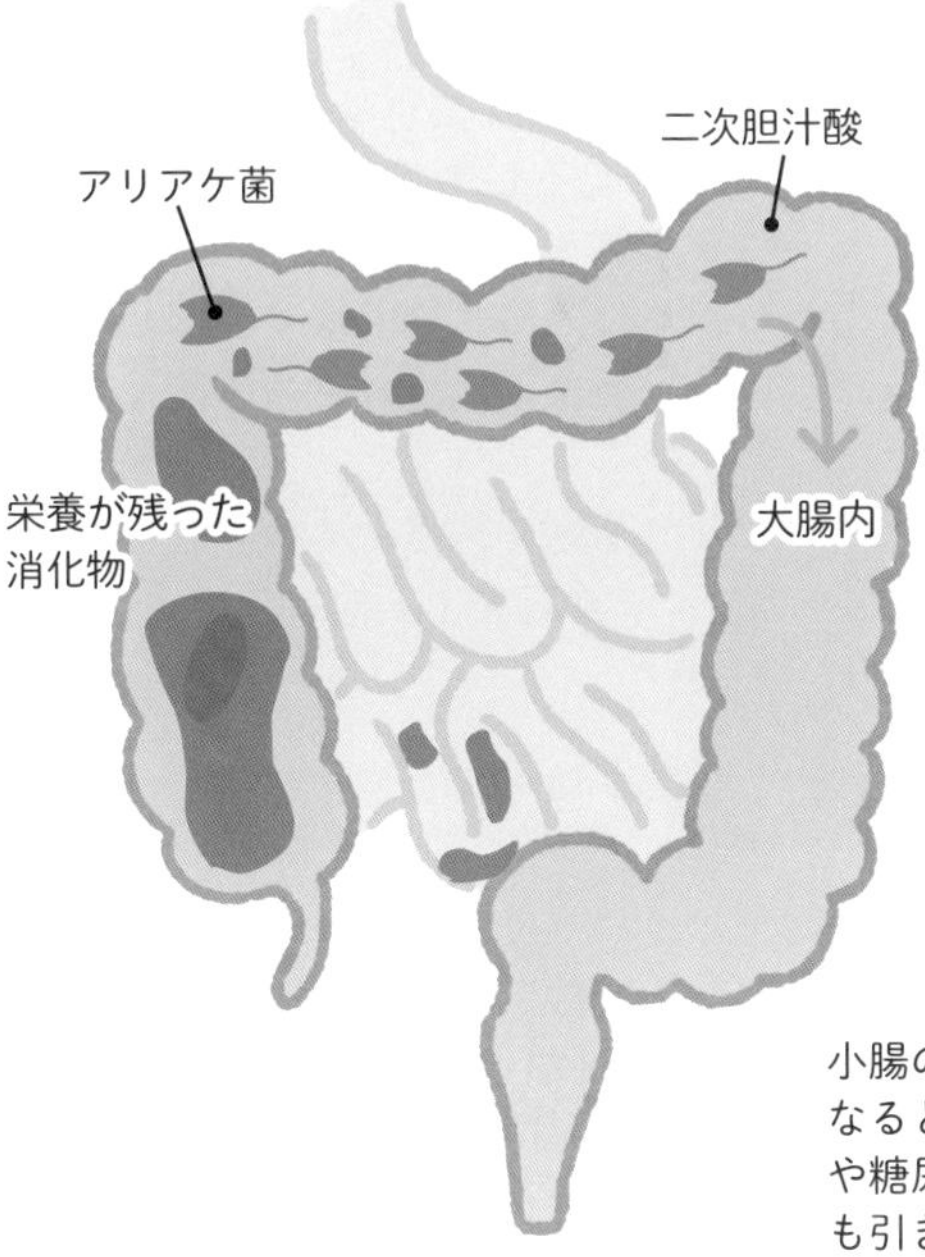

1 小腸の吸収が落ちる。

↓

2 栄養分の残った消化物が大腸へ送られる。

↓

3 アリアケ菌が出現。

↓

4 アリアケ菌が胆汁から二次胆汁酸をつくり出す。

↓

5 肝臓がんや大腸がんのリスクが高まる。

小腸の働きがにぶり、大腸に栄養が行くようになると、大腸の中の細菌が異常発酵する。肥満や糖尿病患者に多い症状であるが加齢によっても引き起こされる。

腸内細菌のバランスの推移

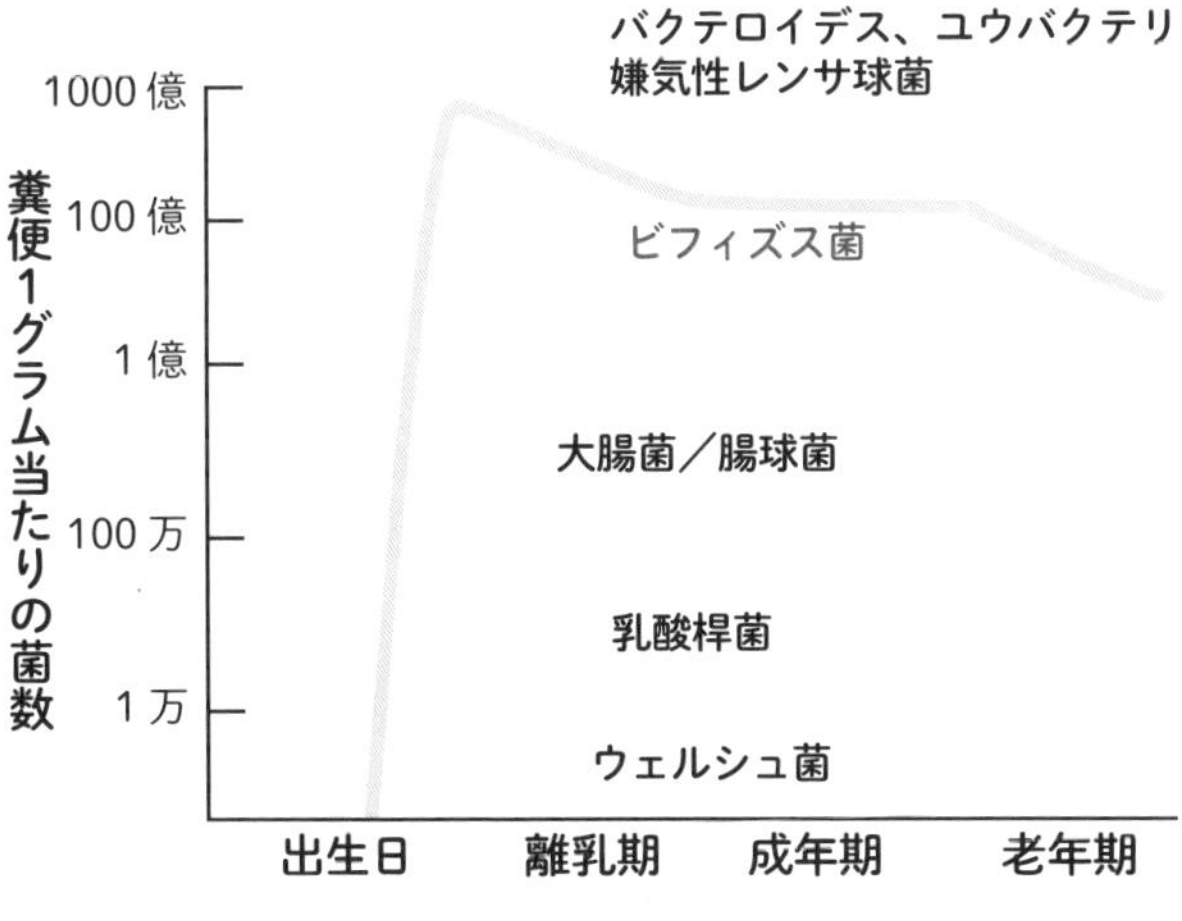

出典:「日本の科学と技術」光岡ら 1976年

人間の腸内は、生まれたときは無菌に近い(最近の研究でDNA解析により、羊水や胎便の中にも微量の細菌DNAが検出されている)が、周囲の人との接触により感染して急激に増え、3〜60歳ぐらいまではほとんど変わらない。しかし、60歳を過ぎるころから、腸内の勢力図が一変する。

✓この症状も腸が原因？

ここまでに説明してきた症状以外にも腸が原因と考えられる症状や病気がある。複数該当する人は、病院で早めに検査を受けよう。

冷え性

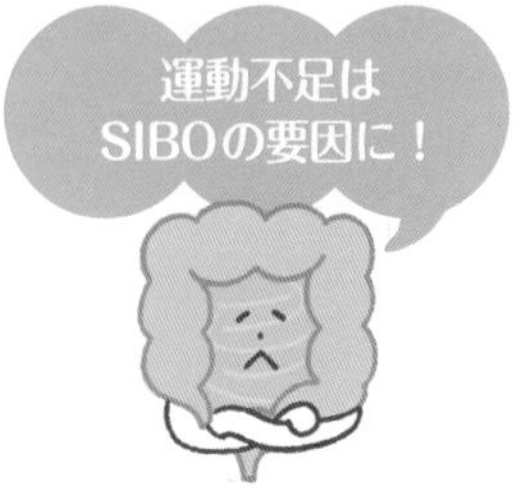
運動不足は
SIBOの要因に！

便秘や下痢により腸の血流やリンパがとどこおり、筋肉による代謝も低下して手足が冷えやすくなる。また、ストレスによって腸内環境が悪化すると、殺菌作用のある胆汁の流れが悪くなり、同じように代謝が低下して血行不良となり、冷えやむくみを引き起こす。

対策 1日15分の運動を習慣にする。むくんだ脚や小腸のマッサージで血行をよくする。

動脈硬化

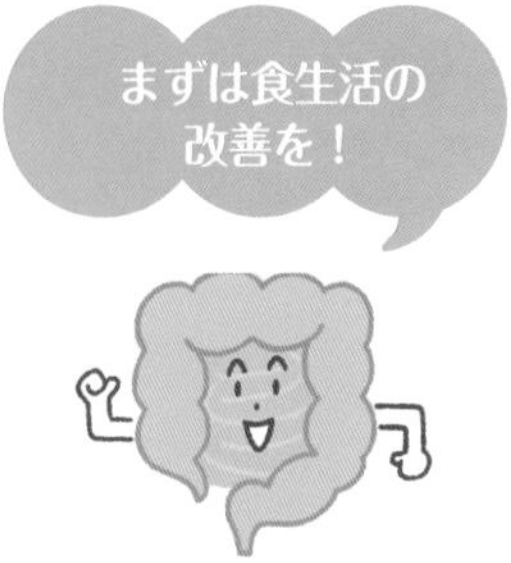
まずは食生活の
改善を！

血管の壁にコレステロールなどがたまり、血管が詰まった「アテローム性動脈硬化」には、TMAOという化学物質がかかわっているといわれている。これは、卵や牛肉などに含まれるホスファチジルコリン（PC）というリン脂質から腸内細菌の代謝によってつくられるもので、TMAOの血中濃度が高いと血管内に粥状になったコレステロールがたまり、動脈硬化を招くといわれる。最近は、TMAOをつくりやすい腸内細菌を持つ人と、そうでない人がいることがわかってきている。

対策 肉類をひかえ、野菜を多くとって食生活を改善する。1日15分の運動を日課にして肥満解消を。

肩こり

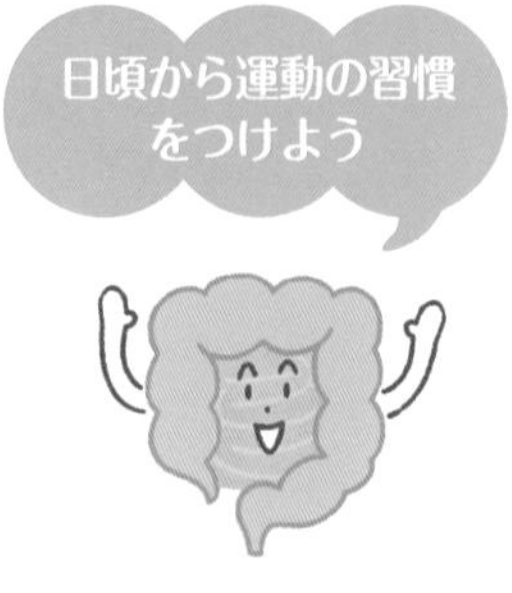
日頃から運動の習慣
をつけよう

ストレスが腸神経を通して脳にSOSを発信すると、脳内のセロトニンが欠乏する。セロトニン不足による腹部の痛みや張りや姿勢のゆがみなどから、肩のまわりの筋肉が緊張してこりが生じる。また、腸の吸収力の低下によるビタミンEの不足から、神経や筋肉に障害が出てこりの原因となることも多い。

対策 セロトニンは規則的なリズミカルな運動、たとえば自転車エルゴメーターやスクワットをする、キシリトールを含まないガムをかむ、座禅の呼吸法をする、歌唱するなどで増えることがわかっている。運動やマッサージ、入浴などで血行をよくし、ストレスを解消する。

貧血

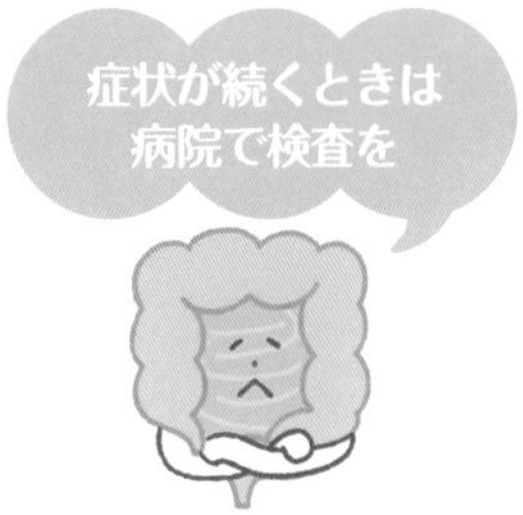
症状が続くときは
病院で検査を

SIBOによって増えすぎた腸内細菌が鉄をどん食※することで体内に送られる鉄分が不足し、「鉄欠乏性貧血」になることが多い。

対策 鉄の吸収を高めるビタミンCを多く含む食品や、赤血球をつくるのに必要な緑黄色野菜、ヘモグロビン生成のために魚介類やレバーなどをとるよう心がける。ハムなどの加工食品やねりものは、鉄の吸収を阻害するので避ける。

※細胞が固形物を取り込んで分解すること。

不眠

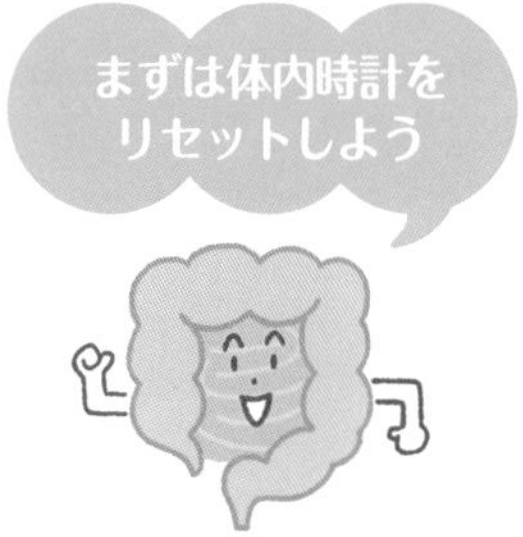
まずは体内時計を
リセットしよう

腸内バランスが悪化すると、腸神経系を通じて自律神経が乱れ、交感神経が過剰に働いて不眠の原因となる。また、SIBOはアミノ酸やたんぱく質の吸収障害を起こし、睡眠促進ホルモンと呼ばれる「メラトニン」の減少を招く。

対策 メラトニンの分泌は体内時計によって管理され、朝日を浴びて15時間後に分泌量が増える。毎日同じ時間に起床して朝日を浴びる、3食同じ時間に食べるなどの規則正しい生活が大事。

アレルギー

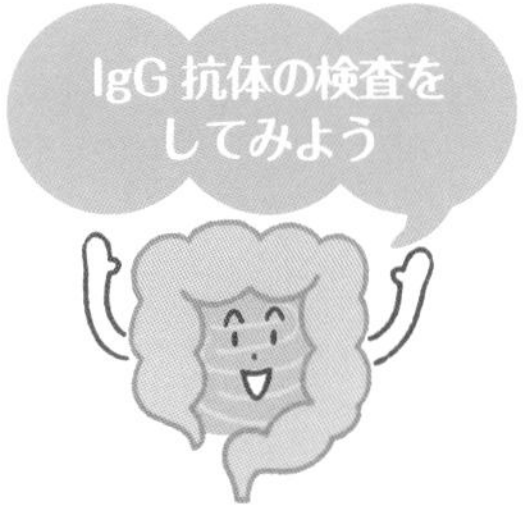
IgG抗体の検査を
してみよう

同じものを繰り返し食べていると腸に負担がかかり、腸内細菌が「IgG抗体」という抗体をつくり出す。IgG抗体によるアレルギーは、数時間から1日たってから症状が出る「遅延型アレルギー」のためアレルゲンがわかりにくく、一般の病院での検査では発見されないことが多い。

対策 アレルギーの原因となっている食べものを数か月絶ってから、少しずつ再開してみる。ふだんからいろいろな食材をバランスよく食べる。

肌荒れ

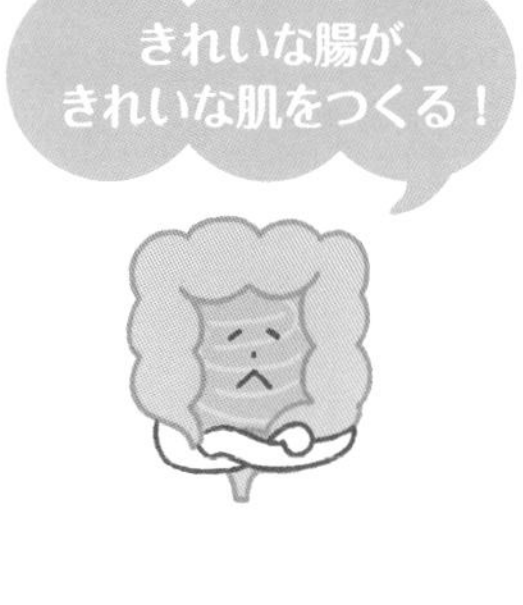
きれいな腸が、
きれいな肌をつくる！

腸内環境が乱れると、増殖した悪玉菌がたんぱく質をエサに有害物質の「フェノール類」をつくり出す。さらに便秘やリーキーガット症候群のために体内に多量のフェノール類や有害物質が蓄積・吸収され、それらが血液をかいして皮膚に到達し、くすみや乾燥を引き起こす。また、腸の吸収力が低下するために亜鉛が不足して肌荒れを起こし、これがアトピー性皮膚炎の原因になることも。

対策 生活習慣の改善による腸内環境の改善。SIBOの人は、細菌数を抑える治療後のプロバイオティクスの服用も有用。

うつ・無気力

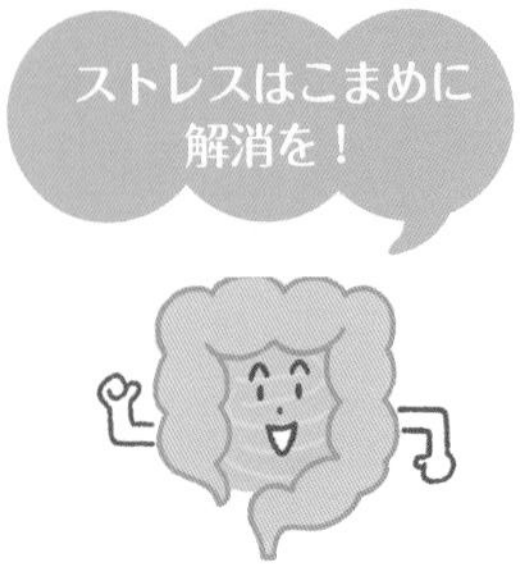
ストレスはこまめに
解消を！

強いストレスを感じると、セロトニンやメラトニンの低下が起こり、ストレスホルモンのCRF※が過剰に分泌され、腸の働きが悪くなって下痢や便秘が起こる。同時に興奮をうながすドーパミンやノルアドレナリンの働きが低下して、無気力やうつになりやすくなる。また、SIBOによってビタミン類の吸収が悪くなり、神経細胞を健全に保つ働きのあるビタミンB_{12}が不足することでうつや疲労感が起こる。

対策 毎日15分の運動と、質のよい睡眠で症状を改善するほか、医師の管理下でおこなう絶食で神経系や内分泌系、免疫機能を再構成する「絶食療法」も有効。

※CRF: コルチコトロピン・リリーシング・ファクター

乳がん

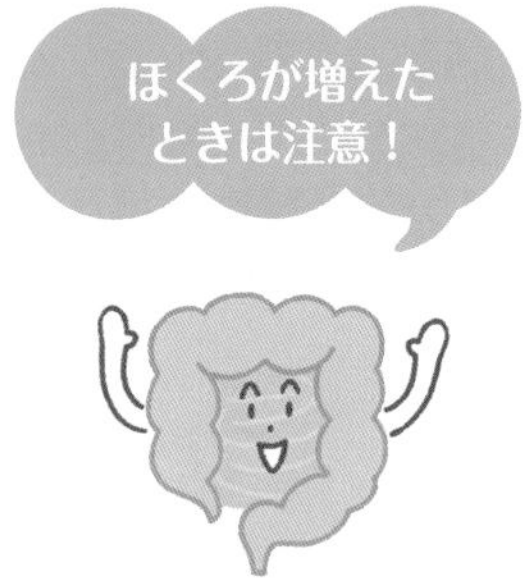
ほくろが増えた
ときは注意！

腸内には、乳がんと深いかかわりがある女性ホルモンのエストロゲンを分解する細菌があり、ホルモンのバランスをコントロールしている。しかし、腸内細菌が多様性を失うとこの機能が損なわれ、エストロゲンが過剰に増加して、乳がんのリスクが高まるといわれる。また、身体所見上は左の肩から右手の指先まで、15個以上のほくろがある人は乳がんになりやすいというデータも。

対策 なるべく多種類の食材をバランスよく摂取することで、腸内細菌の種類を増やし、乳がんを抑制する。

認知症・パーキンソン病

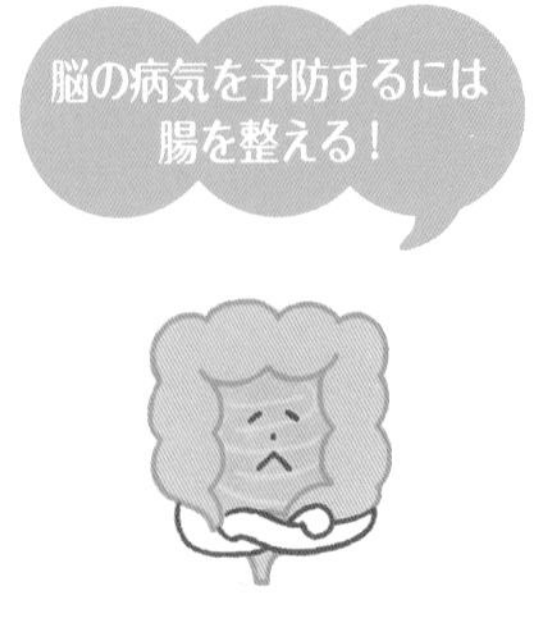
脳の病気を予防するには
腸を整える！

腸内環境が悪化すると、大腸に「シヌクレイン」というたんぱく質が大量に発生し、それが迷走神経を通じて脳に集積して「レビー小体」となる。レビー小体が脳幹だけにたまるとパーキンソン病に、脳の表面をおおう大脳皮質にたまると「レビー小体型認知症」となる。最近、「パーキンソン病は腸の病気」といわれている。パーキンソン病の初期症状は便秘である。

対策 便秘を解消する。週3～4日の軽い運動と、腹七分目のバランスのよい食事。エゴマ油やアマニ油などのオメガ3系脂肪酸やターメリック（うこん）の摂取。

第3章

SIBO《シーボ》についてもっと知っておこう

それは手強い病気のニュータイプ！

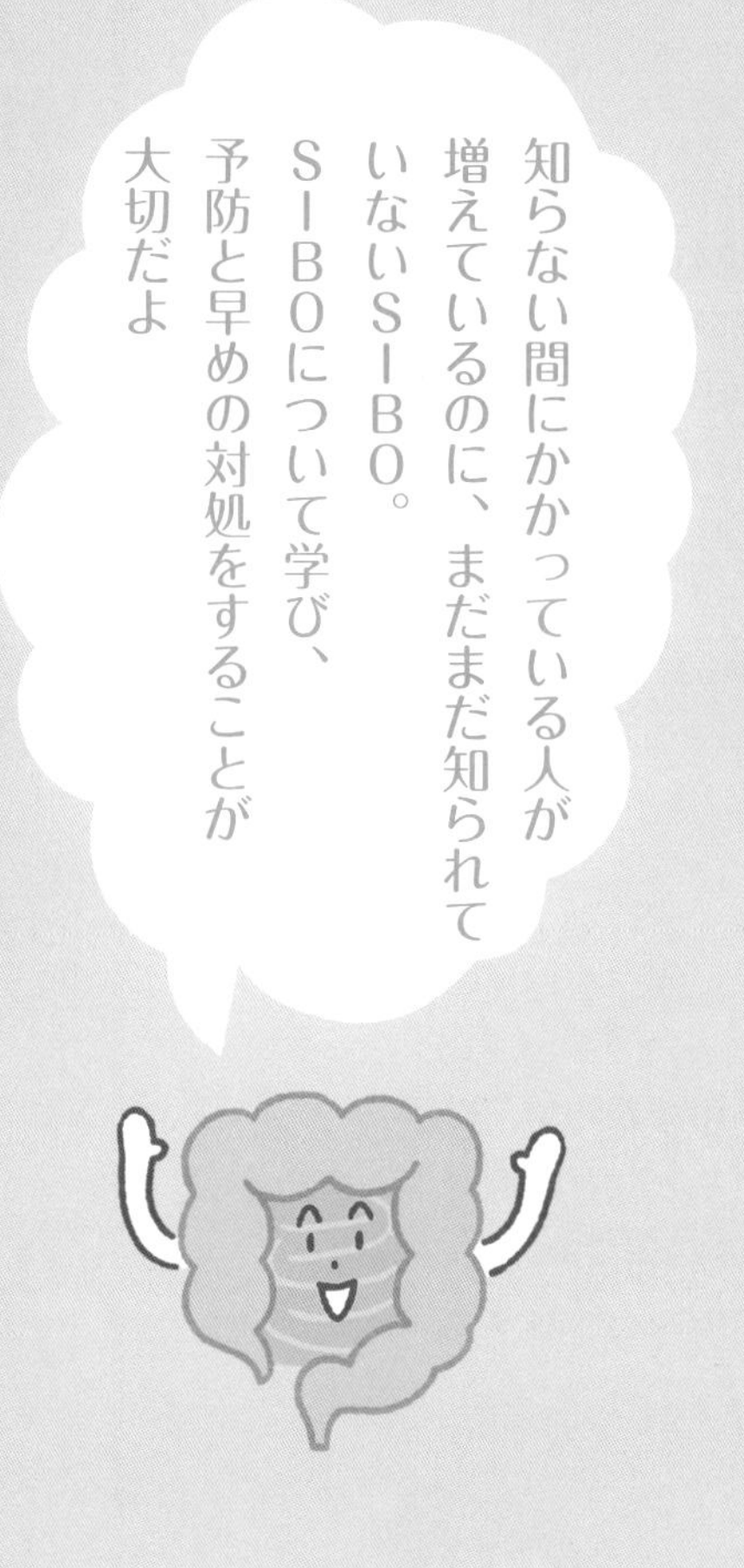
知らない間にかかっている人が
増えているのに、まだまだ知られて
いないＳＩＢＯ。
ＳＩＢＯについて学び、
予防と早めの対処をすることが
大切だよ

■SIBOの原因として考えられること

そもそもなぜSIBOになってしまうのか、その原因を知って予防に役立てましょう。

❶ 小腸のぜん動運動のおとろえ

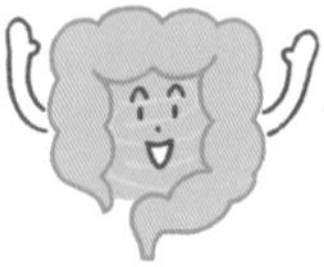

SIBOの原因はいろいろあるけれど、小腸の働きが悪くなって腸のお掃除ができなくなることが、大きな原因なんだ

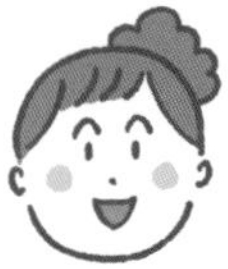

お掃除？

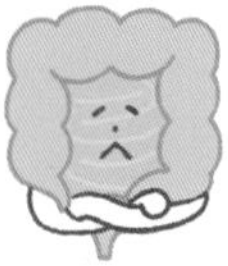

うん。ぼくらはMMC※と呼ばれるぜん動運動によって細菌が腸内の壁に取りつくのを防ぎ、消化物と一緒に大腸のほうに洗い流して腸内をお掃除しているんだけど、MMCの動きが悪くなると消化物が中に残り、それをエサにして細菌が増えてしまうんだ

※MMC：伝播性消化管収縮運動（Migrating Motor Complex）。

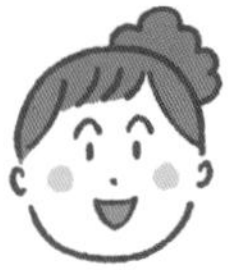

なぜMMCがうまくいかなくなるの？

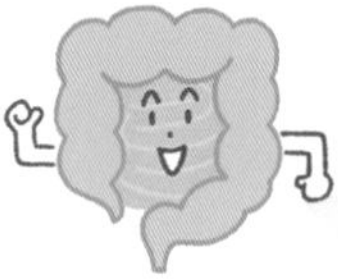

大きな原因として、糖尿病に代表される全身性の病気が考えられるよ。パーキンソン病や甲状腺障害、膠原病、筋ジストロフィーなどの神経疾患がある人も注意が必要だね。MMCは空腹時におこるので、間食をさけることが大切だよ

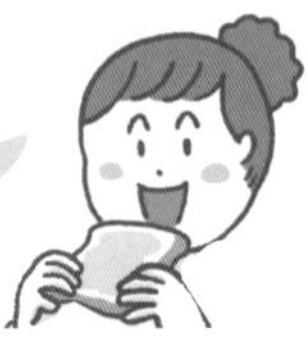

ギクッ

❷ 大きなストレス

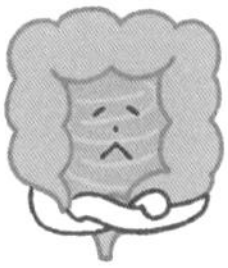

ストレスも、SIBO の大きな原因だよ

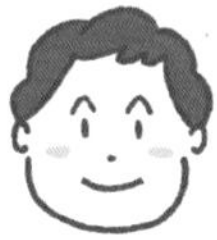

ストレスは万病の元っていうけれど、
ストレスによる体へのダメージって
大きいんだね

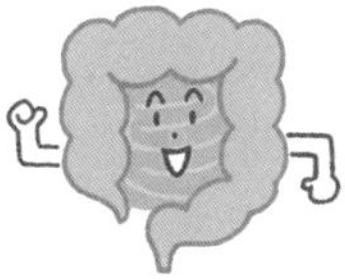

そう。強いストレスは、MMC の働きを抑えるほか、自律神経のバランスをくずしてしまうからね。
脳にストレスがかかると、ぼくらの働きが悪くなるだけでなく、炎症が起こったり免疫力が低下したりして、腸内環境ががらりと変わってしまうんだよ

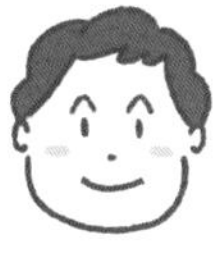

腸と脳は「腸脳相関」という特別な関係があるから、ストレスもすぐに腸の不調になって反映されてしまうということか

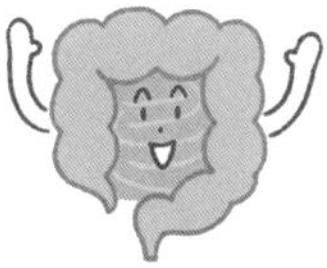

そのとおり！

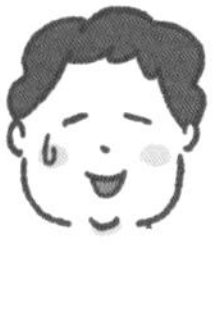

ストレスをためない生活か〜。難しいな〜。
あっ！明日の会議までにレポートをまとめないと！
ほらまた、おなかが痛くなってきたぞ

❸ 抗生物質ののみすぎ

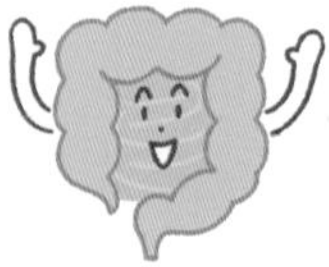

抗生物質ののみすぎにも、注意が必要だよ

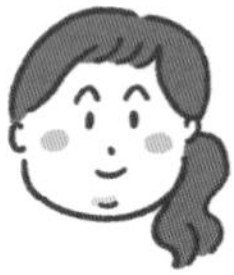

風邪のときはいつも抗生物質のお世話になっているけれど、大丈夫かな？

実は、風邪のときに抗生物質をのむのはあまり効果がないんだ。抗生物質は細胞の壁を壊すことで細菌を死滅させる薬だから、風邪などをおこす、細胞壁を持たないウイルスには効かないんだよ

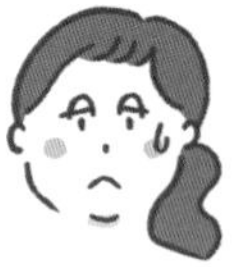

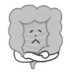

えっ、そうなの !?
風邪のときは、あたり前のように抗生物質をのんでたわ

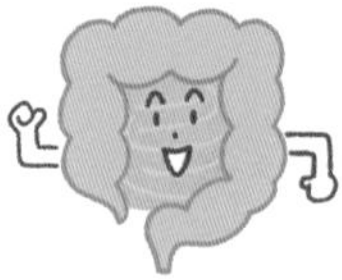

抗生物質は、細菌などの微生物が原因の病気には非常によく効く薬だけど、必要以上にとってしまうと善玉菌まで殺してしまい、腸内フローラのバランスがくずれて SIBO につながってしまうんだよ

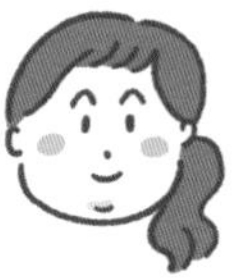

今まで、抗生物質に頼りすぎていたのかもしれないわね。抗生物質を服用するときはもっと慎重になるわ

④ 免疫力の低下

ストレスや抗生物質ののみすぎがSIBOの原因になるのなら、免疫力の低下にも気をつけないといけないわね

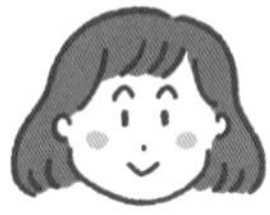

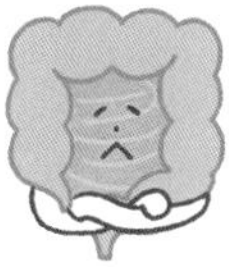

そうだね👍　ストレスやかたよった食事などによる免疫力の低下は、SIBOの大きな原因といわれているよ。腸管から分泌される粘液には、免疫グロブリンや抗細菌・抗ウイルス・抗真菌作用をもつ「ディフェンシン」というたんぱく質が含まれ､腸内の細菌数をコントロールしているんだけど、免疫力が低下すると粘液の分泌も減って、腸内細菌が増えてしまうんだ

いろいろなシステムで腸内細菌を増やさないようにしているのね

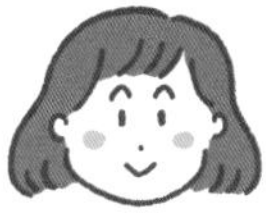

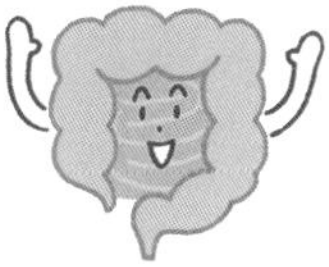

ぼくのいちばんの役目は、消化物から栄養を吸収すること。細菌が増えるとうまく役目を果たせなくなってしまうからね。免疫力が低下することでSIBOを発症するから､SIBOは｢免疫不全症候群｣とも関係があると考えられているよ

つまりSIBOは、弱っている小腸から私たちへのメッセージということなのね

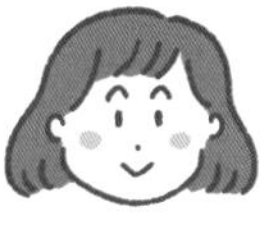

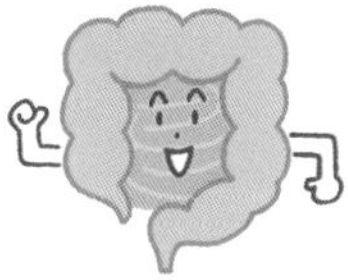

そう｡早く気づいて対策をとってね！

⑤ 胃薬の影響

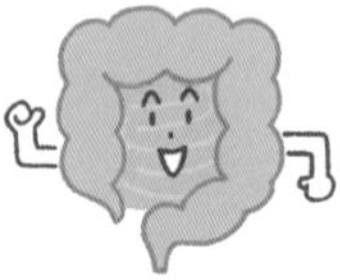

胸焼けを抑えるために胃酸薬を処方されている場合、胃酸が減少することで小腸の細菌を殺すことができなくなり、過剰な細菌が繁殖してSIBOの原因となることもあるよ

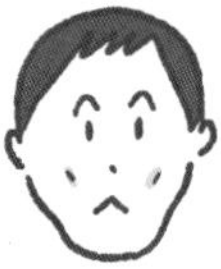

胸焼けって、SIBOの症状のひとつだよね

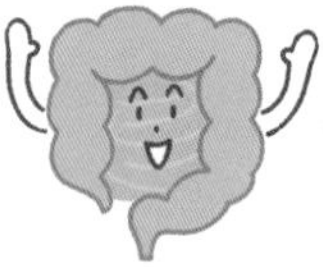

そう。逆流性食道炎の場合、胃酸過多だけでなく、過剰なガスが胃に逆流してきて、食道に胃酸が押し戻されてしまうケースもあるんだ。実際に、逆流性食道炎の患者さんを調べてみると、約30%の割合で細菌の発酵によって生じる水素ガスが増えている人がいることが、わかっているよ

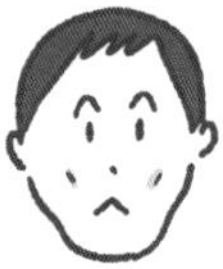

胃酸が多いことだけが胸焼けの原因ではなかったのか

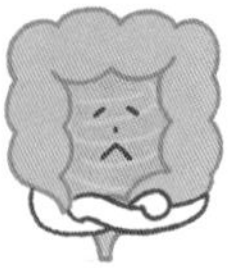

胃薬をのんでも症状が改善せず、ゲップが増えたり、おなかが張る、吐き気がする、などの症状がある人は、SIBOの検査を受けたほうがいいね

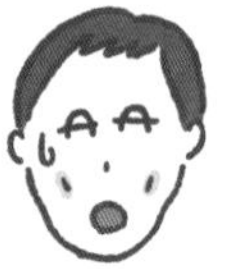

胃のためにのんだ薬が、かえって逆効果になっていたんだね

胃薬が引き起こす負の連鎖

のんだ胃薬がどんな作用を起こし、胸焼けにつながっていくのか、連鎖をみてみよう。

START！

胃薬をのむ

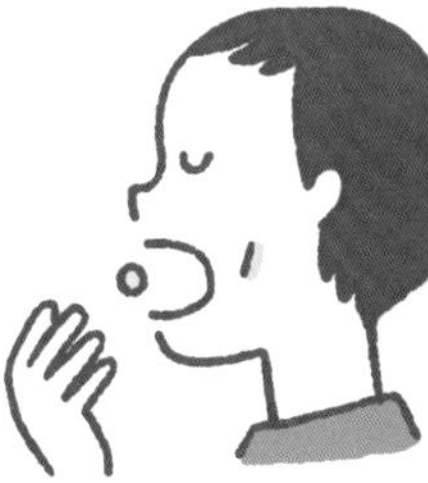

↓

胃酸過少になる

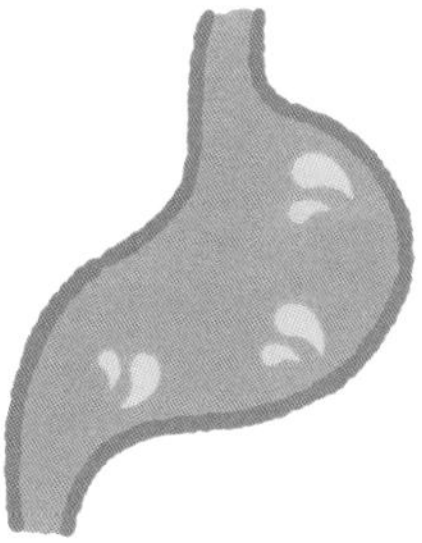

↓

未消化の炭水化物が小腸に届きやすくなる

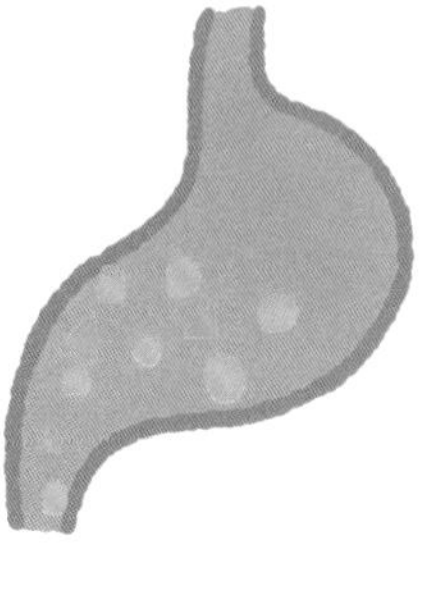

←

腸内細菌が異常繁殖する

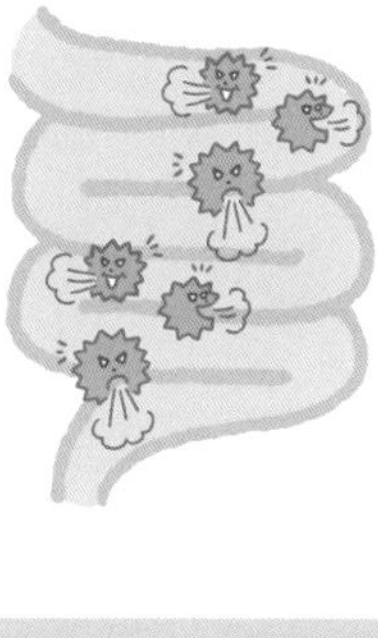

↑

腸内にガスがたまる

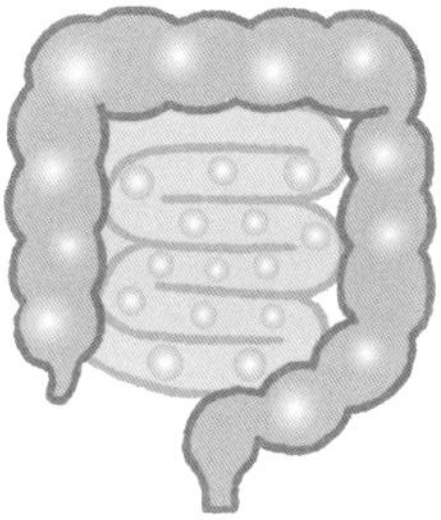

↑

GOAL！

胸焼け

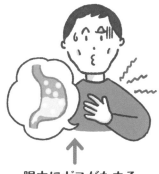

❻ 炭水化物のとりすぎ

ダイエットで断食をしたら腸の調子がよくなった、という友だちがいるけれど、やっぱり食べものもSIBOと関係があるの？

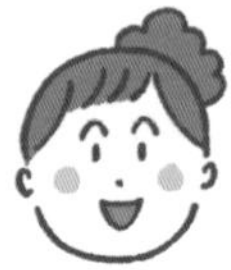

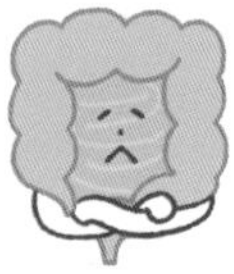

もちろんだよ。炭水化物の中でもとくに小腸で吸収されにくい糖質のことを「FODMAP《フォドマップ》」というんだけど、ほとんど吸収できない人もいるんだ。
FODMAPの中には発酵食品や水溶性食物繊維など、一般には「おなかにいい」とされている食品も含まれていて、これを食べすぎると腸内細菌が過剰増殖して過剰な発酵がおこり、調子が悪くなってしまうんだよ。お友だちは、断食で腸内をリセットしたことで、腸の調子が改善したのだろうね

ところでFODMAPって？

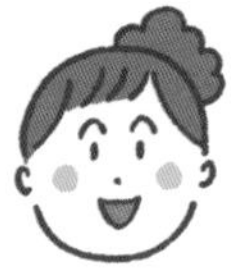

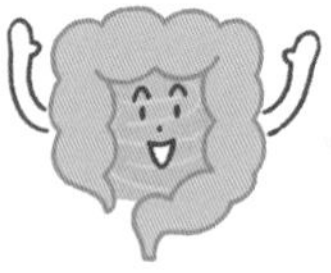

FODMAPについては、第4章で詳しく紹介しているので、毎日の食生活の参考にしてね

炭水化物のとりすぎはやせないだけでなく、腸にもよくないのね

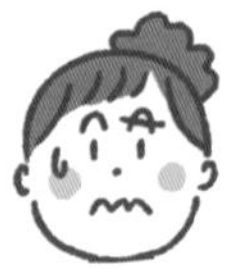

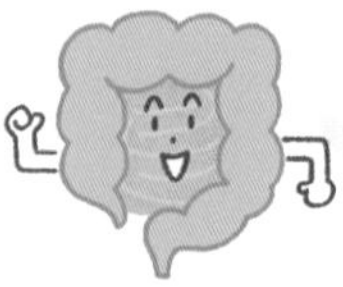

SIBOの人はFODMAP食を実行すれば、やせて健康になれるよ

7 感染症の影響

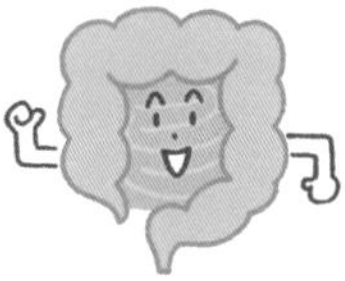

感染症も、大きな原因のひとつといわれているよ。食中毒や急性胃腸炎などをきっかけにおなかの調子が悪くなり、SIBO になる人がいるんだ

へぇ。きっかけがはっきりしてるんだ

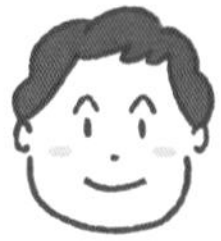

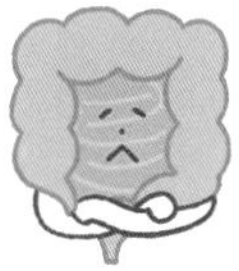

ちょっと難しくなるけど、これはメカニズムがわかっていて、サルモネラ菌やカンピロバクター菌、病原性大腸菌、赤痢菌などの食中毒を起こす菌は、腸内で「CdtB」という毒素を放出する。このCdtBの構造は、腸のペースメーカー細胞であるビンキュリンに似ているため、体は間違って「抗CdtB抗体」とともに「抗ビンキュリン抗体」をつくり出してしまうんだ。これによってビンキュリンがダメージを受けて、おなかの調子が悪くなってしまうんだよ

ビンキュリンが毒と間違われて攻撃されてしまうのか、かわいそうに

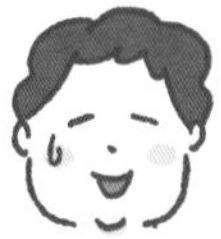

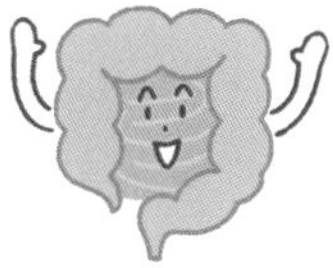

海外旅行でおなかを壊してから、おなかの不調がずっと続いているという人などは要注意だよ

⑧ バウヒン弁がうまく閉じない

「バウヒン弁」って何？

大腸のはじまりの部分にあって、大腸から小腸に細菌が逆流するのを防いでいる逆流防止弁だよ。回腸と盲腸の間にあるから「回盲弁」とも呼ばれているんだ。

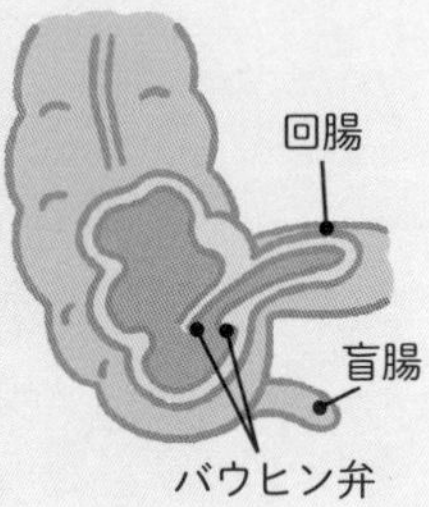

それがどうして閉じなくなってしまうの？

手術をしたり、潰瘍性大腸炎やクローン病、腸閉塞を繰り返すことでうまく閉じなくなってしまうことがあるんだ。すると、大腸内の細菌が小腸に逆流して、「逆流性小腸炎」を起こしてしまうんだ。実際、弁の締まりが悪い人は小腸の働きが悪く、SIBOの率が高いことがわかっているんだよ

大腸から小腸に細菌が逆流しやすいから、SIBOになりやすいというわけね

その他

慢性すい炎の影響

消化管の運動障害とともに、SIBO にもっとも関係している病気が慢性すい炎といわれ、そのうちの 40%が SIBO を発症しているといわれる。慢性すい炎にともなう痛みが小腸の MMC（64ページ参照）を低下させるだけでなく、痛み止めの薬（オピオイド）の使用や手術なども腸管に影響を与え、SIBO の原因となる。

胆のう除去の影響

胆石や胆のう炎で胆のうをとった人は、SIBO を発症することが多い。胆のうがなくなり、濃縮されない胆汁は、胆のうで濃縮された胆汁に比べて殺菌力が格段に落ちてしまうことが原因といわれる。通常は小腸で胆汁や胃酸、胃液に含まれるたんぱく分解酵素が細菌を殺菌するが、その機能が低下するため、SIBO になりやすくなる。

重金属の蓄積

体内に鉛やアルミニウム、カドミウム、有機水銀、ヒ素などの重金属が蓄積している人は、腸管の働きが悪くなる。小腸で過剰に増えた細菌は、これらの重金属を利用して「バイオフィルム」という隠れみのをつくり、抗生物質やプロバイティクスから自分の体を守る。髪の毛でわかる毛髪ミネラル検査で、重金属の蓄積を調べてみよう。

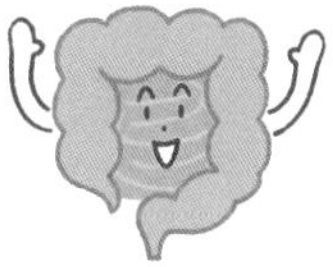

生活習慣の乱れや病気、手術の後遺症まで、SIBO を引き起こす原因はいろいろあることがわかったかな？

でも知れば知るほど、私、SIBO かもと不安になってきたわ……

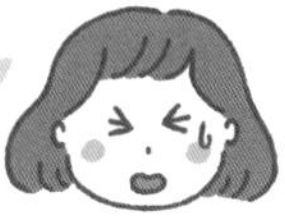

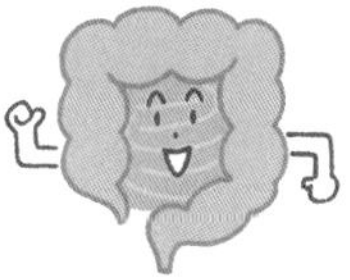

知らないで、何となく不調で過ごすよりも、知って予防したり対策をとったりすることが大事だよ。このあと SIBO に関連する病気と検査についても紹介するよ

■ＳＩＢＯに関連する病気

「過敏性大腸症候群」以外にも、ＳＩＢＯと似たような症状を示す病気がいくつかあります。

機能性ディスペプシア

胸焼けや胃もたれ、胃痛などの不快な症状があるのに、内視鏡検査をしても潰瘍やがんなど、症状の原因となる器質的な異常（目に見える変化）は見られず、ピロリ菌もいないため「異常なし」と診断されてしまう。このような状態を「機能性ディスペプシア」といいます。ディスペプシアとは〝消化不良〟の意味で、機能性ディスペプシアでは、56・5％の人にＳＩＢＯが存在するというデータがあります。

おもな原因には、胃が胃酸に対して過敏になっている「内臓知覚過敏」と、胃のふくらみが悪いためにうまく消化運動がおこなわれず、食べものが胃の中に停滞して重くなっている「胃の運動機能障害」があります。

前者では、みぞおちの痛みや胸焼けなどの症状が起こり、後者では、食後の胃もたれや、食事をしてもすぐにおなかがいっぱいになってしまう、早期満腹感が起こります。

どちらもストレスによって自律神経のバランスがくずれることが、大きな原因となっています。

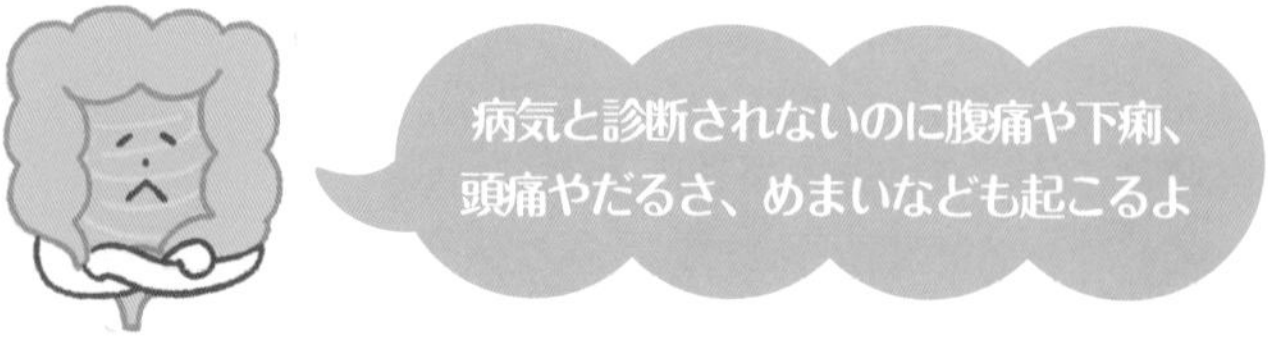
病気と診断されないのに腹痛や下痢、
頭痛やだるさ、めまいなども起こるよ

機能性ディスペプシアの症状と原因

機能性ディスペプシアの主な症状と原因を知ろう。

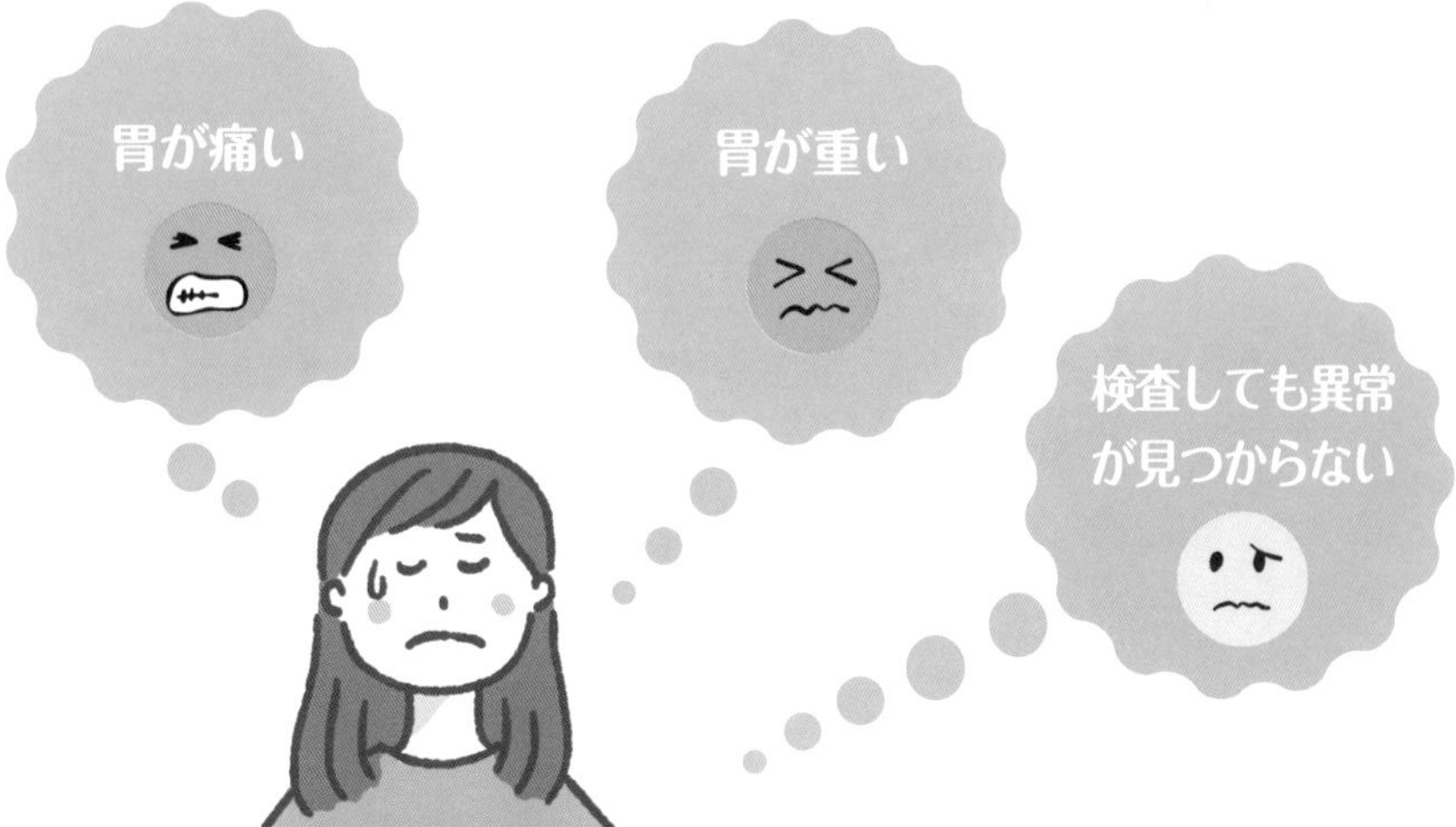
胃が痛い
胃が重い
検査しても異常
が見つからない

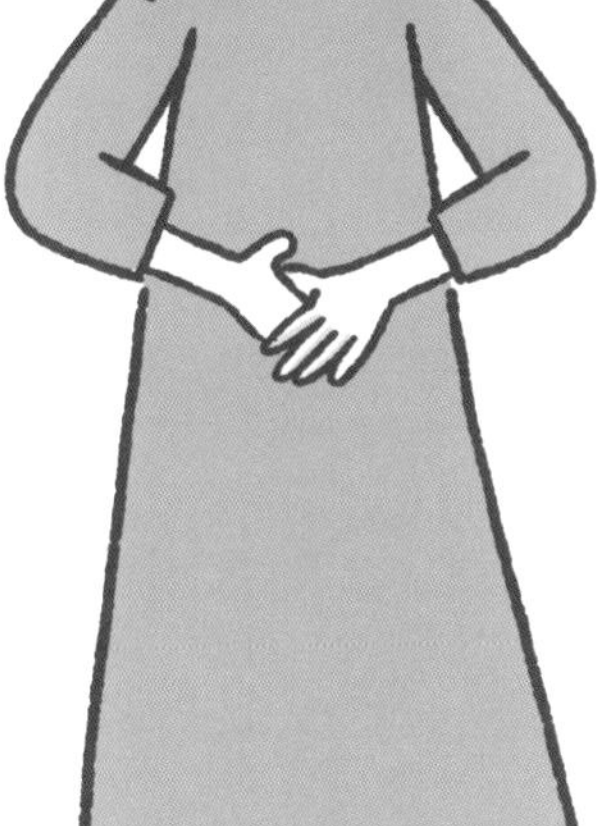

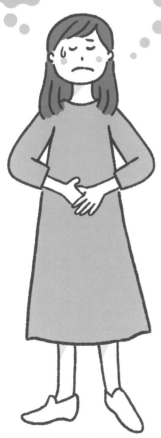

原因その1

胃が知覚過敏になっている

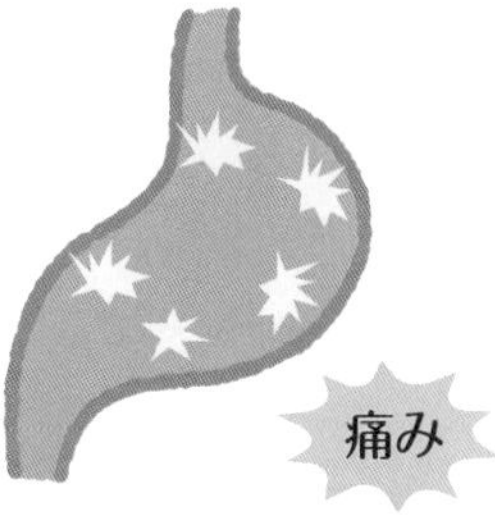

原因その2

ふくらみが悪く、消化運動
がうまくいかない

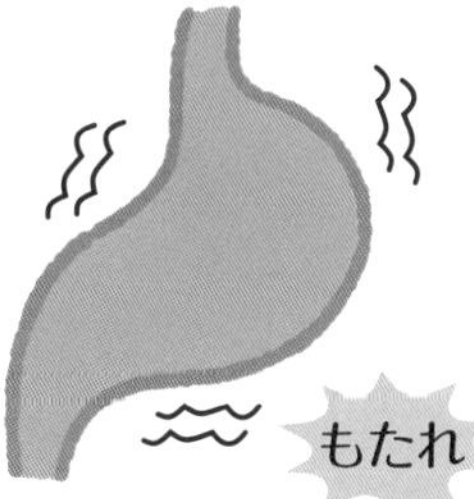

診断がつかず、症状が長引くことでQOL（生活の質）も低下し、うつなどの精神的症状を引き起こすこともある。

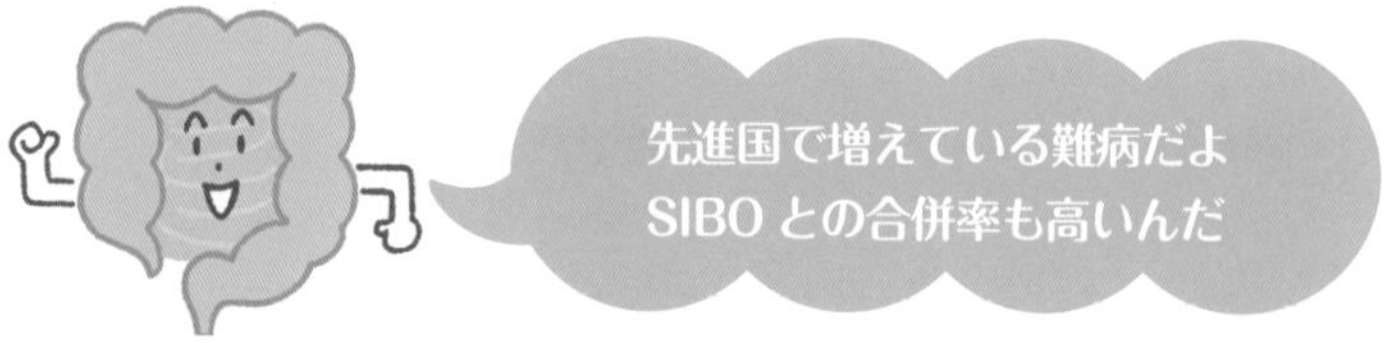
先進国で増えている難病だよ
SIBOとの合併率も高いんだ

クローン病

消化管のあちこちに潰瘍やびらんなどの炎症を引き起こす病気で、口から肛門までのあらゆる部位に起こりますが、とくに小腸に多くみられます。腹痛や下痢、血便などの症状が、落ちついたり悪くなったりしながら慢性的に続きますが、詳しい原因は不明で、日本では難病のひとつに指定されています。

近年、急激に増えており、１９７６年には１２８人だった患者数が２０１３年には３万９７９９人と、３００倍にもなっています。男女比はおよそ２：１と女性よりも男性に多く、10代後半〜20代の若者に多いのが特徴です。最近は、さらに低年齢化して小中学生にもみられます。

世界的には北米やヨーロッパで高い発症率を示し、動物性脂肪やたんぱく質を多く摂取し、生活水準が高いほどかかりやすいと考えられていることから、日本でのクローン病の増加は、食生活の欧米化が原因ともいわれます。また、ＳＩＢＯとの合併率も23〜34％となっており、発酵性の高い炭水化物である高ＦＯＤＭＡＰ食も原因のひとつにあげられています。腸内細菌による発酵によりたまったガスで腸壁の粘膜がふくらみ、傷ついたことが原因と考えられ、ＳＩＢＯや高ＦＯＤＭＡＰ食とのかかわりが注目されています。

クローン病の症状と特徴

消化管のいたるところに炎症が起こるクローン病。
主な症状と特徴をみてみよう。

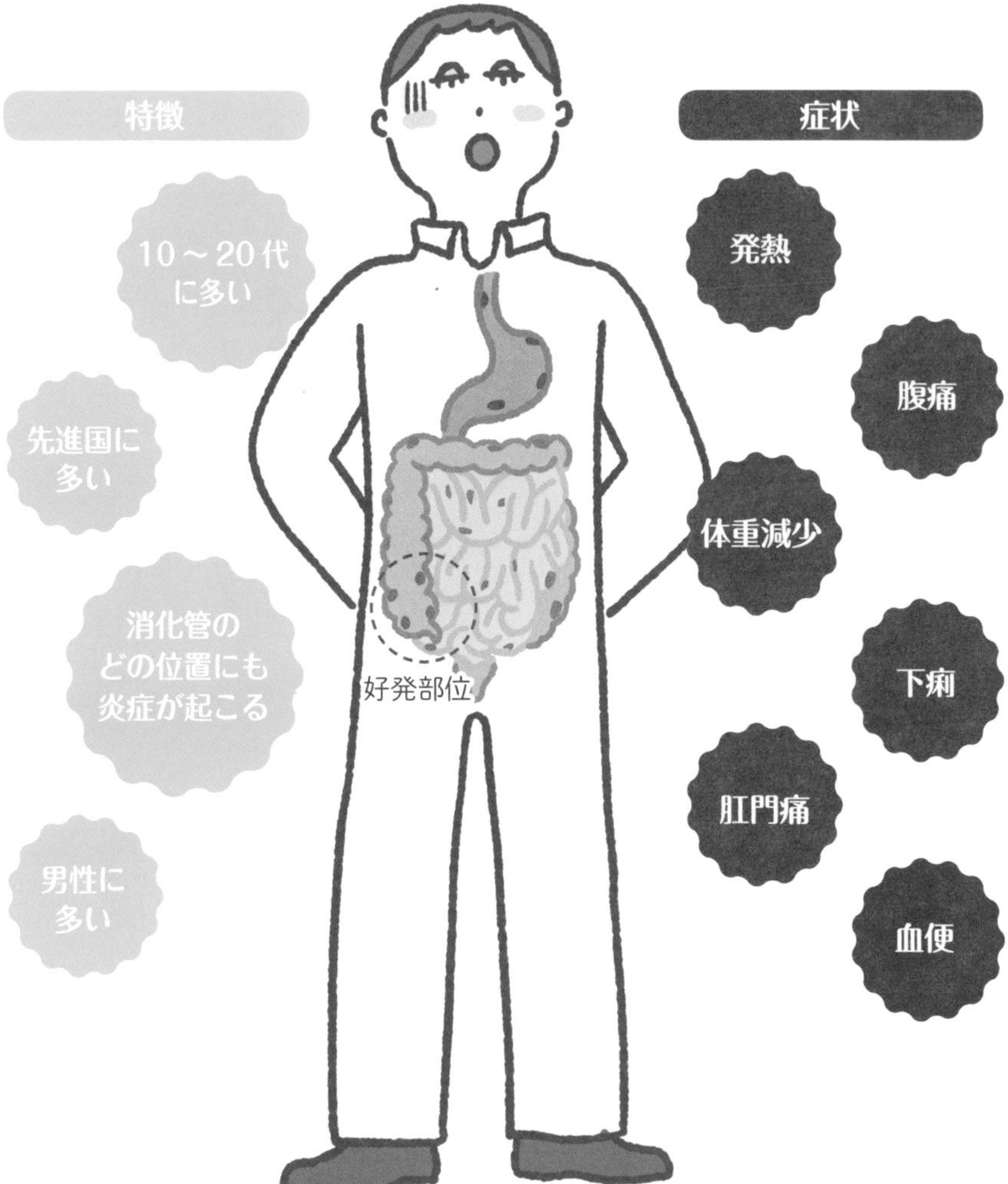

欧米では日本の約10倍の発症率となっており、日本での増加は、食の欧米化がその一因と考えられている。

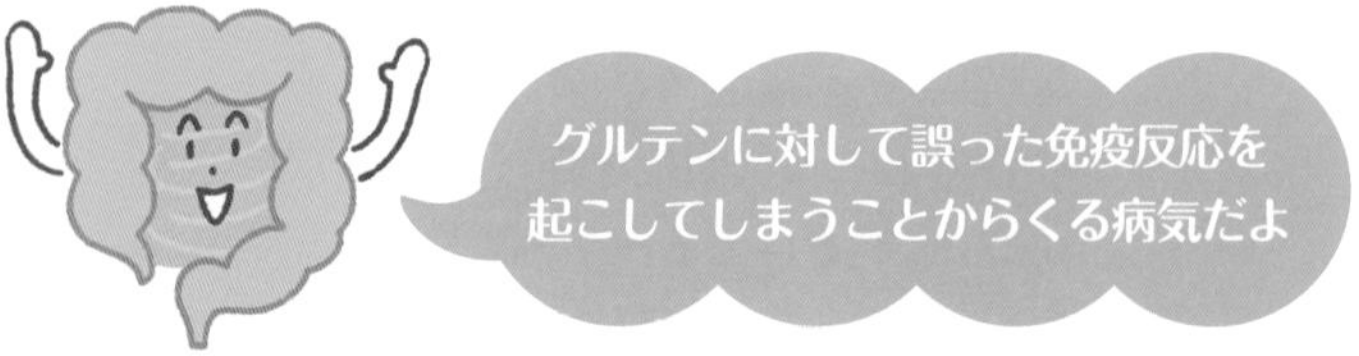
グルテンに対して誤った免疫反応を
起こしてしまうことからくる病気だよ

セリアック病

セリアック病は、小麦や大麦、ライ麦などに含まれる「グルテン」というたんぱく質に対する免疫反応が引き金となって起こる、遺伝性の自己免疫疾患です。アメリカでは人口の１％の割合で認められますが、アジアでは極端に少なく、日本での頻度は不明です。

セリアック病に特有の症状はとくになく、腹痛や膨満感、長引く下痢、異常な悪臭がする便などの胃腸不調のほか、貧血や関節病、発疹、骨粗《こつそ》しょう症などの症状を示すこともあります。

体内の「ＨＬＡ（ヒト白血球抗原）」と呼ばれる白血球に、ＤＱ２とＤＱ８というタイプをもつ人に多く発症し、グルテンを摂取すると、免疫系がグルテンを侵入者として判断・攻撃し、その結果炎症が起こって小腸の粘膜がダメージを受けます。そのため、セリアック病の人はグルテンを完全に除去した「グルテンフリー食」を生涯にわたって続けなければなりません。

さらに、グルテンフリーの食事療法をおこなっても、まだ胃の不調を訴える患者にＳＩＢＯの検査をしたところ、⅔の人がＳＩＢＯだったという検査結果もあります。そのため、「セリアック病の原因はＳＩＢＯではないか」という学説を唱える学者もいます。

■SIBOの検査

症状がよく似ている過敏性腸症候群やクローン病、セリアック病と区別するためにも、SIBOの検査を受けましょう。

検査までの手順

SIBOの検査では、水素ガスだけでなくメタンガスの「呼気検査」を一緒に受けることが大切。

2週間前

抗生物質や特定のサプリメントの使用をひかえる。

↓

24時間前

パン、パスタ、高繊維食などの発酵性の食べものをひかえる。

↓

擬陽性※になるのを避けるためだよ。

12時間前

検査前日の夜21時からは絶食する。

↓

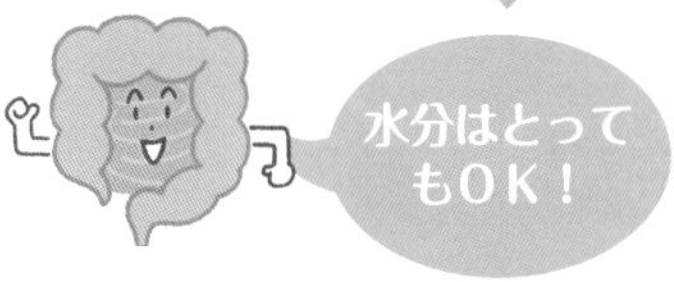
水分はとってもOK！

2時間前

検査結果に影響を与えないよう、運動や喫煙を避ける。

↓

家を出る前

検査薬が分解されないよう、うがいと歯磨きをよくして口内の細菌を洗い流す。

※擬陽性：消化管にガスが発生してしまい、SIBOと誤診されることを擬陽性と呼ぶ。

検査方法

「ラクツロース呼気検査」で、水素とメタン、
両方のガスの発生を調べる。

1 呼気中の水素とメタンの基本濃度を測定

検査薬をのむ前に、呼気検査を3～4回おこない平均を出し、水素とメタンの基本濃度を測定しておく。水素が発生するのは細菌が炭水化物を発酵させた場合しか考えられないため、呼気試験がSIBOの診断には最適とされている。

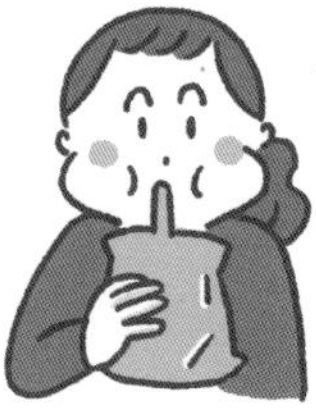

2 ラクツロース呼気検査

バクテリアのエサとなる糖（ラクツロース）をのみ、ガスを発生させる。その後、20分おきに3時間、呼気をとり、中の水素とメタンを調べる。現在、この方法がSIBOの検査としてはもっとも確実なものとされている。

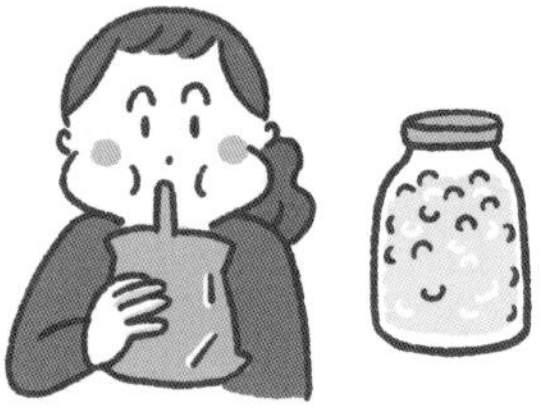

ラクツロース呼気検査の読み方

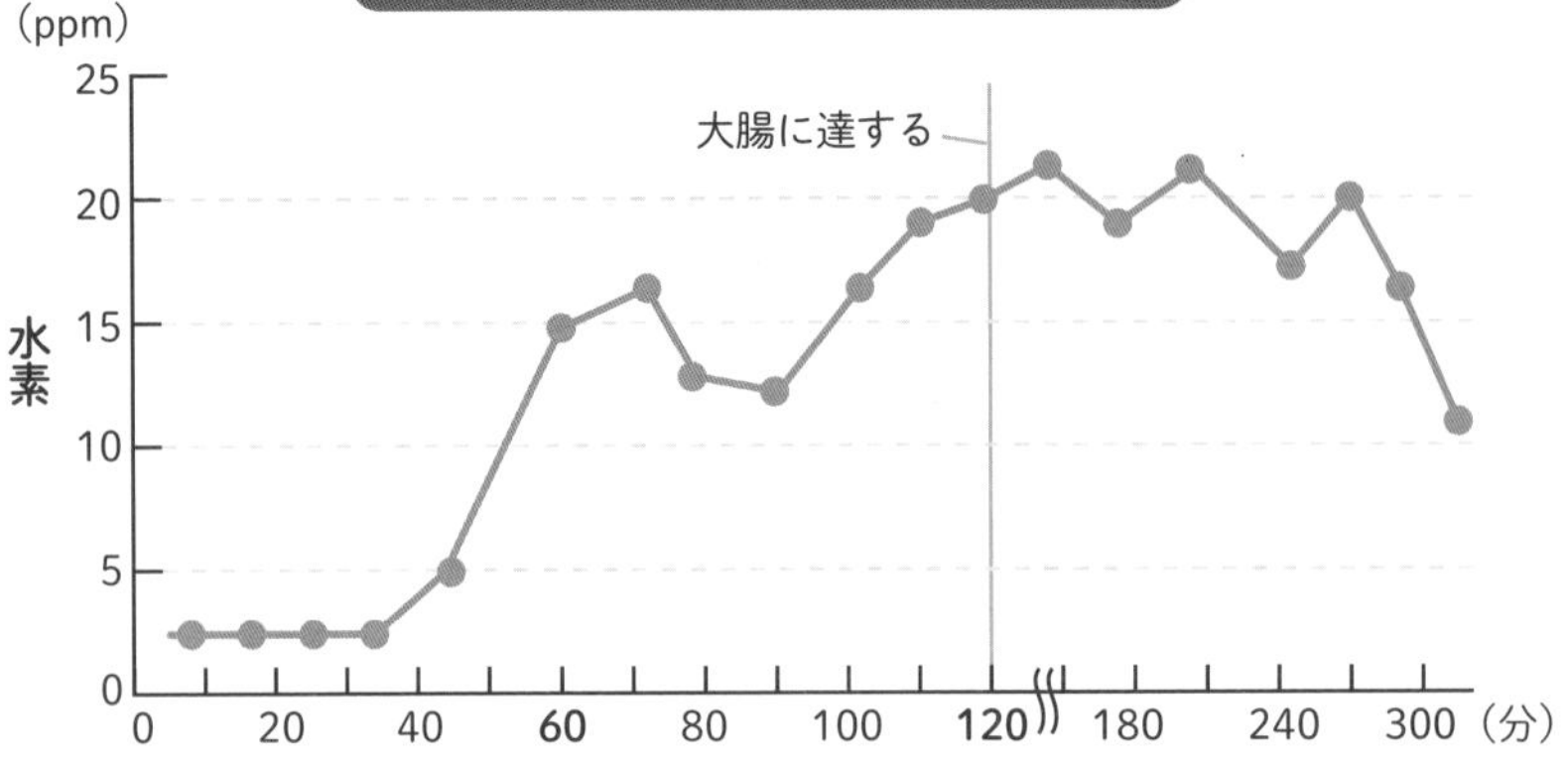

正常な人の場合、小腸ではラクツロースはほとんど吸収されず大腸に達する時点（約120分）以降で、呼気中の水素が増加する。SIBOの人の場合、大腸に達する前（だいたい90分まで）に水素ガスが増加し始める。
（Romagnuolo J et al. 2009より引用）

第4章

腸のトラブルは「低ＦＯＤＭＡＰ《フォドマップ》食」で解決できる！

ＳＩＢＯをはじめ、なかなか治らないがんこなおなかの不調はぼくらが吸収できない4つの糖質「ＦＯＤＭＡＰ」が原因かも。おなかにやさしい「低ＦＯＤＭＡＰ食」で明るい生活を手に入れよう！

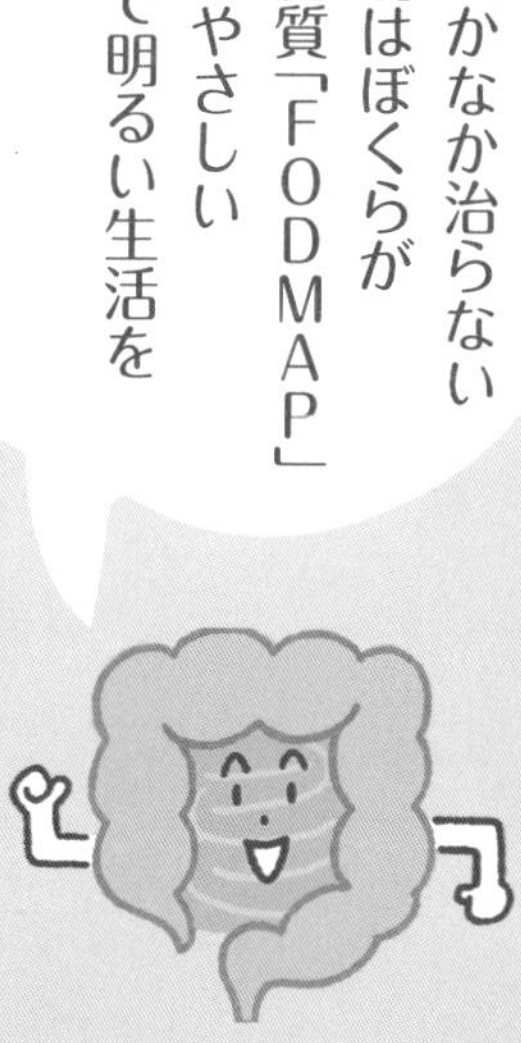

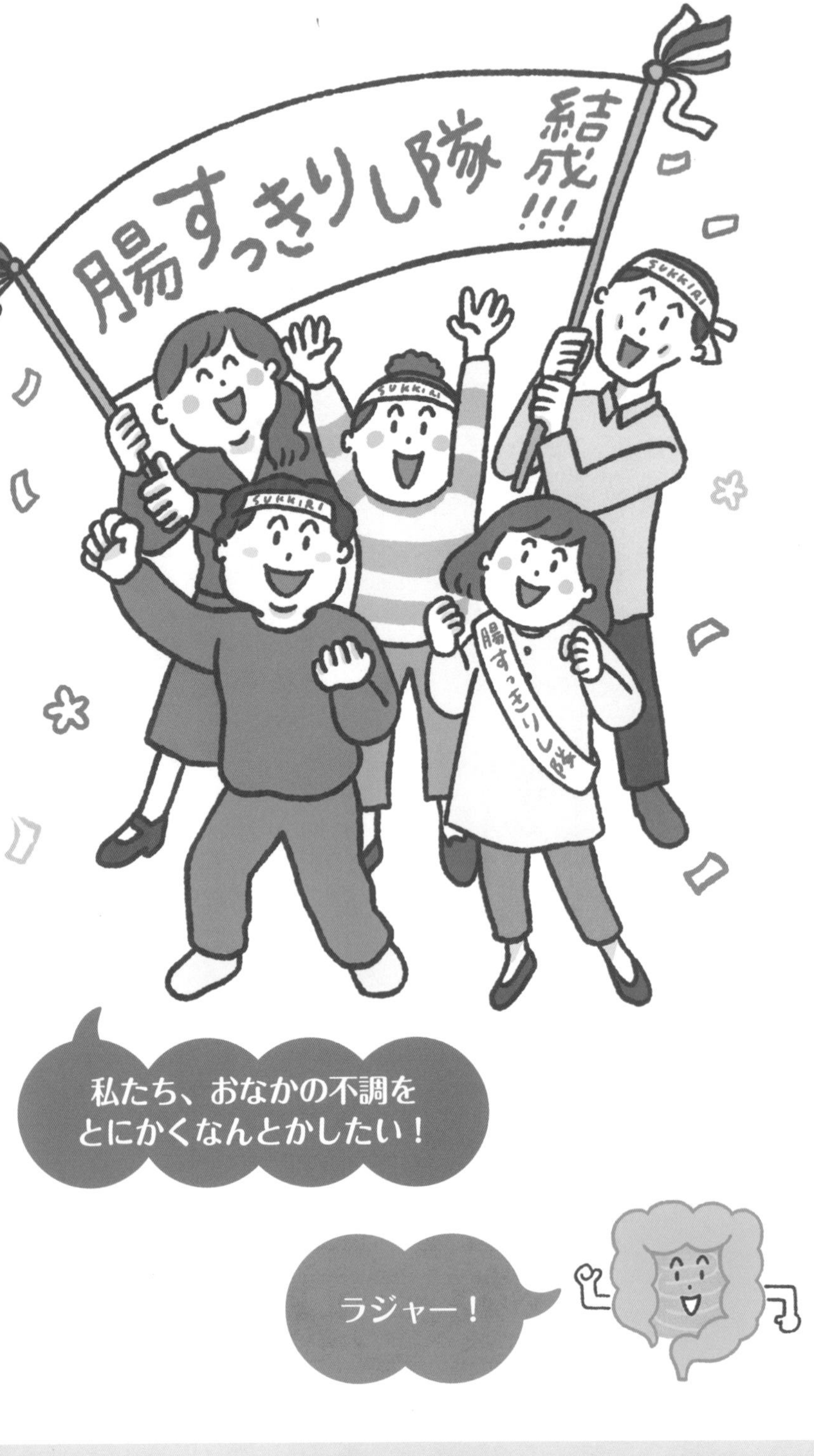
腸すっきりし隊 結成!!!
SUKKIRI
SUKKIRI
SUKKIRI
腸すっきりし隊
私たち、おなかの不調を
とにかくなんとかしたい！
ラジャー！

Q
教えて！

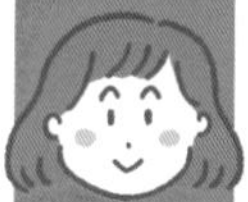

FODMAP《フォドマップ》って何？

FODMAPの意味

FODMAPは、おなかの不調を引き起こす発酵性の糖質の頭文字をとったもの。これらを含む食品をとることで、腸が過敏になりガスが増える。

F = Fermentable（発酵性）

O = Oligosaccharides（オリゴ糖）

ガラクトオリゴ糖（GOSとも呼ばれる、ガラクトースの重合体）。レンズ豆やひよこ豆などの豆類に含まれる。フルクタン（フルクトースの重合体）は、小麦や玉ねぎなどに含まれる。

D = Disaccharides（二糖類）

二糖類に含まれる乳糖（ラクトース）。牛乳やヨーグルトなどの高乳糖食に含まれる。

M = Monosaccharides（単糖類）

果糖（フルクトース）。果物やハチミツなどに含まれる。

A = And

P = Polyols（ポリオール）

ポリオール（キシリトール、ソルビトール、マンニトールなどの糖アルコール）。マッシュルームやカリフラワー、果物などに含まれる。

A
アンサー

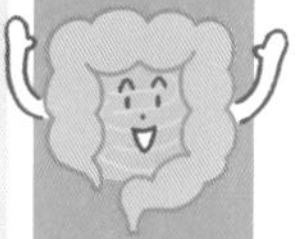

FODMAPとは、小腸で吸収されにくい4つの糖質のことだよ。

腸によいと思われている食べものの真実

最新の研究で、今まで原因不明といわれてきたおなかの不調の多くが、「FODMAP」と呼ばれる糖質類に原因があることがわかってきました。

FODMAPとは、小腸では吸収できない「オリゴ糖（ガラクトオリゴ糖・フルクタン）」「二糖類（ラクトース）」「単糖類（フルクトース）」「ポリオール」という4種類の発酵性糖質のことです。

これらは一般的に、〝腸によい食べもの〟として知られていますが、人によっては腹痛や下痢、便秘などの不調、だるさやひどい疲労感（ブレイン・フォグ／16ページ参照）を引き起こしてしまうのです。

Q 教えて!

どんな人に効果があるの?

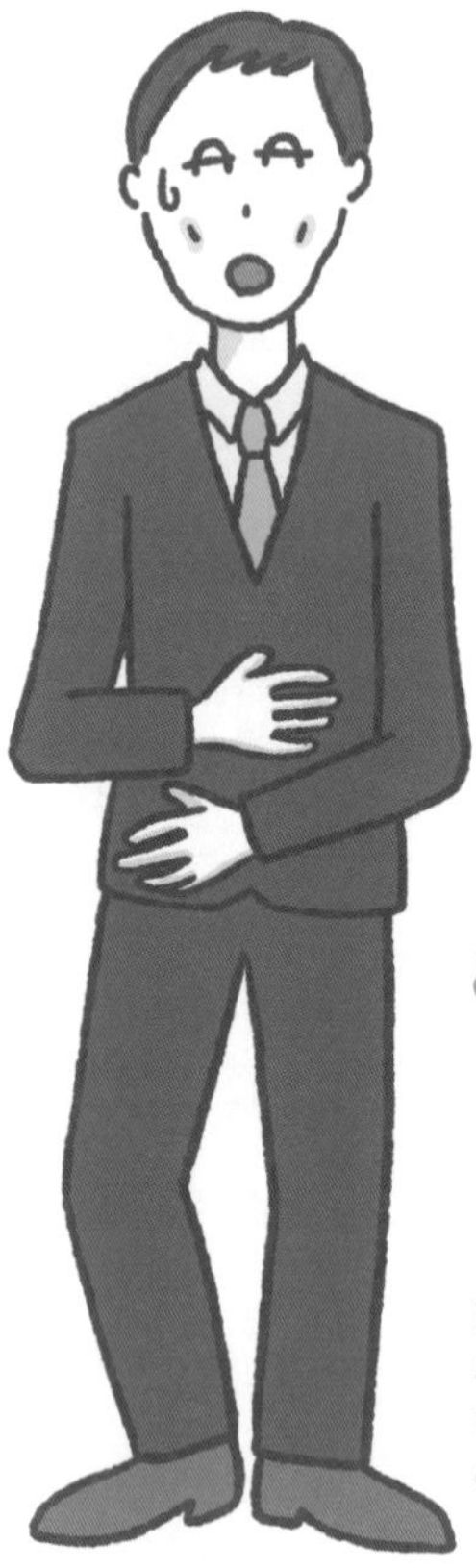

1

日頃からおなかの不調で悩んでいる人

検査をしても異常はなく、医師にも「気のせい」といわれたが、下痢気味、便秘気味など、いつもおなかの調子が悪い人。

2

ヨーグルトや食物繊維をとっても一向によくならない人

しつこい下痢や便秘を解消するために、ヨーグルトや食物繊維、オリゴ糖など、「腸にいい」といわれるものを毎日とっているのに症状が改善しない人。

3

過敏性腸症候群の人 SIBOの人

いつもおなかがゴロゴロしていて、急な便意をもよおしたり、ストレスがあると必ず腹痛を起こしたりする過敏性腸症候群の人。あるいは、その疑いのある人。

4

牛乳を飲むとおなかがゴロゴロする人

牛乳など、乳製品をとると下痢をしたり、腹痛を感じる「乳糖不耐症」の人。

いつもおなかがゴロゴロしているから、
電車に乗るのが怖い!
プレゼン前は必ず下痢に……。

いろいろ試しても治らない人に試してほしい食事法

オリゴ糖や食物繊維、発酵食品などをとることで、腸内の善玉菌を増やして腸を整える「腸内細菌健康法」は、健康なおなかの人にはとてもよい方法です。しかし、おなかの調子の悪い人には逆効果で、むしろ症状を悪化させてしまうこともあります。

今までこうした方法を試しても、おなかの調子が改善されなかった人にこそ試してほしいのが、腸の負担になる「高FODMAP食（FODMAPが含まれる食べもの）」を避け、FODMAPを含まない「低FODMAP食」をとることでおなかの調子をよくする「低FODMAP食事法」です。

A
アンサー

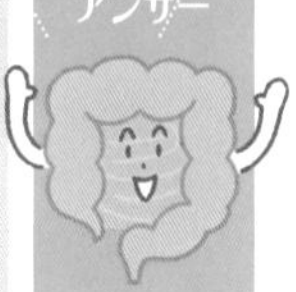

今、おなかの不調に困っている人。

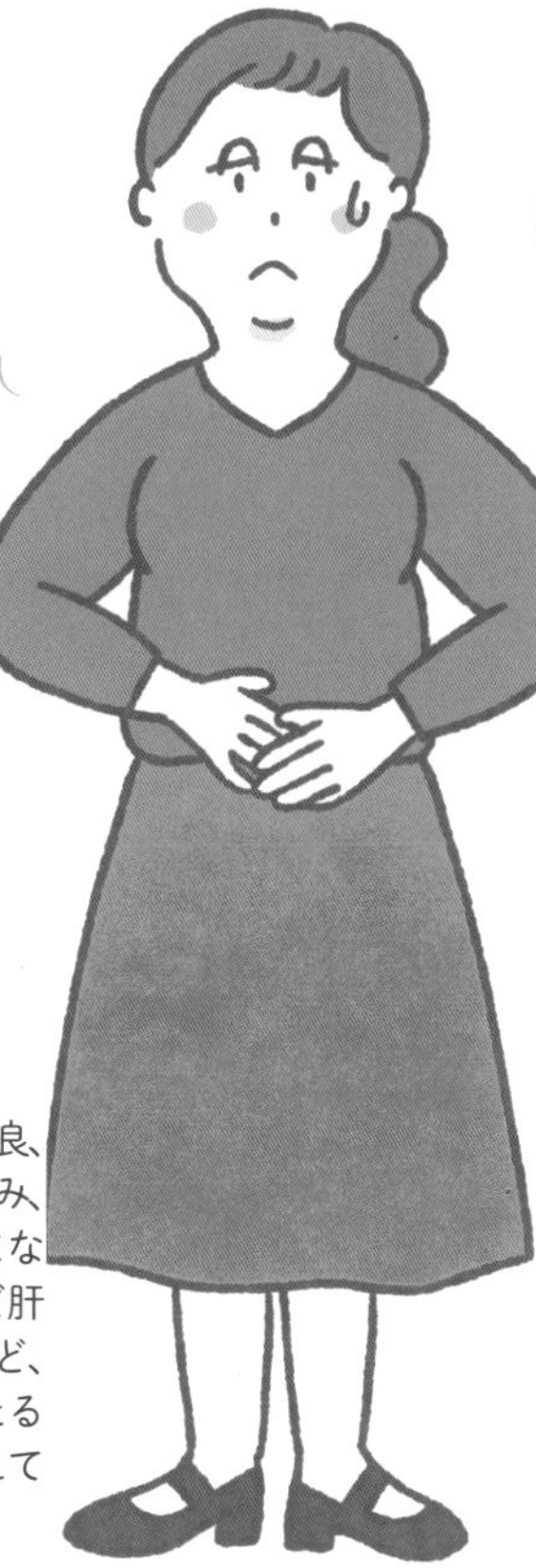

7

以下の病気の人、あるいは疑われる人

潰瘍性大腸炎、逆流性食道炎、過敏性腸症候群、クローン病、セリアック病、大腸憩室症、狭窄《きょうさく》のない腸閉塞の人。

5

SIBOの人、あるいは疑いがある人

便秘と下痢を繰り返し、ガスが多いために膨満感があり、下腹がポッコリしていてダイエットしてもやせないなど、SIBOの可能性が高い人。

8

その他

ゲップや胸焼け、消化不良、膨満感、気分の落ち込み、あるいは、お酒も飲まないのにγ《ガンマ》-GTP《ジーティーピー》など肝機能の数字が悪い人など、これといって思い当たる原因がない不調を抱えている人。

6

男性は1日14回、女性は1日7回以上、おならが出る人

腸内で大量に発生したガスによって腹部膨満感があり、1日に何度もおならやゲップが出る人。

腹がいつもパンパンで、おならがいっぱい出るからガマンするのが苦しい！

調子が悪い人のおなかは代謝産物が多く酸度が高い

腸内細菌は、大腸で水溶性の食物繊維をエサとして、「乳酸」や「酪酸」「酢酸」「プロピオン酸」など、さまざまな代謝産物（短鎖脂肪酸）をつくります。これらはいずれも適量であれば腸に有益な働きをしますが、増えすぎれば大腸内が過度に酸性となり、腹痛などの症状を悪化させてしまいます。

おなかの調子が悪い人の腸内にはもともとこれらの代謝産物が多く、酸度が高めになっています。そこに食物繊維やオリゴ糖の多い食品をとると、腸内細菌が過度に働いて過剰な発酵が起こり、腸の動きが麻痺して痛みなどの症状が生じてしまうのです。

Q 教えて！

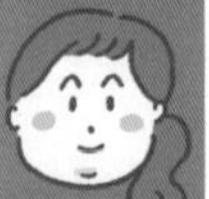

おなかの調子の悪い人がFODMAPの多い食べものを食べるとどうなるの？

FODMAP事件の真相 パターン1

パンを食べる

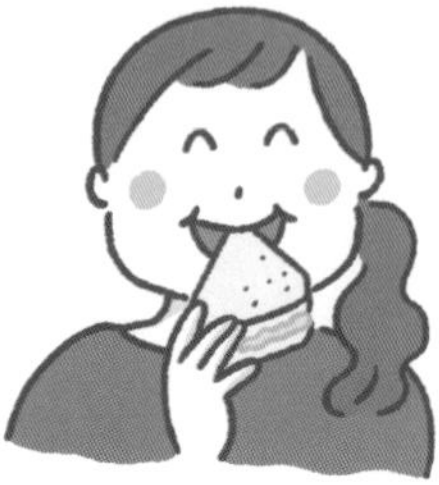

↓

小腸に届く

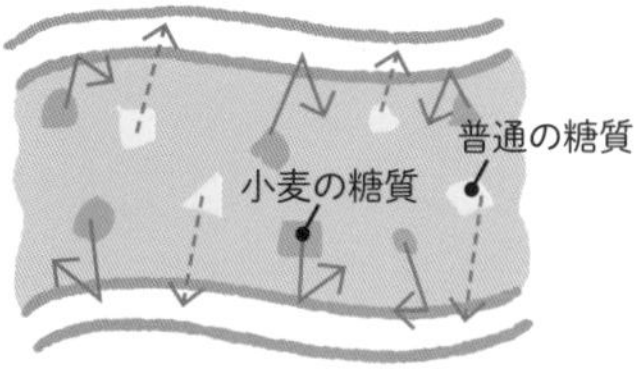

パンの原料である小麦に含まれる糖質・フルクタンは、吸収されにくいFODMAPのひとつ。

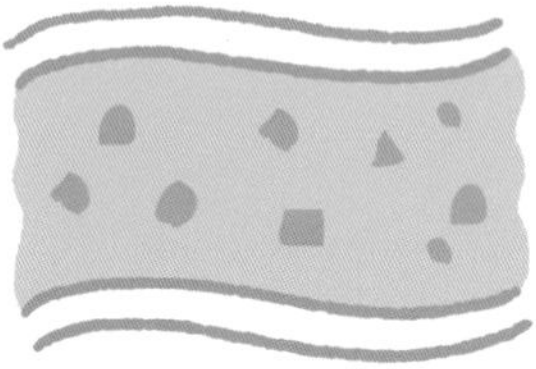

吸収されない小麦の糖質が残る。

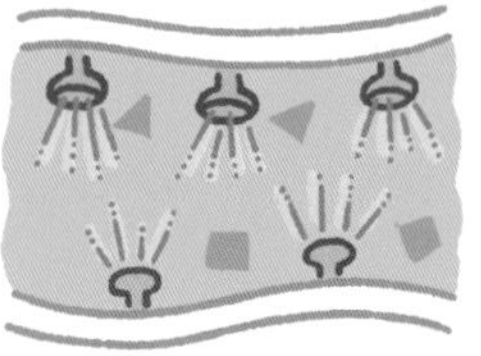

糖度が高くなった腸液を薄めるために、腸壁から大量の水分を引き込む。

↓

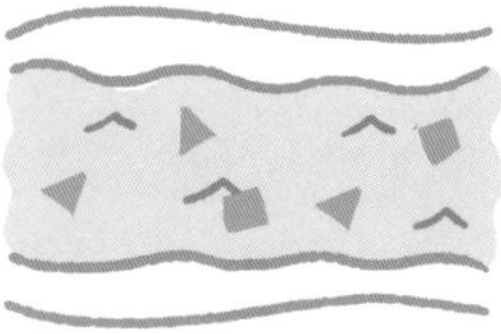

小腸内が水びたしになる。

↓

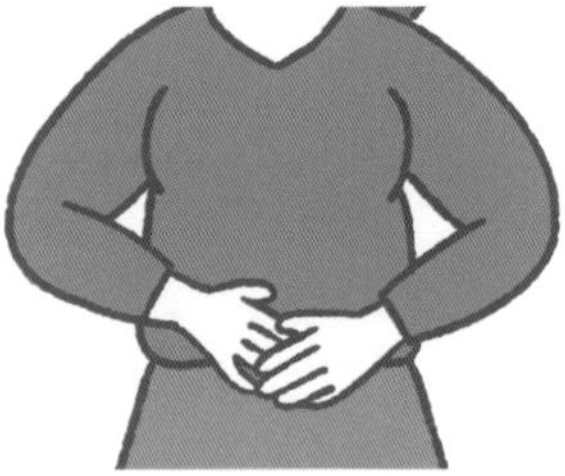

おなかがゴロゴロする、パンパンになる、腹痛、下痢などの症状が起こる。

吸収されない糖によって小腸が水びたしになる

健康な腸ではほとんどの栄養が小腸で吸収されますが、FODMAPという糖質は小腸での吸収が難しいため、食べすぎると小腸内の糖濃度が高くなります。すると体は〝濃いものを薄めようとする〟浸透圧の作用によって腸壁の血管から大量の水分を引き込むため、腸内は〝水びたし〟の状態になってしまいます。その結果、腸が刺激を受けておなかがゴロゴロしたり、下痢や腹痛が起こります。

　とくに、現代人の西洋化した食事にはFODMAPを含む食品が多く、知らぬ間に腸に負担をかけていることも多いため、注意が必要です。

A アンサー

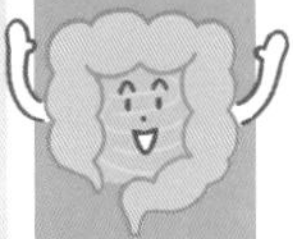

小腸は水びたし、あるいは小腸と大腸が腸内細菌の異常発酵によりガスでいっぱいに。

FODMAP事件の真相 パターン2

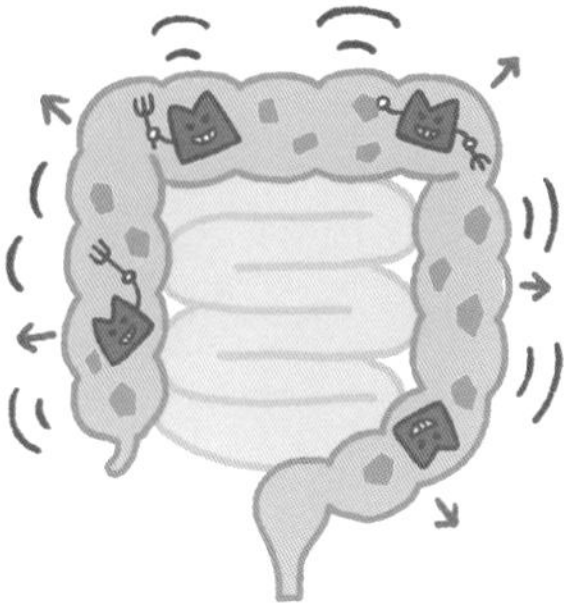

本来なら小腸で吸収されるはずの糖が大腸に侵入する。腸内細菌が糖をエサにして増える。

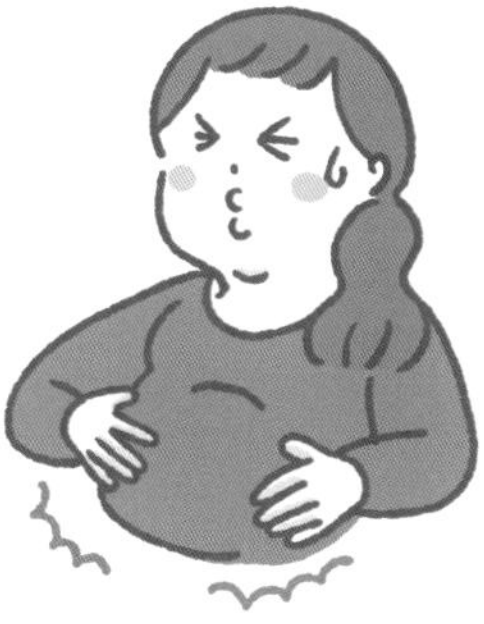

大腸内で腸内細菌が異常な発酵を起こし、下痢や便秘を起こす。

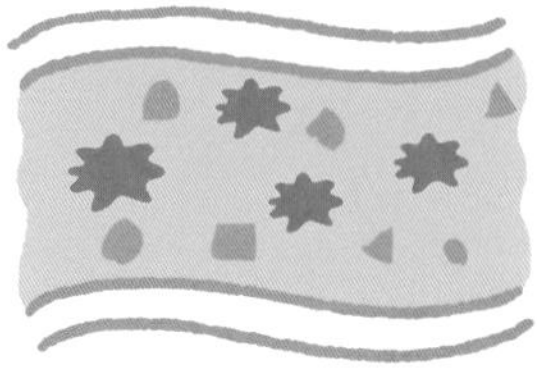

残された糖質をエサにして、小腸にバクテリアが増える。

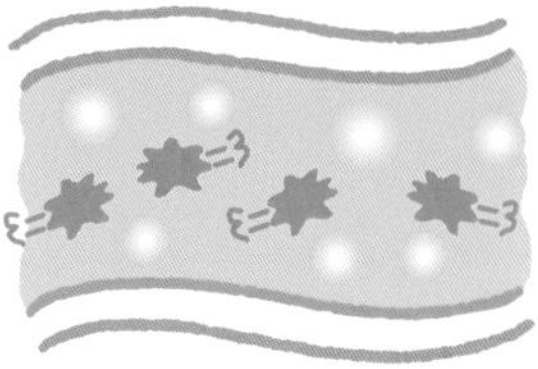

バクテリアが小腸内で吸収されないFODMAPをエサにして、過剰な発酵を起こす。

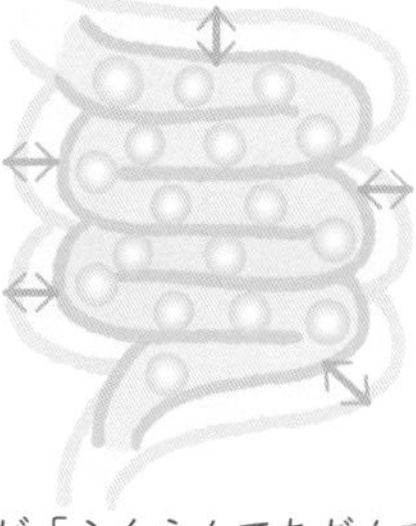

腸管が「ふくらんでちぢんで」を繰り返し、腸粘膜が伸びてしまう。

小腸・大腸が大量発生したガスでパンパンになる

小腸で吸収されなかった糖質は大腸へ送られます。すると、本来は〝絞りかす〟しかやってこない大腸に大量の栄養分が届くことで腸内細菌が異常な発酵を生じ、水素やメタンガスなどのガスと、過剰な代謝産物（短鎖脂肪酸）を発生させてしまいます。

FODMAPをとる前には平穏だったおなかも、小腸で過剰にたまった水分と、小腸と大腸で大量に発生したガスによってパンパンに張ってしまいます。このような状態を招かないためにも、おなかの調子が悪い人はFODMAPを含む食べものをできるだけ避けることが必要なのです。

Q
教えて!

低FODMAP食にすればおなかの調子はよくなるの?

低 FODMAP 食をとったあとのおなかの症状

下のグラフは、オーストラリアでおなかの調子が悪い人とおなかに問題がない人が、低 FODMAP 食と典型的な家庭料理を3週間食べ続けたときの実験結果です。

Ⓐ おなかの調子が悪い人たち

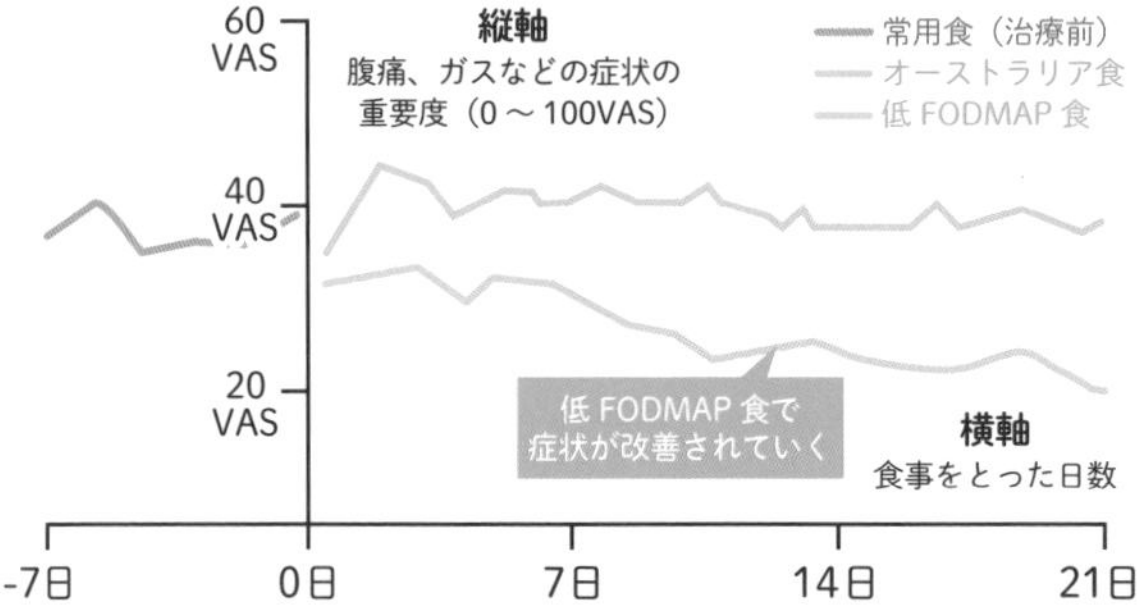

おなかの調子の悪い人は、低 FODMAP 食で明らかに症状のレベルが下がっている。

Ⓑ おなかに問題がない人たち

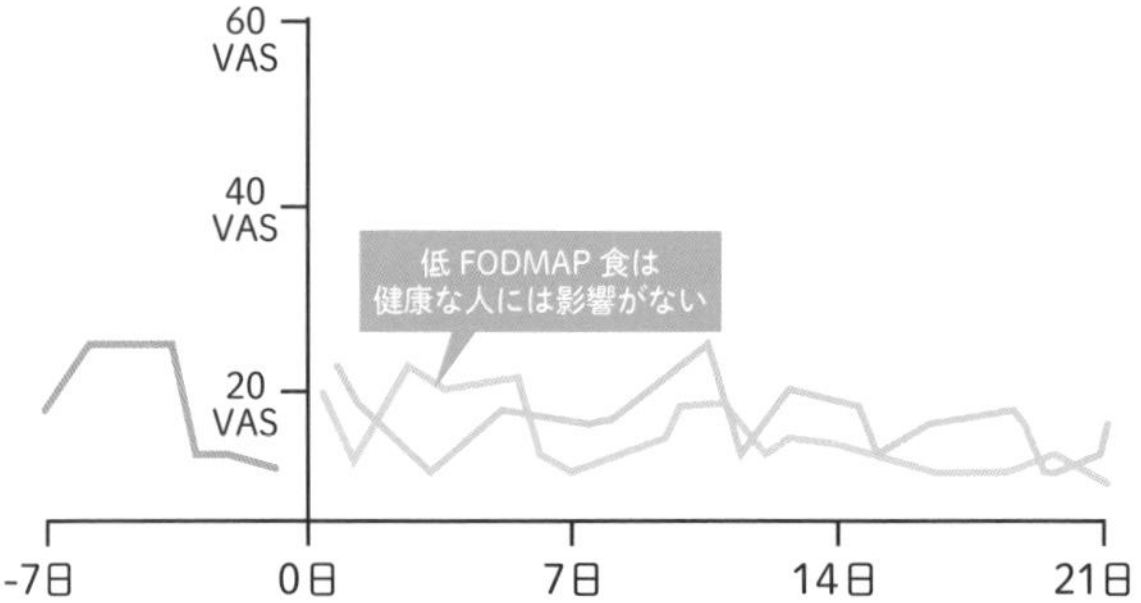

おなかに問題がない人は、低 FODMAP 食と家庭料理、どちらでも症状に変化はない。

(Halmos EP etal.2014 より引用)

低FODMAP食は世界でもっとも有効で安全な食事法

「低FODMAP食」は、オーストラリアのモナッシュ大学で開発され、安全かつ有効性の高い治療法として、広く実践されています。特に欧米ではその科学的根拠が認められ、おなかに不調がある人がまずはじめに導入すべき食事法となっています。

　また、単におなかの調子が悪い人だけでなく、クローン病や潰瘍性大腸炎などの難病の治療にも応用されており、その有用性がわかります。

　日本ではまだまだ普及していませんが、消化器専門医の私自身、患者さんたちの体調が著しく改善する様子を日々目《ま》の当たりにして、その効果を実感しています。

A
アンサー

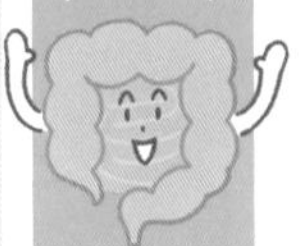

約8割の人に症状の改善がみられるよ。

低FODMAP食の進め方

Step 1 3週間は高FODMAP食品を食べない

除去期

パン、納豆、牛乳、りんご、きのこ類など

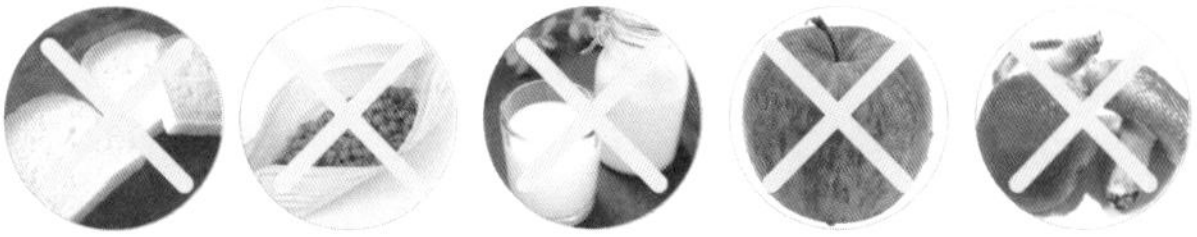

おなかの調子がよくなる確率8割!

↓

Step 2 高FODMAP食品を糖質別に1種ずつとる

チャレンジテスト

ポリオール　単糖類　二糖類　オリゴ糖

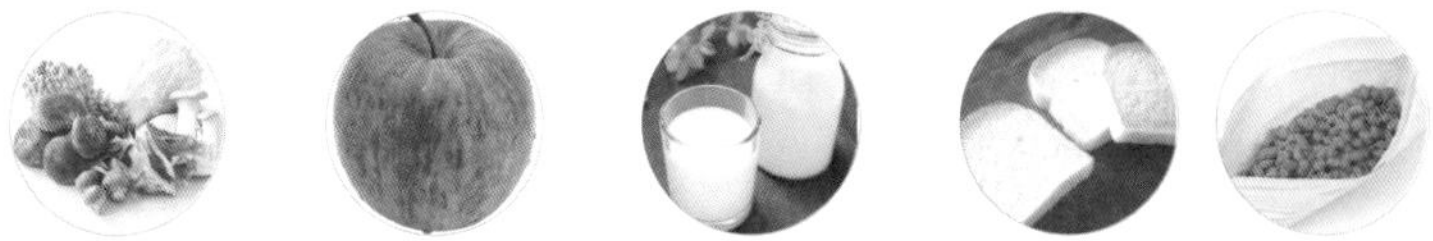

<マンニトール、ソルビトール、キシリトール>　<果糖>　<乳糖>　<フルクタン>　<ガラクトオリゴ糖>

↓

Step 3 おなかの声を聞く

何をどれだけ食べたらどんな症状が起こったかを記録し、自分のおなかの声を聞く「傾腸《けいちょう》」を心がける。

まずは3週間実行してみよう!

低FODMAP食事法では、まず3週間、高FODMAPの食べものをすべて避け、その後、ひとつずつ摂取を再開しながら、不調を招いている犯人を特定していきます。この方法で約8割の人の不調が改善します。除去期に完全にFODMAPを除去することで、チャレンジテストで自分のおなかに合わないものが入ってきたときに、不調がより明確にわかります。

糖質制限で著名なパーソナルジムに通いはじめたら、おなかの調子がよくなったという声を多く聞きます。それは、指導のひとつ「糖質オフ食」が低FODMAP食と重なっていることが理由です。

4つの糖質には二面性がある

	よい面	悪い面
O Oligosaccharides オリゴ糖 ガラクトオリゴ糖 フルクタン	消化・吸収が難しいため小腸内をそのまま通過し、大腸内で善玉菌のエサとなって有益な代謝産物をつくって腸内環境を整える効果がある。	豆類に含まれるガラクトオリゴ糖や、小麦や玉ねぎなどに含まれるフルクタンは、小腸でほとんど吸収されず、小腸に水分を過剰に引き込む。大腸内で腸内細菌のエサとなり、過剰なガスを発生させる。
D Disaccharides 二糖類 乳糖（ラクトース）	善玉菌を増やし、悪玉菌の繁殖を抑える働きや、カルシウムと鉄分の吸収を高める効果のほか、内臓脂肪を減らす「抗肥満作用」がある。	日本人の約75％は、乳糖を分解するラクターゼの働きが悪い「乳糖不耐症」のため、少量の乳糖しか分解できずに、下痢などの症状を起こす。

Q 教えて!

5人ともSIBOだったとして なぜみんな症状が違うの?

顔や指紋が違うように 腸内細菌は人によって異なる

巻頭折込で登場した5人は、全員SIBOと考えられますが、どうして症状が違うのでしょう？それは、1000種類もあるといわれる腸内細菌が構成する腸内フローラは、私たち一人ひとりの顔や指紋が違うように、それぞれ異なる種類の細菌で構成されているからです。

また、腸内細菌は、加齢とともに変化します。とくに、60歳を超えると短鎖脂肪酸が減って多糖類が増えるなど、腸内の環境が劇的に変わります。このような腸内細菌の違いによって腸の働きも変わるため、あらわれる症状も違ってくるのです。

A
アンサー

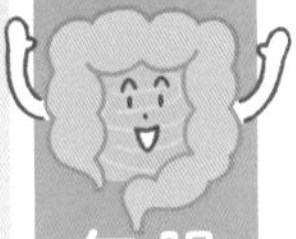

腸内細菌の種類や働き、体質、年齢によっても症状が異なるからだよ。

FODMAPには、それぞれよい面と悪い面があり、その影響は人によっても異なります。自分の腸と相談しながら、自分なりの食のルールをみつけましょう。

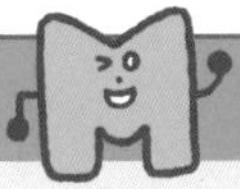
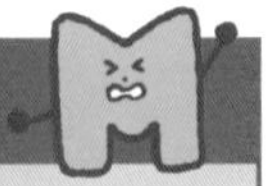
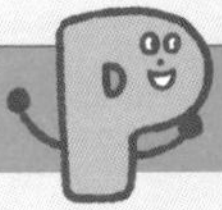
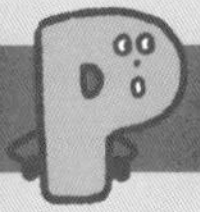

	よい面	悪い面
M Monosaccharides 単糖類 果糖(フルクトース)	ブドウ糖より血糖値を上げにくいため、糖尿病の予防になるとされる。しかし、極めて強い甘味刺激を与えるが満腹感が少ないため、食べすぎ、肥満になりやすく注意。	小腸で吸収されないために腸内が〝水びたし〟になり、下痢などの症状が起こる。とりすぎるとリーキーガット症候群をもたらす(54ページ参照)。
P Polyols ポリオール ソルビトール マンニトール キシリトールなど	虫歯の原因となる酸をつくらない甘味料として、シュガーフリーやダイエット、低糖質のガムやキャンディなどに人工甘味料として用いられる。	大腸での悪玉菌による腸内の過発酵が、下痢や腹痛の原因となる。1食につき0.5g以上含まれていると、おなかの不調の原因となる。

同じ糖質にもよい面と悪い面がある

おなかの調子が悪い人には大敵のFODMAPですが、その働きにはそれぞれよい面と悪い面があります。SIBOの人の腸にはよい面よりも悪い面が働いてしまいます。その影響は人や量によっても異なります。もともとおなかの弱い人は、「○○を食べると調子が悪くなるから」といって、これまでの経験から自然と自分が消化できない食べものをひかえている場合が多いものです。

これまで体調やストレスばかり気にして食べていた人も、自分が避けるべき食べものや、少量なら大丈夫なものなど、自分なりの食のルールをみつけましょう。

糖質別

高・低FODMAP食品リスト

おなかの調子が悪い人が避けるべき高FODMAP食品を知っておきましょう。

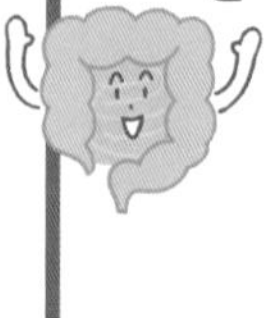

食べてよい オリゴ糖食品

豆・豆製品

低ガラクトオリゴ糖の食品

味噌

木綿豆腐※1

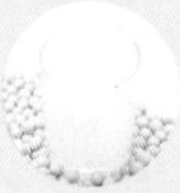
豆乳

穀物・穀物製品

低フルクタンの食品

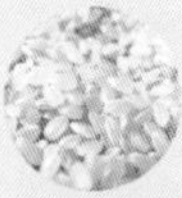
米

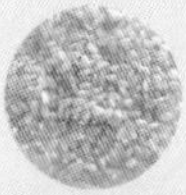
玄米

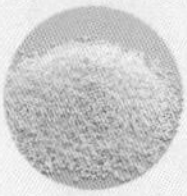
きび

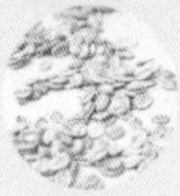
オート麦

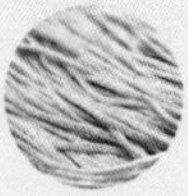
そば粉100%のそば※2

そば粉

オートミール

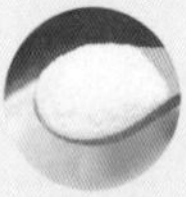
米粉

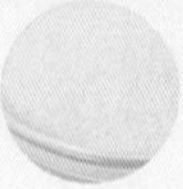
コーンミール

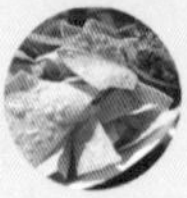
タコス

【その他】
□もち米 □キヌア □ビーフン
□フォー □こんにゃく麺
□タピオカ
□グルテンフリーの食品

避ける オリゴ糖食品

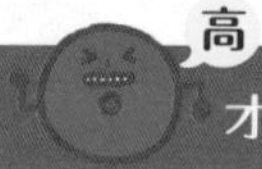

豆・豆製品

高ガラクトオリゴ糖の食品

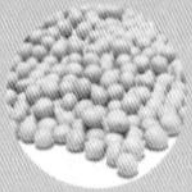
大豆

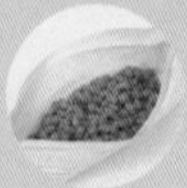
納豆

絹ごし豆腐

【その他】
豆類全般

穀物・穀物製品

高フルクタンの食品

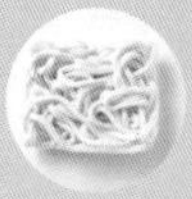
うどん

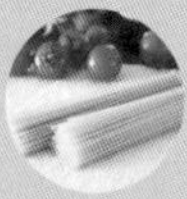
パスタ

ラーメン

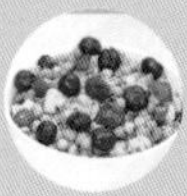
シリアル

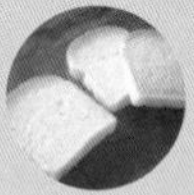
パン

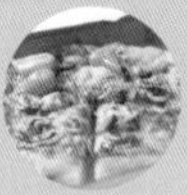
ピザ

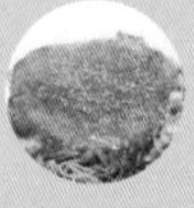
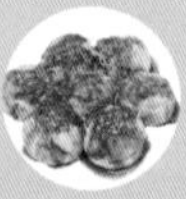
お好み焼き、たこ焼きなど小麦の加工食品

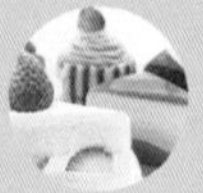
□ケーキ、パイ、パンケーキ、焼き菓子など小麦粉使用の菓子

【その他】
□そうめん
□クラッカー
（ライスクラッカーはOK）
□トウモロコシ

出典：Monash University 等の資料をもとに江田 証医師が作成（無断転載禁ず）。

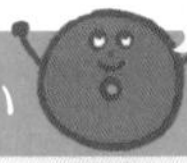

食べてよい 低オリゴ糖食品

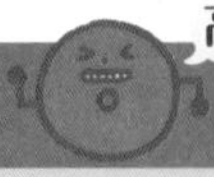

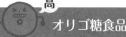

避ける 高オリゴ糖食品

野菜・いも

食べてよい低オリゴ糖食品

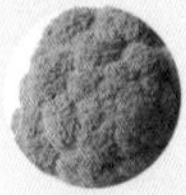
ブロッコリー

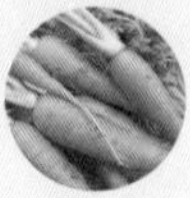
にんじん

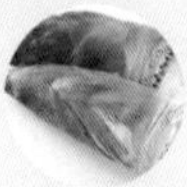
たけのこ

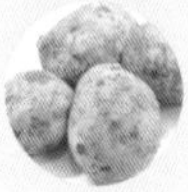
じゃがいも

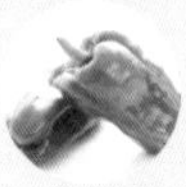
ピーマン

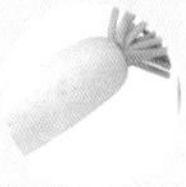
大根

【その他】□もやし　□かぼちゃ

避ける高オリゴ糖食品

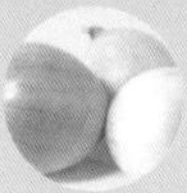
玉ねぎ

にんにく

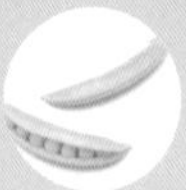
スナップ
エンドウ

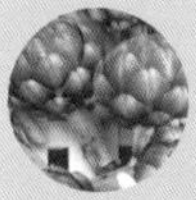
アーティ
チョーク

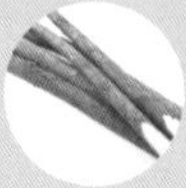
ごぼう

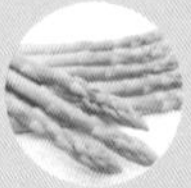
アスパラガス

フルーツ・ナッツ・その他

食べてよい低オリゴ糖食品

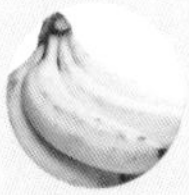
バナナ

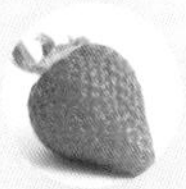
いちご

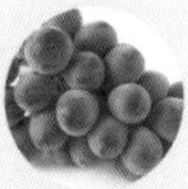
ぶどう

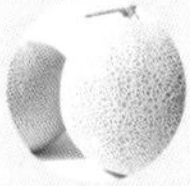
メロン

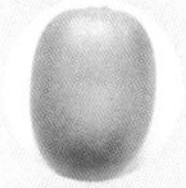
キウイ
フルーツ

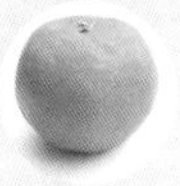
オレンジ

【その他】
□みかん　□レモン
□きんかん　□パイナップル　□ライム
□ココナツ　□ざぼん　□ラズベリー
□ブルーベリー　□スターフルーツ
□ドリアン　□ドラゴンフルーツ

避ける高オリゴ糖食品

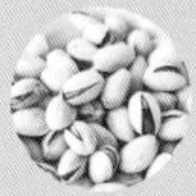
ピスタチオ

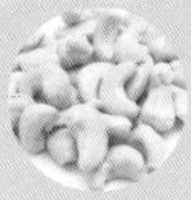
カシューナッツ

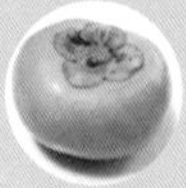
柿

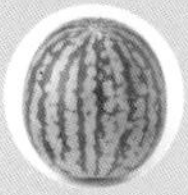
すいか

桃

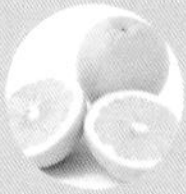
グレープフルーツ

【その他】
□ネクタリン　□梨　□ライチ
□洋梨　□パパイヤ　□さくらんぼ
□干しぶどう　□プルーン　□ざくろ
□ブラックベリー　□いちじく　□グアバ
□すもも　□プラム　□マンゴー
□上記のフルーツを含んだジュース
□ドライフルーツ

※1　大豆は高ガラクトオリゴ糖だが、木綿豆腐の製造過程で低ガラクトオリゴ糖になる。
※2　小麦粉を含むそば（二八そばなど）は高 FODMAP 食品。

過敏性腸症候群がある人は注意

オリゴ糖の中でもおなかに悪さをするものは、豆類に多い「ガラクトオリゴ糖（GOS）」と、小麦や玉ねぎに含まれる「フルクタン」です。腸が健康な人にとっては善玉菌を増やし、短鎖脂肪酸をつくり出して腸内環境を整える〝よい〟働きをしてくれますが、過敏性腸症候群や SIBO の人ではおなかの調子をくずす原因となってしまうのです。

なかでもフルクタンは、FODMAP の中でももっとも過敏性腸症候群の原因となることが多い糖質です。食事に含まれるフルクタンのほとんどは、いろいろなところに含まれている小麦由来のもので、とくに玉ねぎは症状を誘発するトリガーとなります。おなかの調子が悪い人は、できるだけフルクタンを避けることが賢明です。

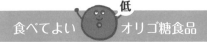

食べてよい 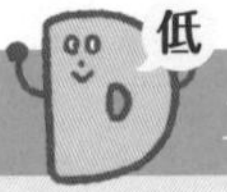 二糖類食品

乳製品

低乳糖の食品

ラクトースフリー製品（「アカディ」：雪印メグミルクは 80%の乳糖が分解されています）

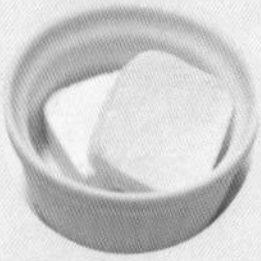

バター※

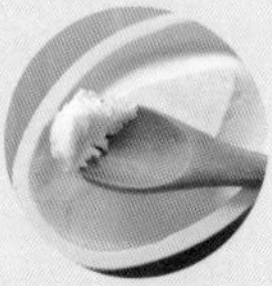

牛乳を含まない
マーガリン

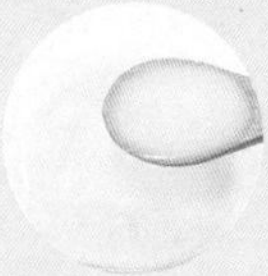

スキムミルク

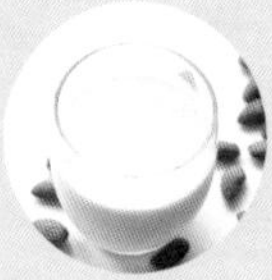

アーモンドミルク

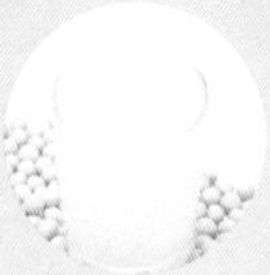

豆乳

【その他】

□無乳糖のラクトフリーの全乳、ヨーグルト、クリーム類
□キヌアのミルク
□ライスミルク
□豆乳のアイスクリーム
□アーモンドのアイスクリーム
□ライスミルクのヨーグルト
（イヌリンを含んでいないもの）

避ける 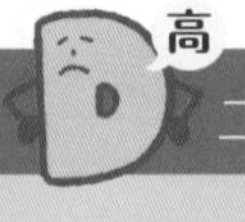 二糖類食品

高乳糖の食品

牛・羊・ヤギなどの乳糖を含む動物の乳と乳製品全般

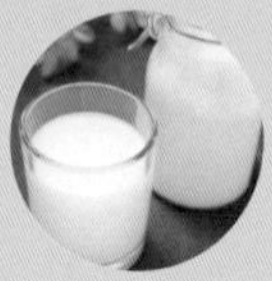

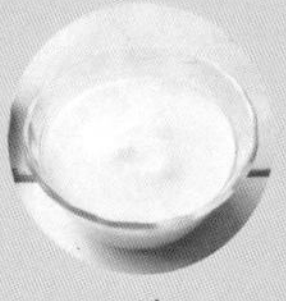

ヨーグルト

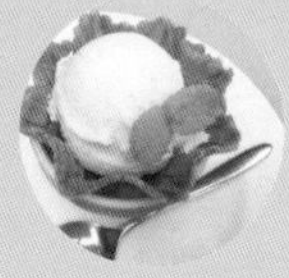

アイスクリーム

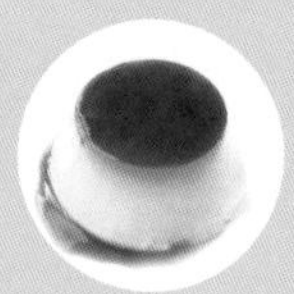

プリン

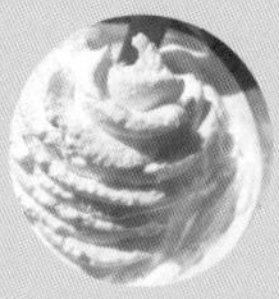

生クリームなどの
クリーム全般

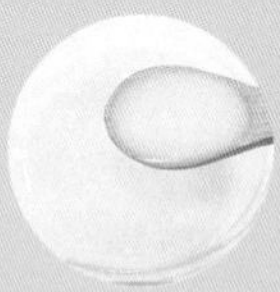

コンデンスミルク

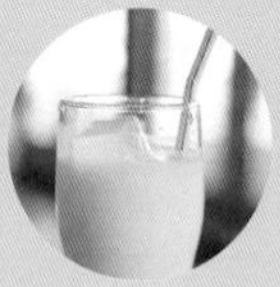

ラッシー

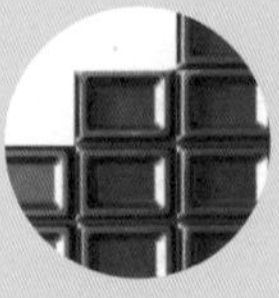

ミルクチョコレート

※　乳糖をほとんど含まないため OK。

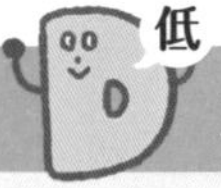

食べてよい　二糖類食品

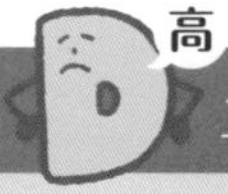

避ける　二糖類食品

チーズ

食べてよい二糖類食品

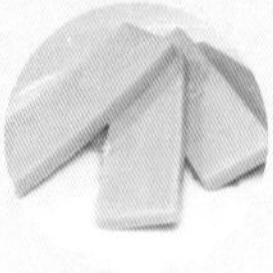
チェダー

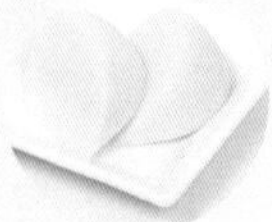
ゴーダ

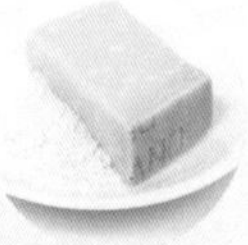
パルメザン

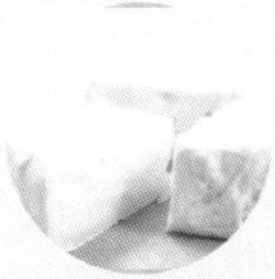
カマンベール

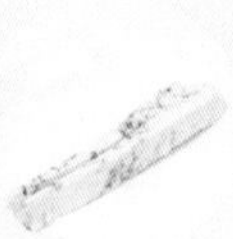
ゴルゴンゾーラ

モッツァレラ

ブリー

【その他】
ハードチーズ※
□ラクレット
□スイス
□熟成

避ける二糖類食品

カッテージ

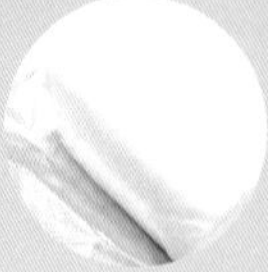
クリーム

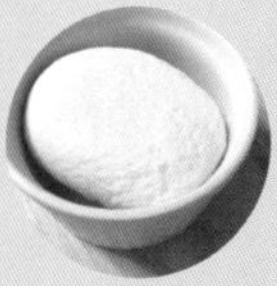
リコッタ

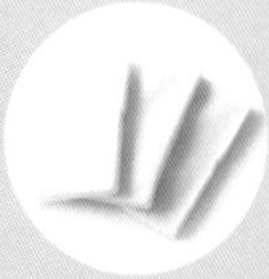
プロセス

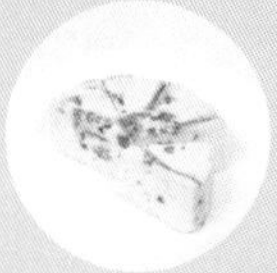
ブルー

【その他】
□ホエー

※ 硬めの熟成したチーズのほうが、乳糖が少ないことが多い。

乳糖不耐症の人は注意

　乳糖は、ヨーグルトや牛乳などの乳製品に含まれている糖（二糖類）です。一般的には腸を整え、便秘に効果があるといわれますが、おなかの調子がよくない人にとっては下痢やガス、腹痛の原因となります。実は、日本人の7割が乳糖を分解する「ラクターゼ」という酵素が少なく、うまく働いていない「乳糖不耐症」といわれています。

　乳糖不耐症でも少量（1食4 g程度）の乳糖は問題ないことが多いといわれますが、牛乳1杯には12 gの乳糖が含まれているので、牛乳を1杯のむと症状が出ることが多いでしょう。牛乳やヨーグルト、アイスクリーム、軟らかいチーズ類は、自分が消化できる量を見極めましょう。

食べてよい 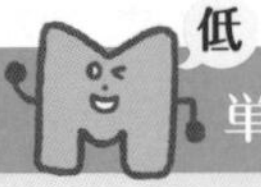 単糖類食品

避ける 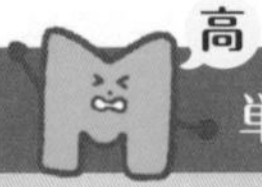 単糖類食品

フルーツ

低果糖の食品

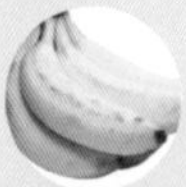
バナナ

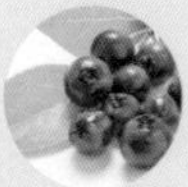
ブルーベリー

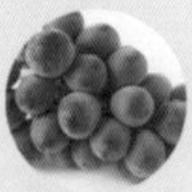
ぶどう

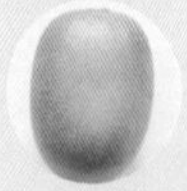
キウイフルーツ

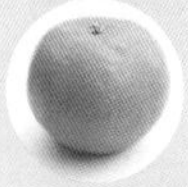
みかん

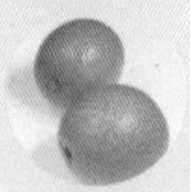
きんかん

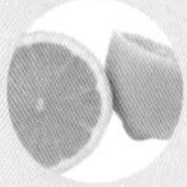
レモン

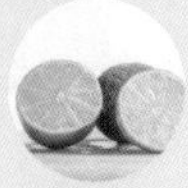
ライム

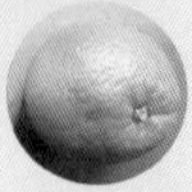
オレンジ

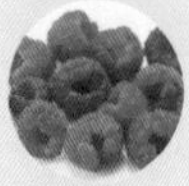
ラズベリー

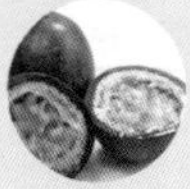
パッション
フルーツ

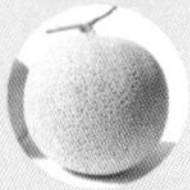
メロン

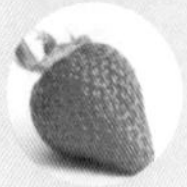
いちご

【その他】
□ネクタリン※　□パイナップル
□スターフルーツ　□タンジェリン
□グレープフルーツ（※ただし高フルクタン）

※低果糖に分類されるネクタリンは、高フルクタン、高ポリオールなので、高 FODMAP 食品。グレープフルーツも低果糖だが高フルクタンなので、高 FODMAP 食品に分類される。

高果糖の食品

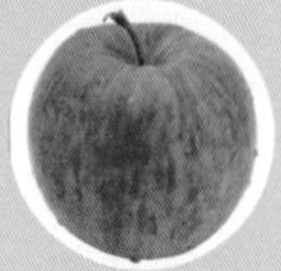
りんご

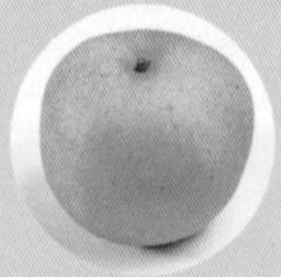
梨

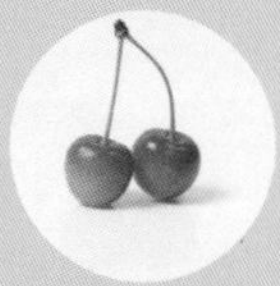
さくらんぼ

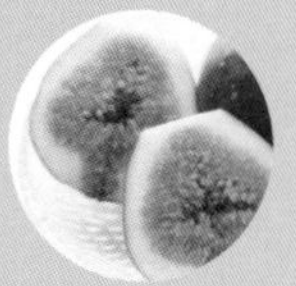
いちじく

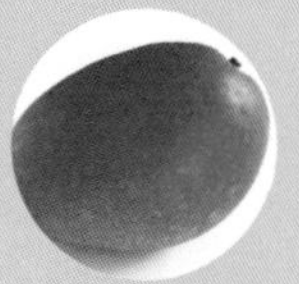
マンゴー

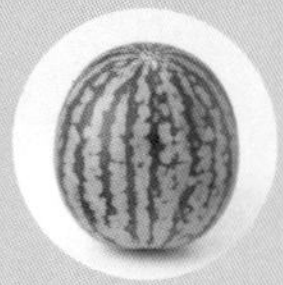
すいか

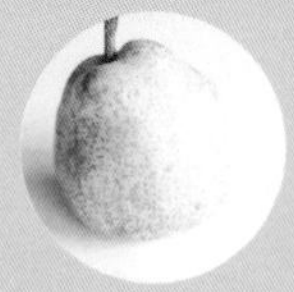
洋梨

野菜

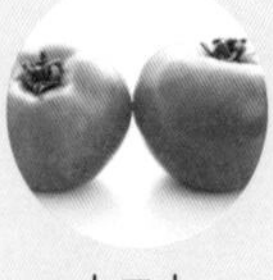
トマト

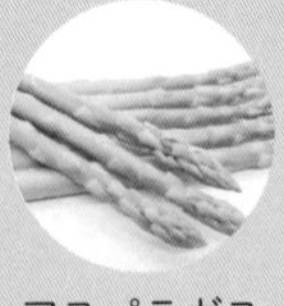
アスパラガス

※アスパラガスは果糖とフルクタンが多い。

食べてよい 低 単糖類食品		避ける 高 単糖類食品

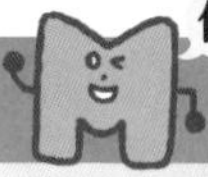

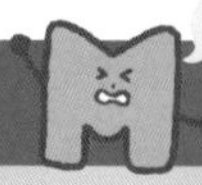

甘味料・調味料

食べてよい 低 単糖類食品

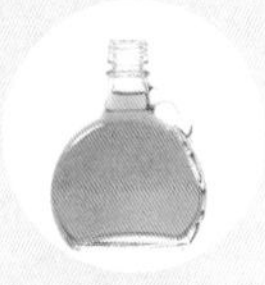
メープルシロップ

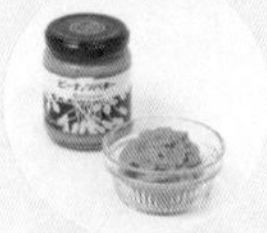
ピーナッツバター

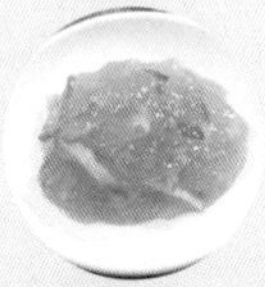
少量のジャム

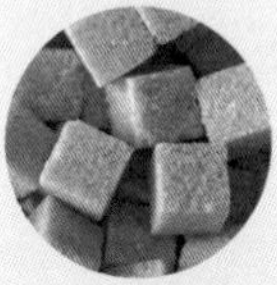
ブラウンシュガー

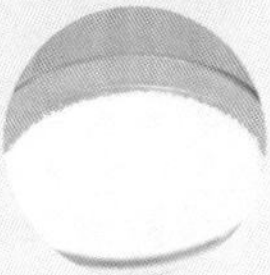
上白糖

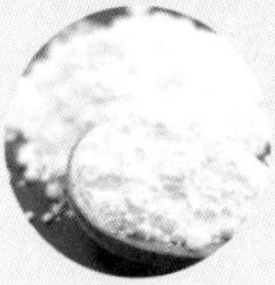
粉砂糖

粗糖
（精製する前の砂糖）

【その他】
□米あめ　□酵母エキス　□テーブルシュガー
□チョコレート入りナッツのスプレッド
□カシューナッツ以外のナッツバター

避ける 高 単糖類食品

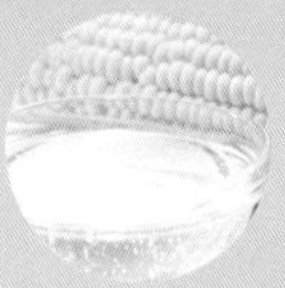
高果糖の
コーンシロップ

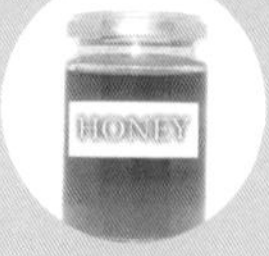

ハチミツ

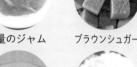

【その他】
□濃縮果汁
□高果糖液糖
□果糖ブドウ糖液糖
●ブドウ糖果糖液糖は問題なし。

グルコース（ブドウ糖）とのバランスが大事

フルクトース（M）は、すべての果物とハチミツ、コーンシロップなどに含まれている単糖類です。**フルクトースは、グルコース（ブドウ糖）とほぼ同量のときはうまく体に吸収されますが、グルコースが少ないと消化不良を起こしてしまいます。**こうした「果糖不耐症」は、一般人の4割の割合でみられますが、食品中のグルコースがフルクトースよりも多ければ悪影響を及ぼすことはありません。つまり、「食品一食あたりのフルクトース－（引く）グルコース < 0.2g」の食品が適しています。どうしても高果糖の果物が食べたいときは、砂糖をかけて食べましょう。一度に大量の果物をとることはひかえ、トータルでオレンジ1個程度にするようにします。

食べてよい 低ポリオール食品 ／ 避ける 高ポリオール食品

野菜・きのこ

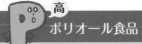

食べてよい 低ポリオール食品

高ポリオールの野菜以外のもの

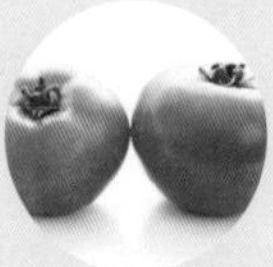
トマト

避ける 高ポリオール食品

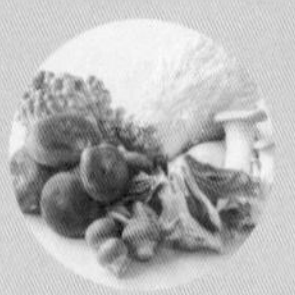
きのこ類

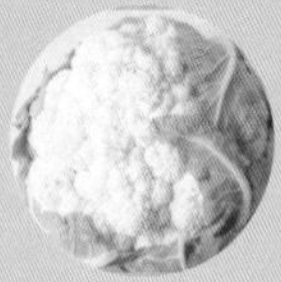
カリフラワー

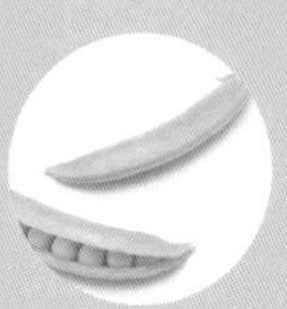
スナップエンドウ

※スナップエンドウはポリオール（マンニトール）とガラクトオリゴ糖が多い。

フルーツ

食べてよい 低ポリオール食品

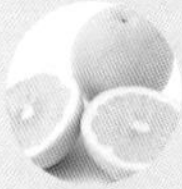
グレープフルーツ
※ただし高フルクタン

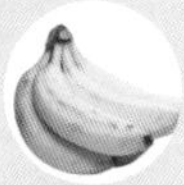
バナナ

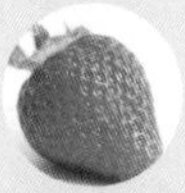
いちご

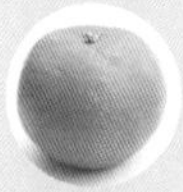
みかん

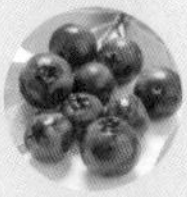
ブルーベリー

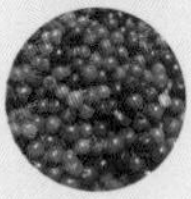
クランベリー

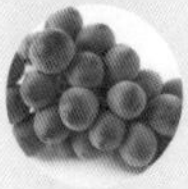
ぶどう

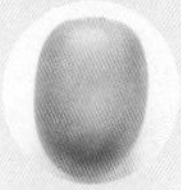
キウイフルーツ

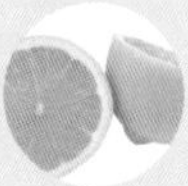
レモン

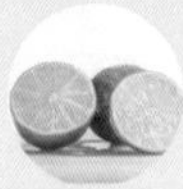
ライム

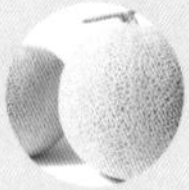
メロン

スターフルーツ

避ける 高ポリオール食品

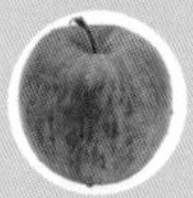
りんご

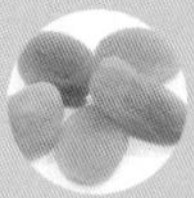
あんず

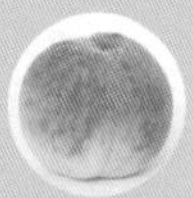
桃

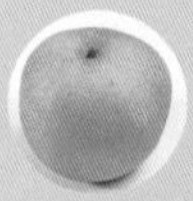
梨

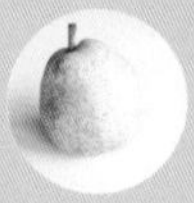
洋梨

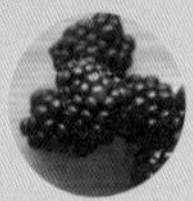
ブラックベリー

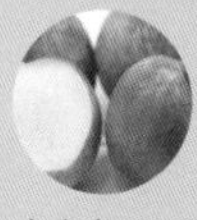
ネクタリン

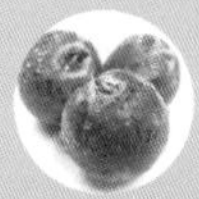
プルーン

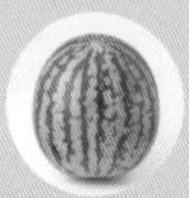
すいか

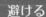

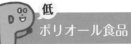

食べてよい 低 ポリオール食品		避ける 高 ポリオール食品
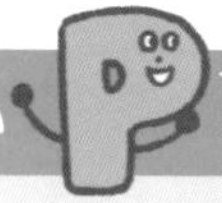 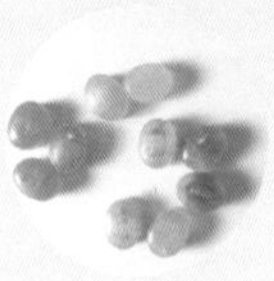 砂糖使用のガムやキャンディ類	菓子類	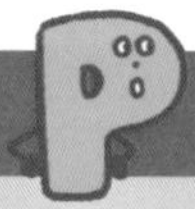 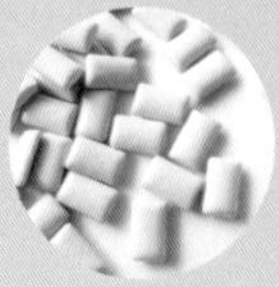 シュガーフリーガム □「シュガーフリー」「ダイエット」「低糖質」などの表示があるもの □ポリオール添加物を人工甘味料として使用しているもの
	その他	□ソルビトール □マンニトール □キシリトール □イソマルト □マルチトール □ポリデキストロース

1日のFODMAP量を3g以下に

低FODMAP食事法を成功させる秘訣は、1日のFODMAP量を3g程度に抑えることです。それぞれの食材に入っている量は少なくても、総量が多くなれば症状が出てしまいます。あまり神経質になる必要はありませんが、高FODMAP食品を食べてしまったときは、次や翌日の食事でバランスをとるなど工夫をしましょう。

オリゴ糖	乳糖	果糖	ポリオール	
ガラクトオリゴ糖	フルクタン	1食4g以下 論文では1日0.05g※ 現実的には1日1.5g以下が望ましい	(果糖) − (ブドウ糖) < 0.2g の食べものが望ましい 1日1.2g	1食0.5g以下 論文では1日0.2g※
1食0.2g未満	1食0.2g未満			
合計 1.6g※				

※2014年ギブソンらのGastroenterology掲載の低FODMAP食による論文では、1日のFODMAP許容総量は、オリゴ糖1.6g＋乳糖0.05g＋果糖1.2g＋ポリオール0.2g＝約3gとなる。

高・低FODMAP食品リスト

穀物や野菜、肉類など、食材別に高・低FODMAP食をリストアップ。食べてよい食品とひかえるべき食品を覚えておきましょう。

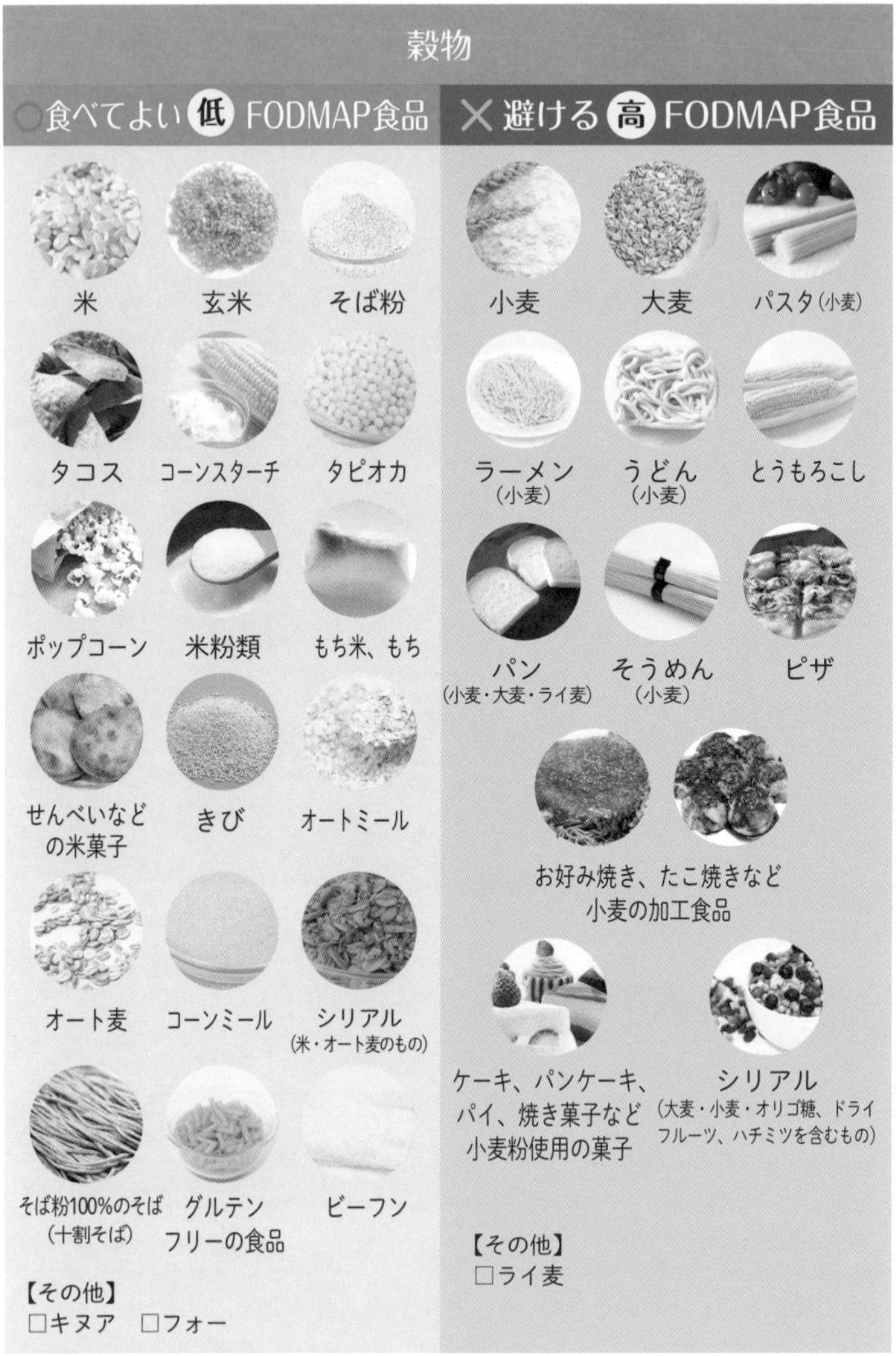

穀物
○食べてよい 低 FODMAP食品
米
玄米
そば粉
タコス
コーンスターチ
タピオカ
ポップコーン
米粉類
もち米、もち
せんべいなどの米菓子
きび
オートミール
オート麦
コーンミール
シリアル（米・オート麦のもの）
そば粉100%のそば（十割そば）
グルテンフリーの食品
ビーフン
【その他】
□キヌア □フォー
×避ける 高 FODMAP食品
小麦
大麦
パスタ（小麦）
ラーメン（小麦）
うどん（小麦）
とうもろこし
パン（小麦・大麦・ライ麦）
そうめん（小麦）
ピザ
お好み焼き、たこ焼きなど小麦の加工食品
ケーキ、パンケーキ、パイ、焼き菓子など小麦粉使用の菓子
シリアル（大麦・小麦・オリゴ糖、ドライフルーツ、ハチミツを含むもの）
【その他】
□ライ麦

グルテンフリー食品を上手に利用して！

グルテンフリー食品は、発酵性オリゴ糖（フルクタン）を多く含む小麦が除去されています。ただし、グルテンフリー食品のなかにもFODMAPを含んだものがあります。過敏性腸症候群の人の多くが、グルテンフリーで症状が軽くなったと感じるようですが、必ずしも**グルテンフリー食＝低FODMAP食ではない**ことを理解して、利用の際は必ず小麦以外の高FODMAP成分が入っていないかどうかを確認しましょう。

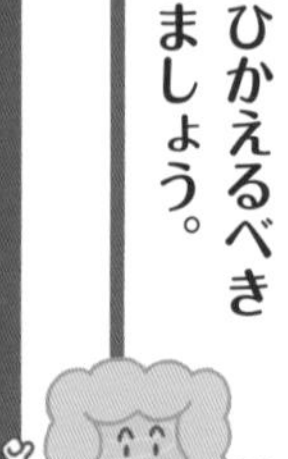

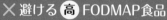

野菜・いも類・きのこ類

○食べてよい 低 FODMAP食品

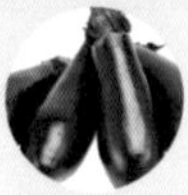
なす

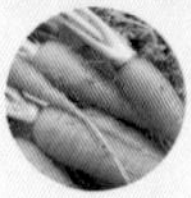
にんじん

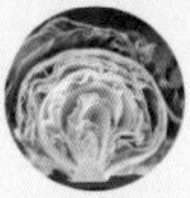
レタス

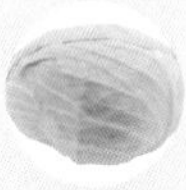
キャベツ

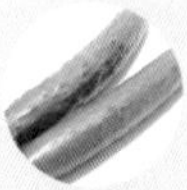
きゅうり

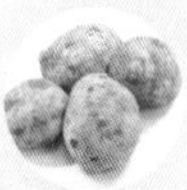
じゃがいも

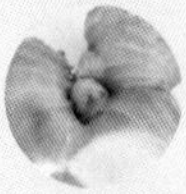
ショウガ

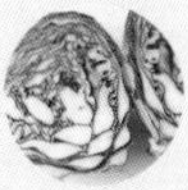
紫キャベツ

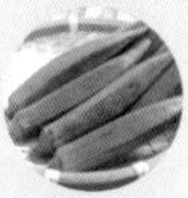
オクラ

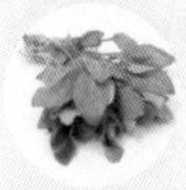
ほうれん草

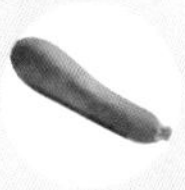
ズッキーニ

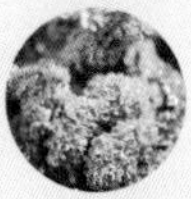
パセリ

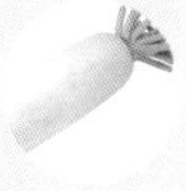
大根

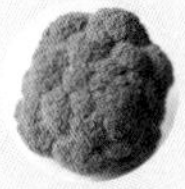
ブロッコリー
（茎を除く）

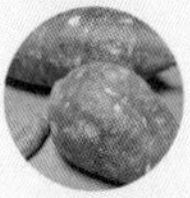
ヤム芋
（ヤマイモの仲間）

【その他】
□トマト、ミニトマト　□もやし □ラディッシュ
□ピーマン　□たけのこ　□白菜　□オリーブ
□チンゲン菜　□かぶ　□かぼちゃ　□トウガラシ
□こんにゃく　□こんにゃく麺　□ケール
□パースニップ　□パクチー　□木綿豆腐
□豆乳（大豆抽出物を原料とするもの）

×避ける 高 FODMAP食品

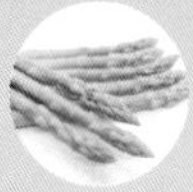
アスパラガス

にんにく

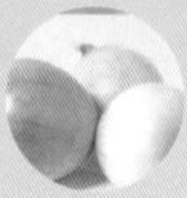
玉ねぎ

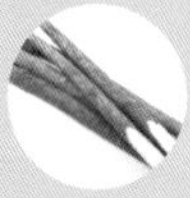
ごぼう

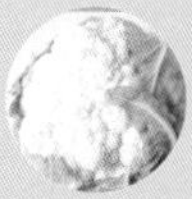
カリフラワー

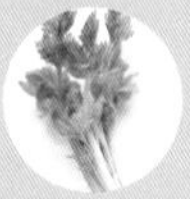
セロリ

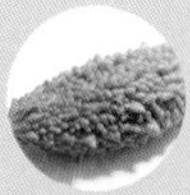
ゴーヤ

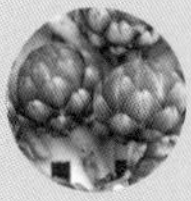
アーティチョーク

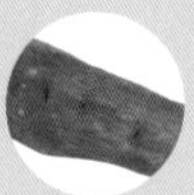
さつまいも

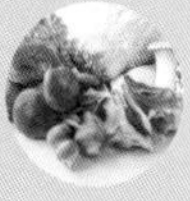
きのこ類

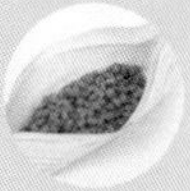
納豆

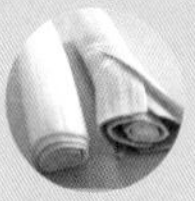
ねぎ

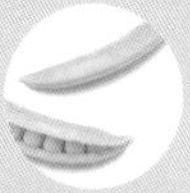
スナップ
エンドウ

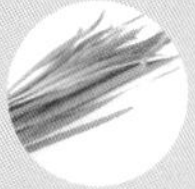
にら

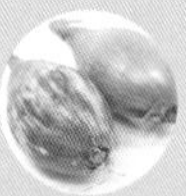
エシャロット

【その他】
□豆類（大豆、サヤエンドウ、ひよこ豆、レンズ豆、あずき）□らっきょう　□セロリ　□きくいも
□わさび　□ちりめんキャベツ（サボイキャベツ）
□キムチ　□豆乳（大豆を原料とするもの）

ブロッコリーの茎に注意

ブロッコリーの花蕾（頭の部分）は、FODMAP が少ないのですが、茎には果糖（フルクトース）が多く含まれています。また、スティック状の茎ブロッコリーは、花蕾に果糖が多く、茎には少ないという特徴があります。

玉ねぎとにんにくは少量でも注意

高 FODMAP 食品はほとんどの場合、少量ならとっても問題ありません。唯一の例外といえるのが、玉ねぎとにんにくです。この 2 つはたとえ少量でも避けましょう。ただし、フルクタンは水溶性のため、油に香りづけしたガーリックオイルは OK です。

肉類・卵・豆類・ナッツ

○食べてよい 低 FODMAP食品

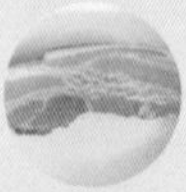
ベーコン

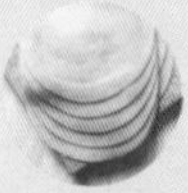
ハム

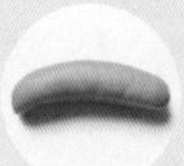
ソーセージ
（1本程度）

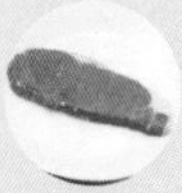
牛肉（赤身）

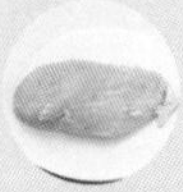
鶏肉

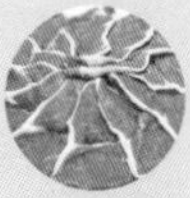
ラム肉

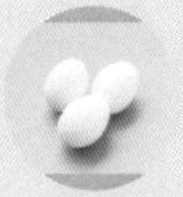
卵

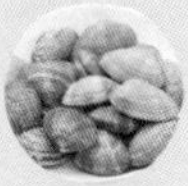
魚介類

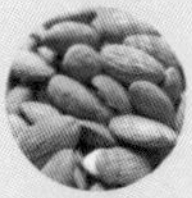
アーモンド
（10粒以下）

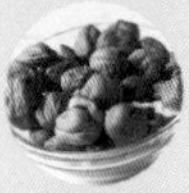
ヘーゼルナッツ
（10粒以下）

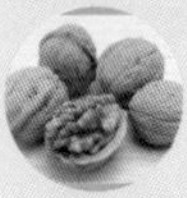
くるみ

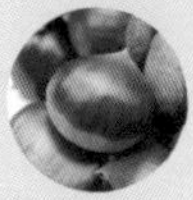
栗

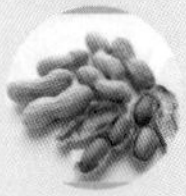
ピーナッツ、
ピーナッツバター

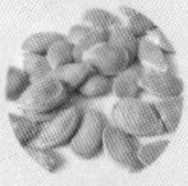
かぼちゃの種

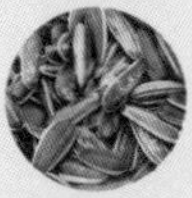
ひまわりの種

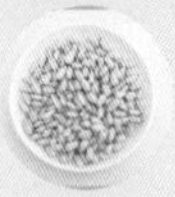
松の実

【その他】
□七面鳥

×避ける 高 FODMAP食品

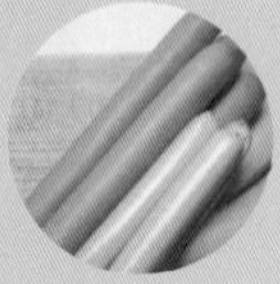
ソーセージ
（2本以上）
※フルクタンが多い

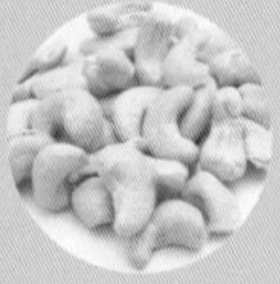
カシューナッツ

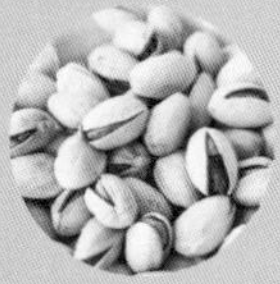
ピスタチオ

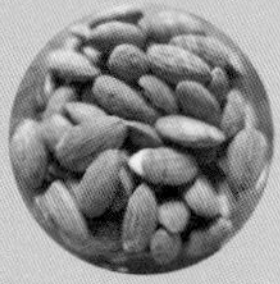
アーモンド
（20粒以上）

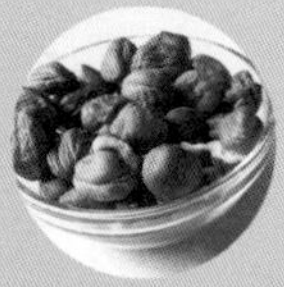
ヘーゼルナッツ
（20粒以上）

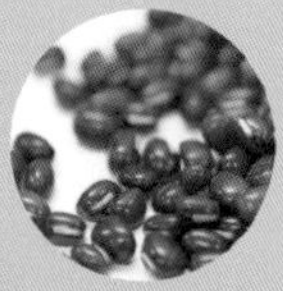
あずき

【その他】□あんこ　□きな粉

豆乳は基本的に高FODMAP

コンビニなどで売られている「**大豆からつくられた豆乳**」には、**オリゴ糖（ガラクトオリゴ糖）がたっぷり含まれるため、高FODMAP食品となり**、おなかの弱い人には向いていません。「大豆抽出物からつくられた豆乳」は低FODMAPですが、海外でしか手に入りません。

アーモンドは10粒まで

アーモンドやカシューナッツ、ピスタチオはオリゴ糖（ガラクトオリゴ糖）を含む高FODMAP食品です。20粒以上はおなかに不快な症状が出ることがあるため注意します。ただし、**1回10粒までならほとんどの人に耐性があるため、食べても問題ありません。**

スパイス・調味料

○食べてよい低FODMAP食品

マヨネーズ

オリーブオイル

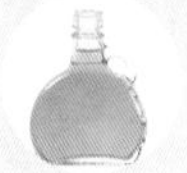
メープルシロップ

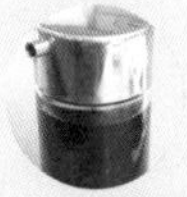
しょうゆ

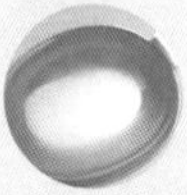
酢

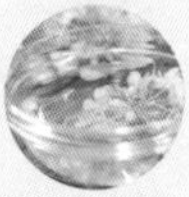
キャノーラ油

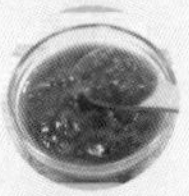
トマトソース
(玉ねぎ、にんにくなしのもの)

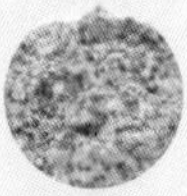
マスタード

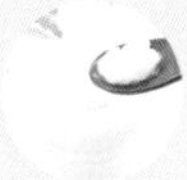
ココナッツオイル

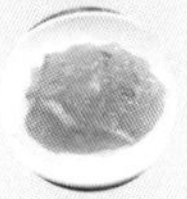
マーマレード

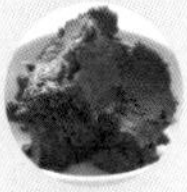
味噌

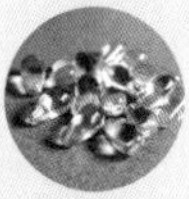
魚油

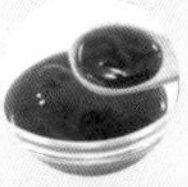
オイスターソース

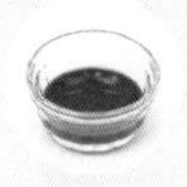
ウスターソース

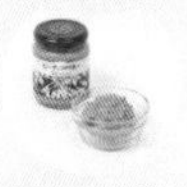
ピーナッツバター

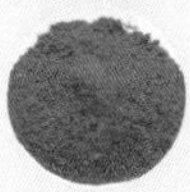
チリパウダー

ターメリック

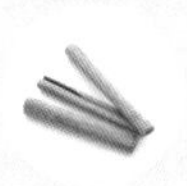
シナモン

【その他】□バジル　□ミント　□唐辛子
□パプリカパウダー　□カレー粉

×避ける高FODMAP食品

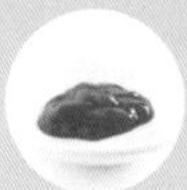
トマトケチャップ

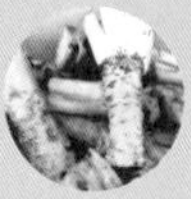
わさび
(少量なら可)

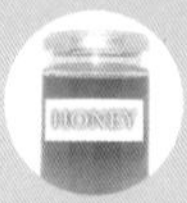

ハチミツ

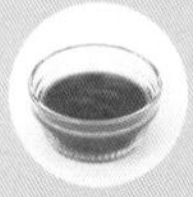
バーベキューソース

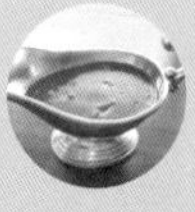
カレーソース

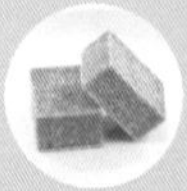
固形スープの素

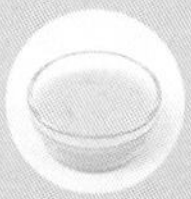
パスタ用クリームソース

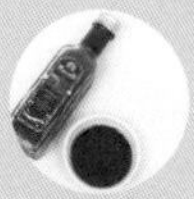
バルサミコ酢

コーンシロップ

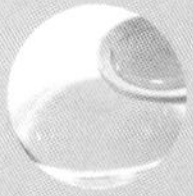
オリゴ糖

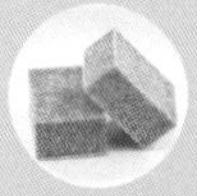
ブイヨン

【その他】
□ソルビトール、キシリトールなどの甘味料

クリーム系のパスタソースに注意

クリーム系パスタソースには、**乳糖とオリゴ糖(ガラクトオリゴ糖)が入っています**。トマトソースでにんにくや玉ねぎが入っているものも、オリゴ糖(フルクタン)が多めなので避けましょう。トマトのみのソースやオリーブオイルで味つけしたものは、大丈夫です。

ケチャップは意外に高FODMAP

原料となるトマトは低FODMAP食品ですが、**ケチャップには果糖を含むコーンシロップが添加されている**ため、高FODMAP食品となり、とりすぎるとおなかに影響が出てしまいます。なお、マヨネーズは高カロリーが気になりますが、FODMAPフリー食品です。

乳製品

○食べてよい 低 FODMAP食品

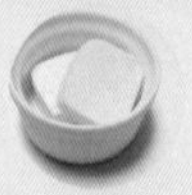

バター
乳糖をほとんど含まないためOK

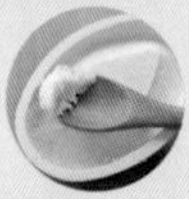

マーガリン
（牛乳を含まないもの）

ブリーチーズ

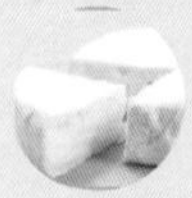

カマンベールチーズ

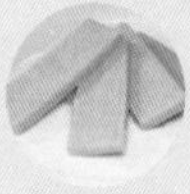

チェダーチーズ

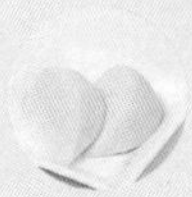

ゴーダチーズ

モッツァレラチーズ

パルメザンチーズ

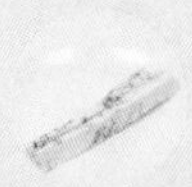

ゴルゴンゾーラチーズ

【その他】
□ラクトフリー製品（乳糖が入っていないもの）

×避ける 高 FODMAP食品

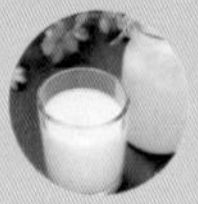

牛乳

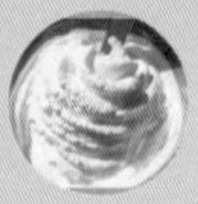

生クリーム

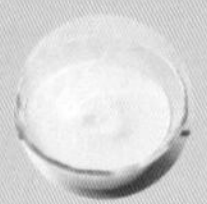

ヨーグルト

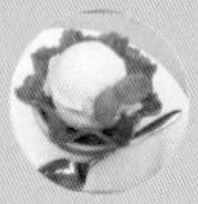

アイスクリーム

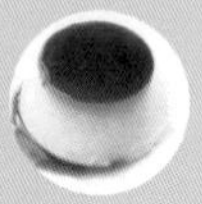

プリン

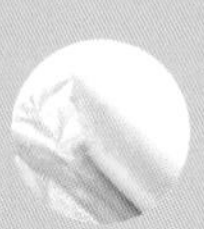

クリームチーズ

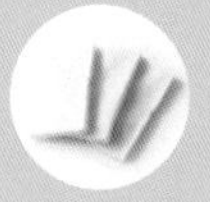

プロセスチーズ

カッテージチーズ

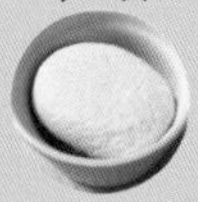

リコッタチーズ

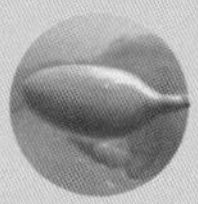

カスタード

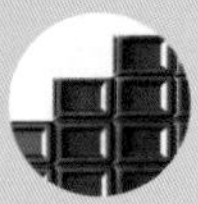

ミルクチョコレート

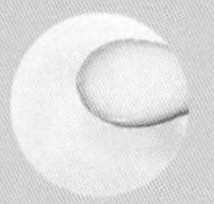

コンデンスミルク

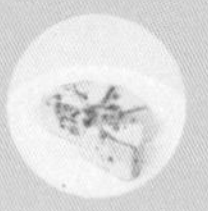

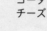

ブルーチーズ

【その他】
□ラッシー
□乳糖を含む乳製品全般
□ホエーチーズ

ヨーグルトを食べて便が出るのは副作用

発酵性オリゴ糖やヨーグルトで便通がよくなった、という話をよく聞きます。これは実は調子がよくなったのではなく、FODMAP のひとつである乳糖が、血液中の水分を小腸内に強制的に引き込んだために、水びたしになった腸が下痢を起こした結果です。

健康なおなかの人にとって、それは「効果」として感じられますが、おなかが悪い人にとっては下痢やおなかの張り、つまり「副作用」となります。おなかの調子が悪い人には、症状を悪化させてしまう原因にもなるので、注意が必要です。

果物

○食べてよい 低 FODMAP食品

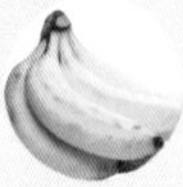
バナナ

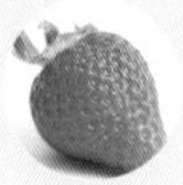
いちご

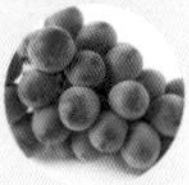
ぶどう

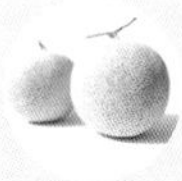
メロン

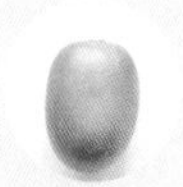
キウイ
フルーツ

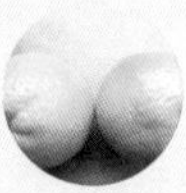
オレンジ

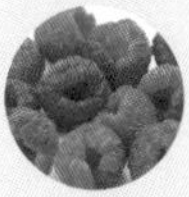
ラズベリー

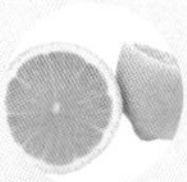
レモン

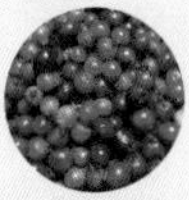
クランベリー

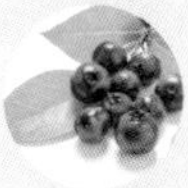
ブルーベリー

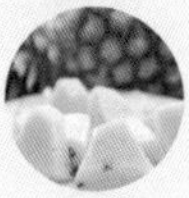
パイナップル

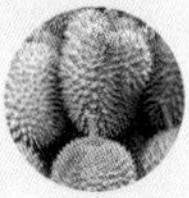
ドリアン

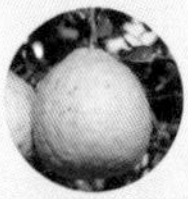
ざぼん

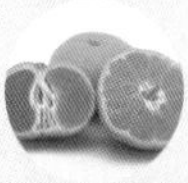
タンジェリン

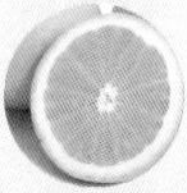
ネーブル
オレンジ

【その他】
□パパイヤ　□みかん　□きんかん　□ライム
□ドラゴンフルーツ　□スターフルーツ
□パッションフルーツ　□ココナッツ
□ココナッツミルク　□ココナッツウォーター
□ココナッツクリーム（ココナッツミルクより水分が少ない）

×避ける 高 FODMAP食品

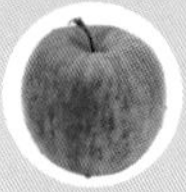
りんご

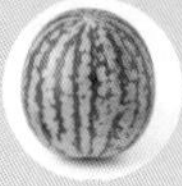
すいか

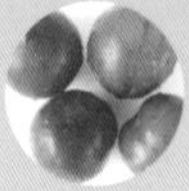
すもも

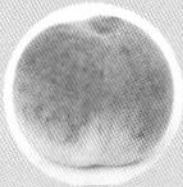
桃

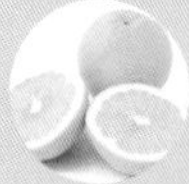
グレープ
フルーツ

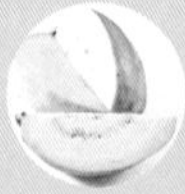
グアバ

マンゴー

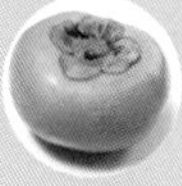
柿

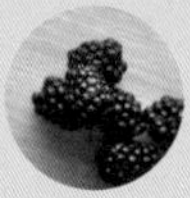
ブラック
ベリー

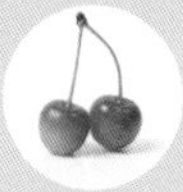
さくらんぼ

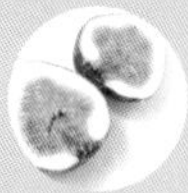
いちじく

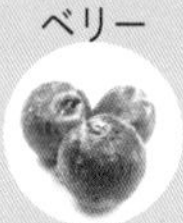
プルーン

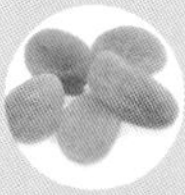
あんず

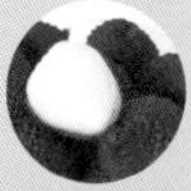
ライチ

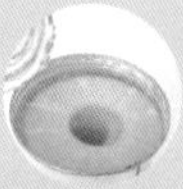
缶詰の
フルーツ

【その他】
□アボカド　□洋梨　□梨　□プラム　□ざくろ
□アップルソース　□ネクタリン
□ドライフルーツ
□高 FODMAP の果物を含んだジュース、ジャム

果物は食べすぎに注意

「1日1個のりんごは医者知らず」といわれるりんごは、実は果物の中でも代表的な高FODMAP食品。すいかも果糖（フルクトース）、オリゴ糖（フルクタン）、ポリオール（マンニトール）を含む高 FODMAP 食品です。

果糖はすべての果物に含まれているため、低 FODMAP の果物でも、食べすぎは禁物です。1回に食べる量はバナナ1本、オレンジ1個、キウイ1個、みかん2個程度にとどめましょう。1日に何度食べてもかまいませんが、できるだけ2時間以上あけて食べるようにします。

飲みもの

○ のんでよい 低 FODMAP食品

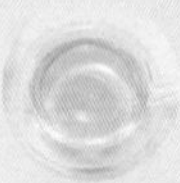
緑茶

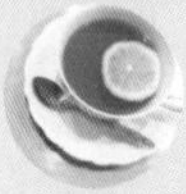
紅茶

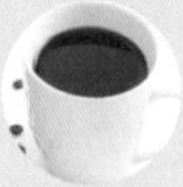
コーヒー
（ストレートで1日1杯まで）

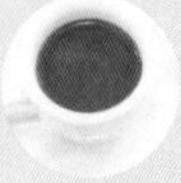
ココア

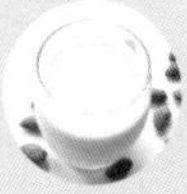
アーモンド
ミルク

レモン
ジュース

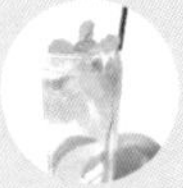
ライム
ジュース

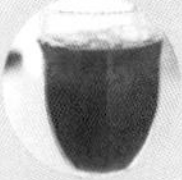
クランベリー
ジュース

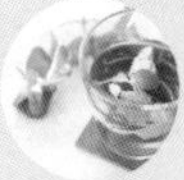
ペパーミント
ティー

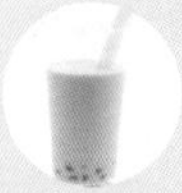
タピオカティー

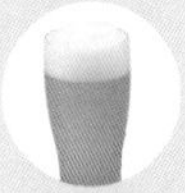
ビール

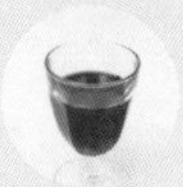
甘くない
ワイン

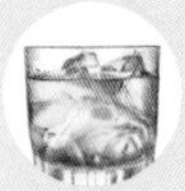
ウイスキー

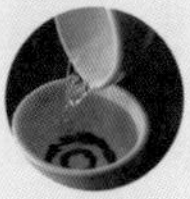
日本酒

【その他】
□レモネード（無糖）　□ジン　□ウォッカ
□甘くないスパークリングワイン
□水、ミネラルウォーター　□白茶（中国茶）
□プロテイン飲料

✕ 避ける 高 FODMAP食品

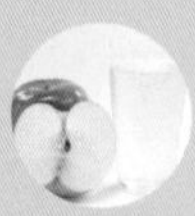
アップル
ジュース

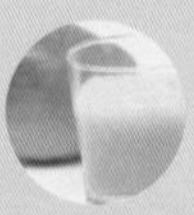
マンゴー
ジュース

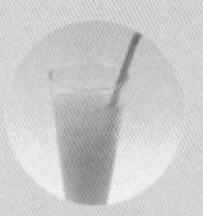
オレンジ
ジュース

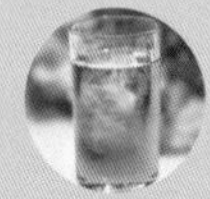
ウーロン茶

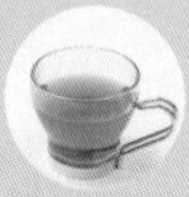
ハーブティー
（強いもの）

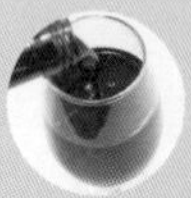
甘いワイン

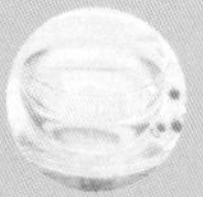
カモミール
ティー

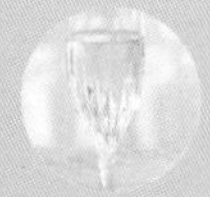
甘いスパーク
リングワイン

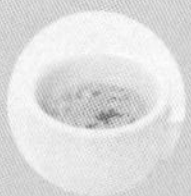
チャイ

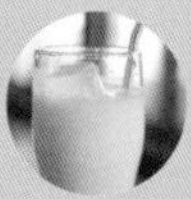
ラッシー

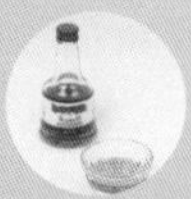
ラム酒

【その他】
□レモネード（加糖）　□梨ジュース
□ハチミツ入りジュース　□シェリー
□エナジードリンク
□マルチビタミンドリンク　□麦芽コーヒー
□高 FODMAP の果物のジュース
□シリアルコーヒー（穀物飲料）　□りんご酒
□アロエドリンク

ジュースはコップ 1/ 2程度に

フルーツジュースは、オレンジやみかんなどの低 FODMAP の果物の果汁100％を選ぶようにします。ただし、**多くのジュースには果糖を含むコーンシロップ（果糖ブドウ糖液糖）が添加されているため、１回にのむ量はコップ1/２程度にしておきましょう。**

お酒は食事をしながら

アルコールをとりすぎると毒性のある腸内細菌が増えて、腸内環境を悪化させてしまいます。**のむときは吸収がゆっくりになるよう、食事をしながらのむようにしましょう。**男性は１日２杯、女性は１杯までとし、週に２回は〝休肝日〟を設けるようにします。

外食の心得

外食でも低 FODMAP 食品を選べば、おなかの調子を崩さず、安心して食事を楽しむことができます。

1 パンではなくライスを選ぶ

お米は低 FODMAP 食の中でも、もっとも水素ガスを発生させにくい食品のひとつ。高 FODMAP のパンをひかえてライスを選ぼう。

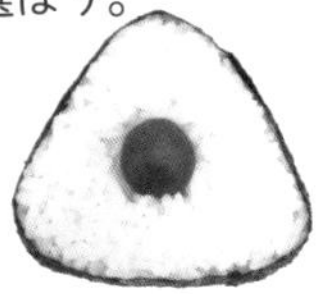

2 お寿司はさび抜きにする

お寿司は低 FODMAP 食品の魚とごはんの組み合わせだが、わさびは高 FODMAP なので、できればさび抜きを選ぶとよい。

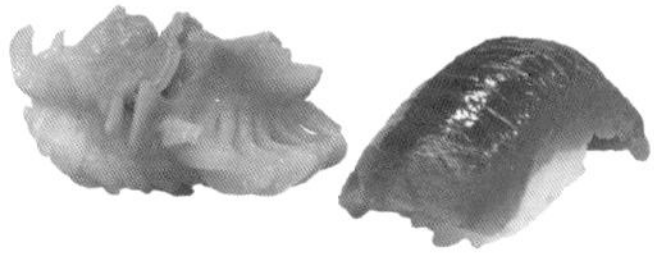

3 ラーメン・ピザ・ハンバーガーなどのファストフードを避ける

小麦粉以外にも、ラーメンにはにんにく、ハンバーガーには玉ねぎなどの高 FODMAP 食材が使われていることがあるので注意。

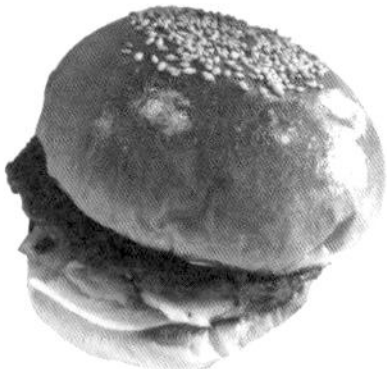

4 お好み焼き・たこ焼きなど粉ものは控える

小麦に含まれる発酵性オリゴ糖のフルクタンは、注意すべき FODMAP のひとつ。できるだけ粉ものは控えよう。

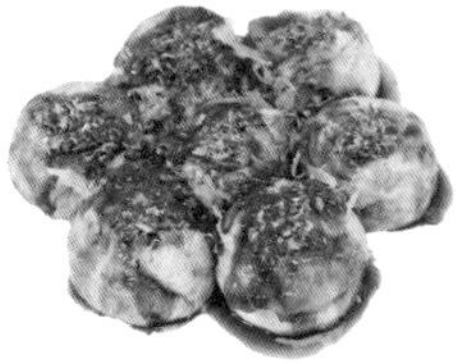

5 グルテンフリー・糖質オフメニューがあれば利用

小麦粉が使われていないグルテンフリー食は、低 FODMAP食としても食べられるが、高 FODMAP 食材が混ざっていないかに注意。

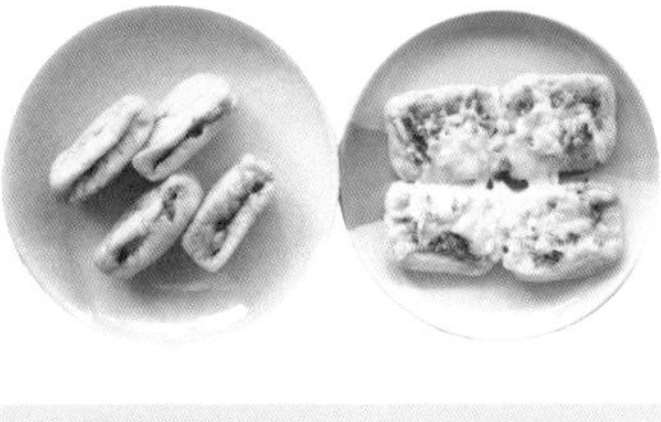

6 腸に合った食事を楽しむ

FODMAP の成分に対する耐性は、人それぞれ。112 ページを参考にチャレンジテストをおこなって、食べられる FODMAP 成分を見極め、楽しむようにしよう。

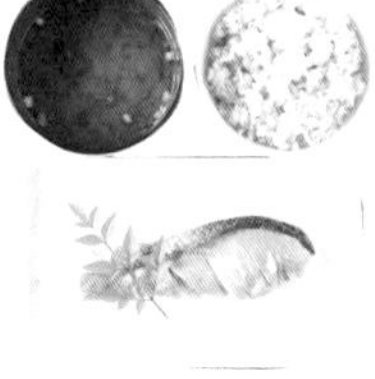

コンビニ食でおさらいしてみよう！

おなかの調子が悪い人のための

低FODMAP食品の選び方

低 FODMAP 食の基本は自炊ですが、基本的な選び方のポイントを覚えておけば、外食やテイクアウトのときも心強い。コンビニで買えるもので、おさらいしてみよう。

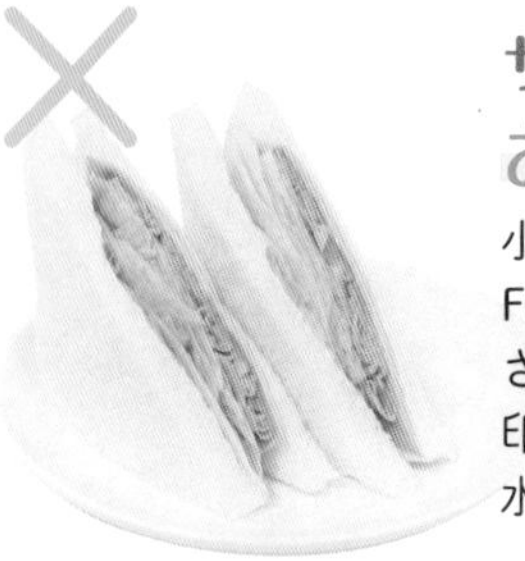

サンドイッチよりも おにぎり

小麦粉を使ったパンや麺はフルクタンが多く高 FODMAP 食品。SIBO の人が食べると腸内でたくさんのガスを発生させる原因になる。ヘルシーな印象のうどんも小麦の割合が高いので避ける。炭水化物は基本的にごはんを選ぶと安心。

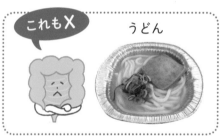

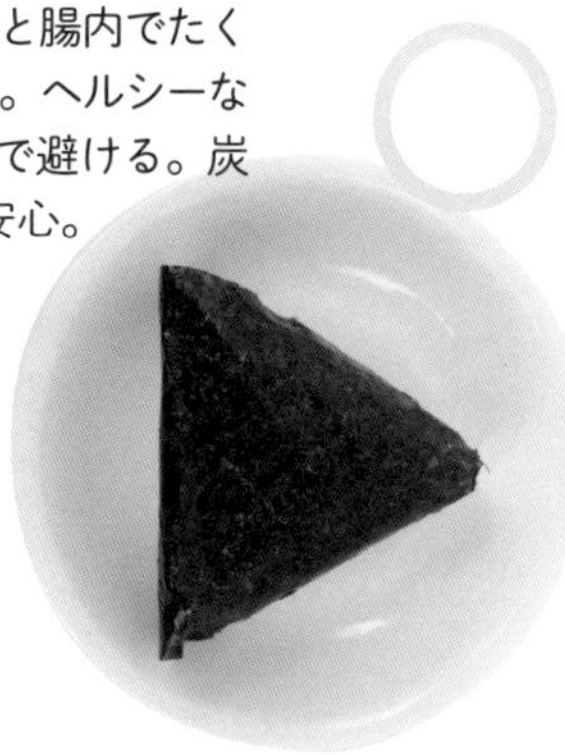

うどん

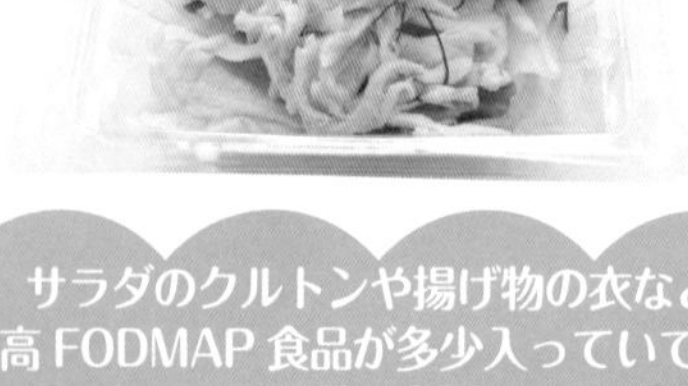

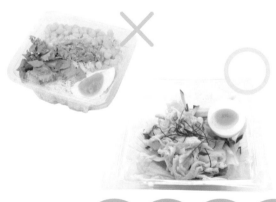

コーンよりもツナやチキン

コンビニサラダでよくトッピングされているコーン。高 FODMAP 食品なので、できれば、あらかじめ入っていないものを選ぶ。ポテトサラダはじゃがいももマヨネーズも低 FODMAP 食品だが、玉ねぎが混ざっていたら NG。材料表示をチェックしよう。ごぼうサラダも高 FODMAP 食品。

サラダのクルトンや揚げ物の衣など、
高 FODMAP 食品が多少入っていても、
いちいち取り除く必要はないよ。
神経質になりすぎないで！

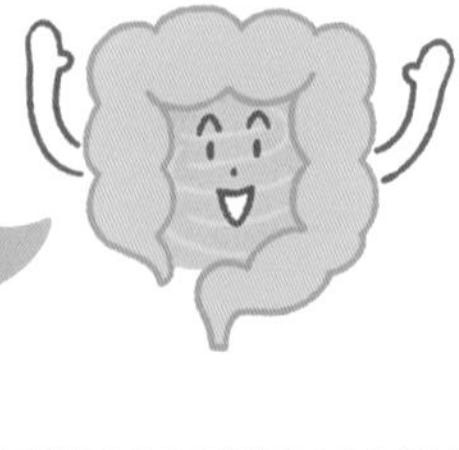

ウーロン茶よりも緑茶

低 FODMAP の果物からつくられたものでもコーンシロップ（果糖ブドウ糖液糖）が添加されていたらNG。成分表示をチェックする習慣をつけよう。清涼飲料水も同じ意味で避ける。ウーロン茶はオリゴ糖のフルクタンが多いため避ける。ペットボトルなら水や緑茶を。低 FODMAP 食品の果物（レモン、ライム）を水にしぼってのむのもおすすめ。

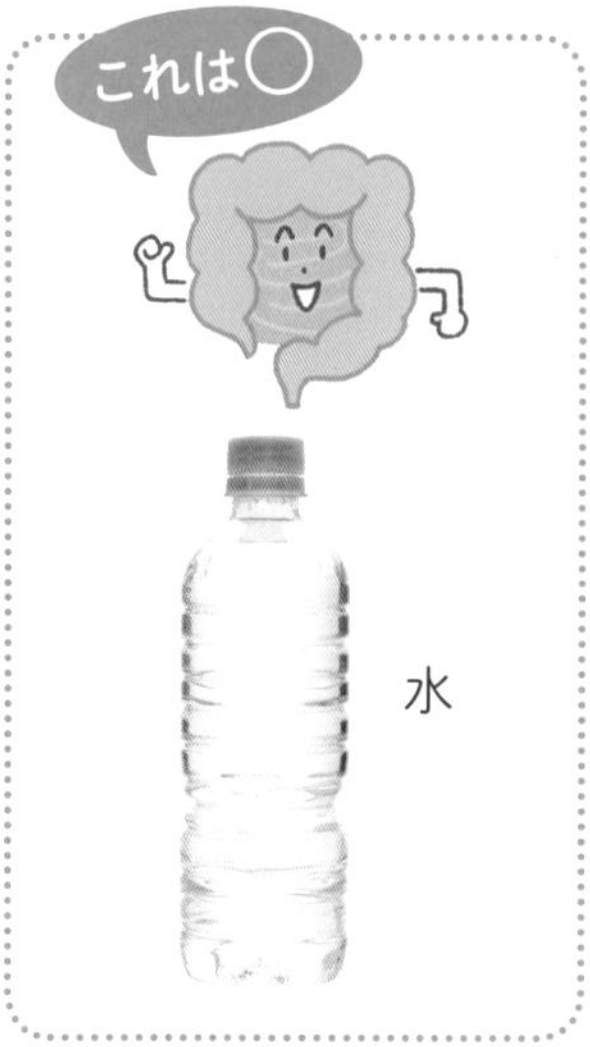
これは○
水

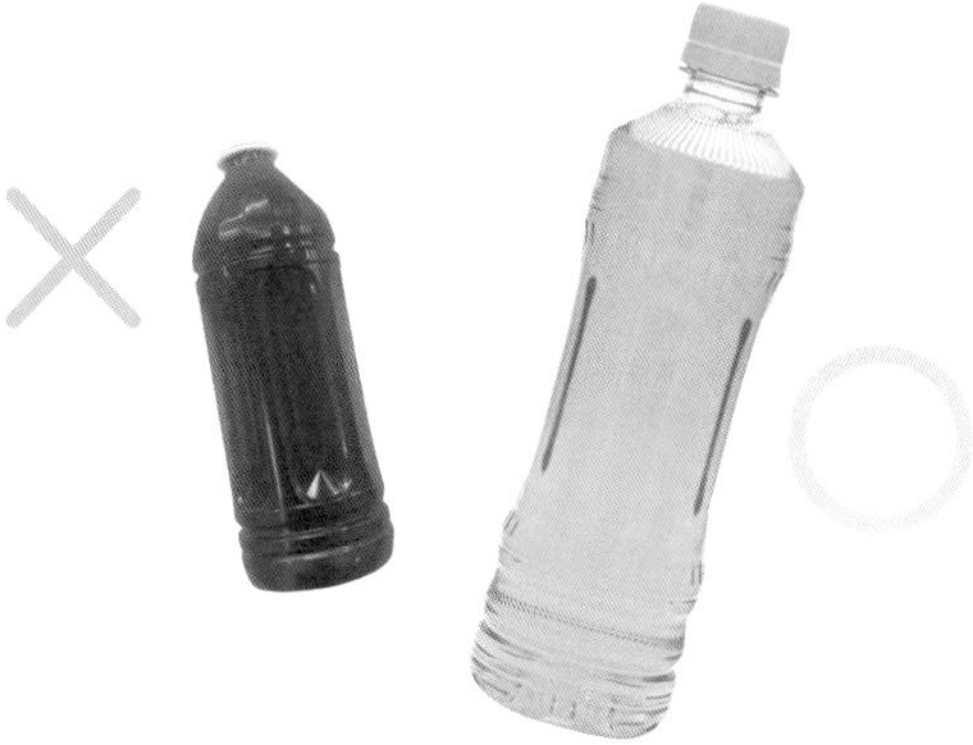

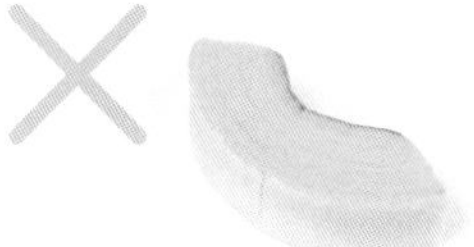

焼き菓子よりも おせんべい

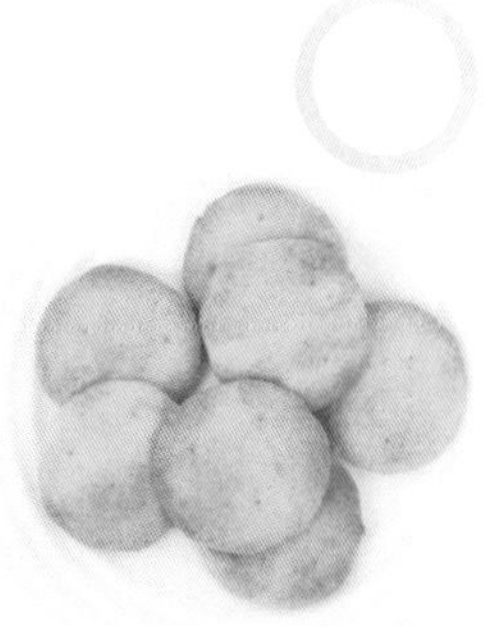

小腹がすいたら、甘い焼き菓子やケーキではなく、米でできたおせんべいを。おもちやピーナッツ入り柿の種もおすすめ。

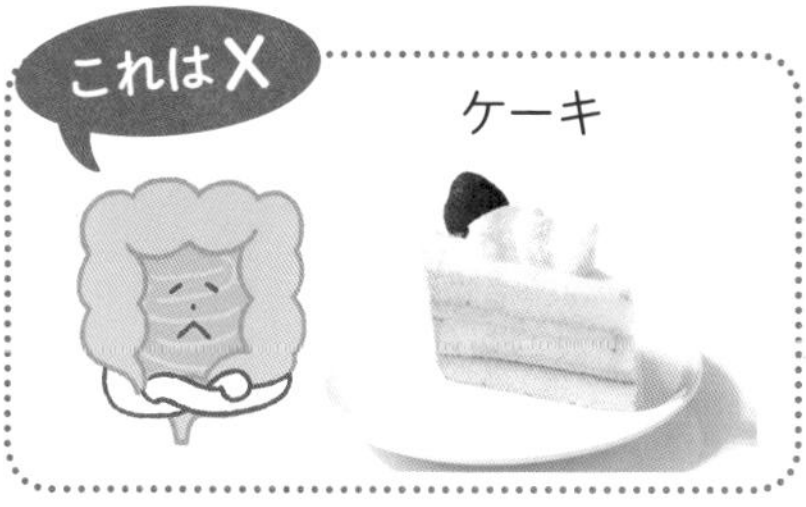
これは×
ケーキ

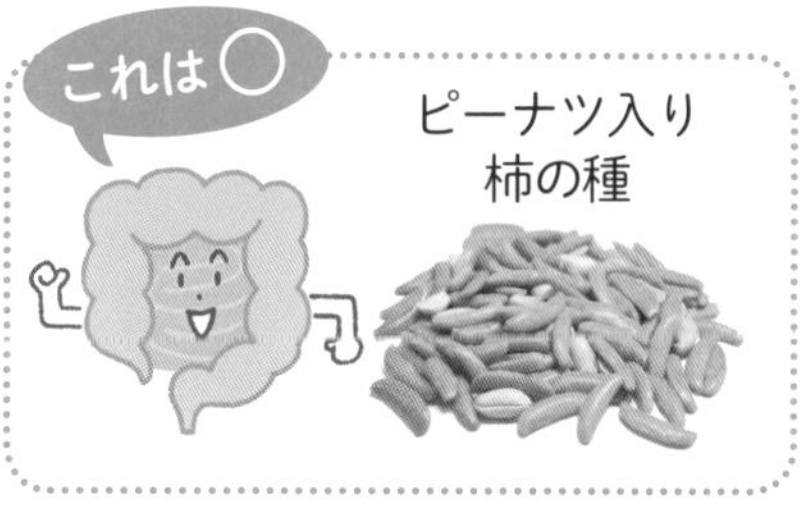
これは○
ピーナッツ入り
柿の種

カシューナッツよりも
ピーナッツ

ナッツは種類によって高・低のFODMAPが分かれるのでややこしい。カシューナッツはオリゴ糖のガラクトオリゴ糖が多く含まれているので避ける。アーモンドやヘーゼルナッツは10粒以下ならOK。栗、マカダミアナッツ、かぼちゃの種、ひまわりの種も食べられる。ナッツと種、豆腐はベジタリアンやヴィーガンのたんぱく質のよい摂取源。

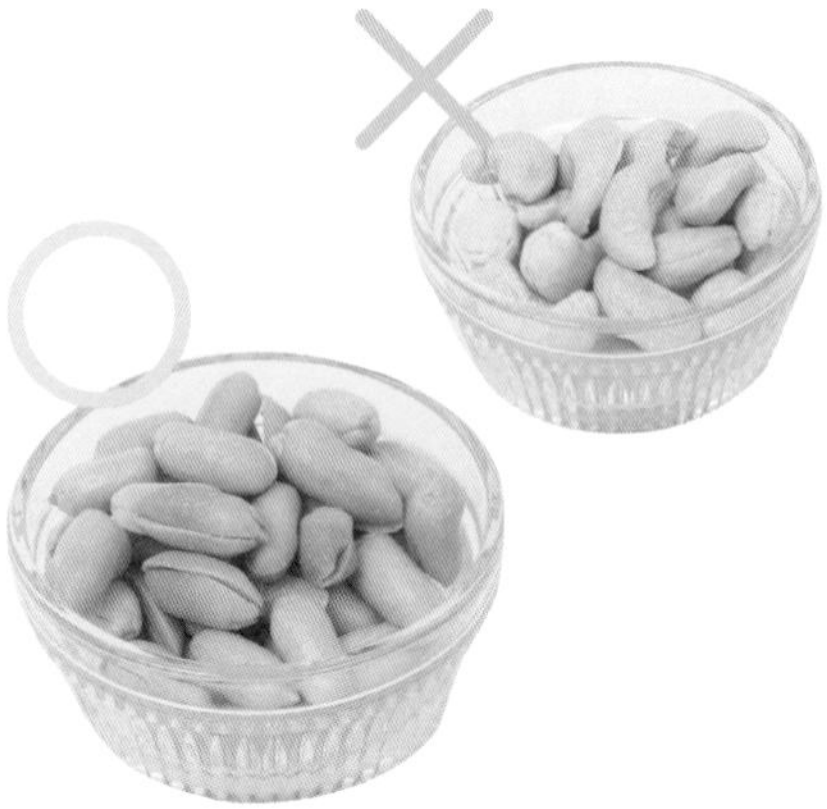

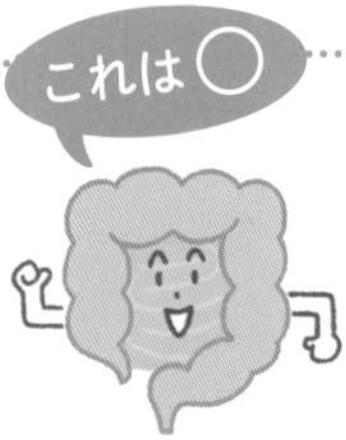
これは○

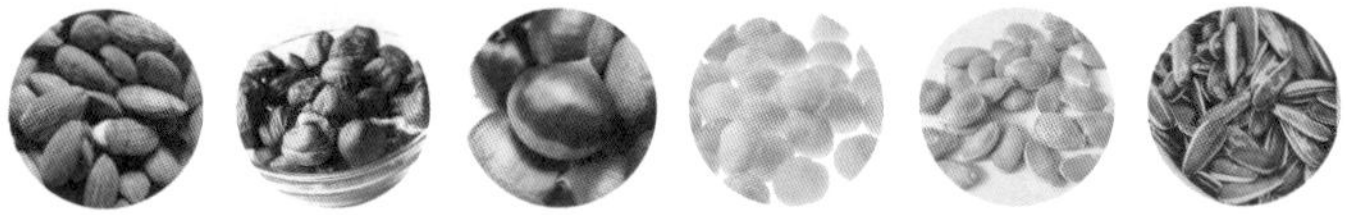

アーモンド（10粒以下）　ヘーゼルナッツ（10粒以下）　栗　マカデミアナッツ　かぼちゃの種　ひまわりの種

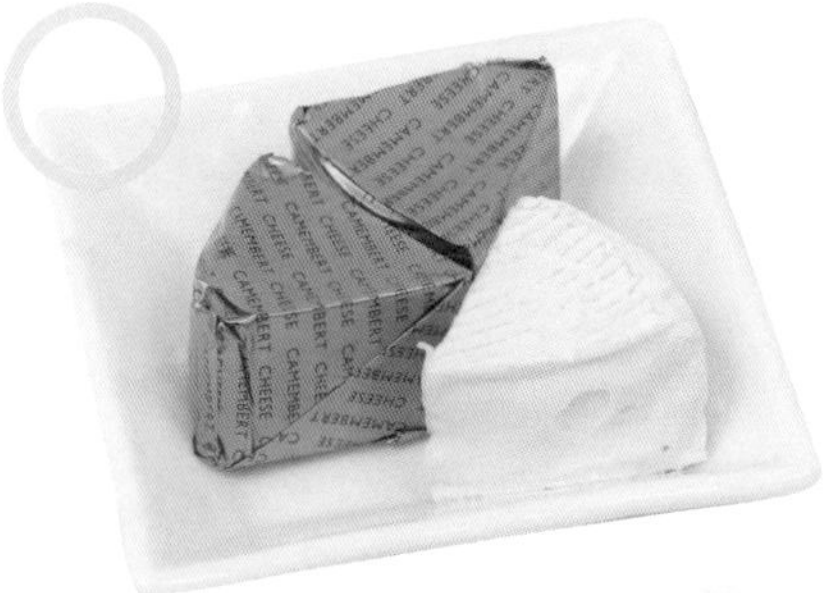
CAMEMBERT CHEESE

プロセスチーズよりも
カマンベールチーズ

コンビニに並ぶ各種チーズのうち、低FODMAP食品に該当するのがカマンベール。ベビーチーズ、6Pチーズは乳化剤を使用したプロセスチーズなので、高FODMAP食品。

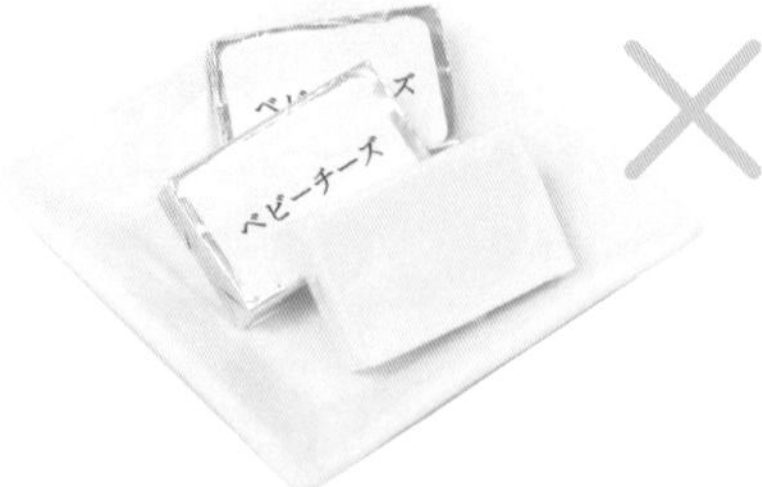
ベビーチーズ

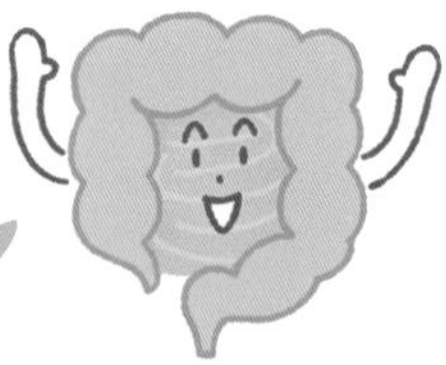
低FODMAP食品だからといって
食べすぎるのは厳禁だよ
特におやつはひかえめにして、
空腹の時間をつくろう

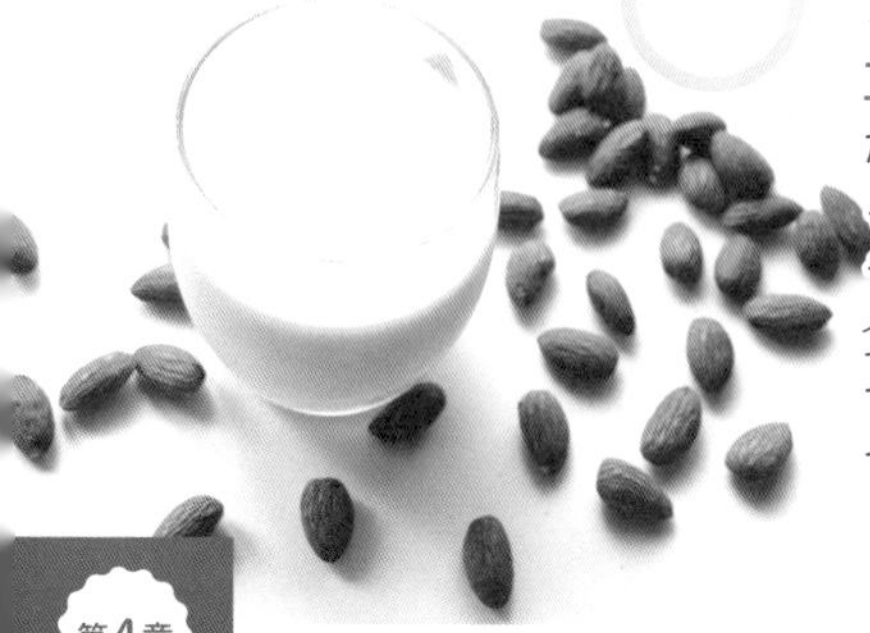

豆乳よりも
アーモンドミルク

豆乳とアーモンドミルク、どちらもまったりしていて空腹を満たす飲みものであるが、大豆からつくられた豆乳は、高ガラクトオリゴ糖が含まれた高 FODMAP 食品。アーモンドミルクなら乳糖を含んでいない低 FODMAP 食品なので安心してのめる。

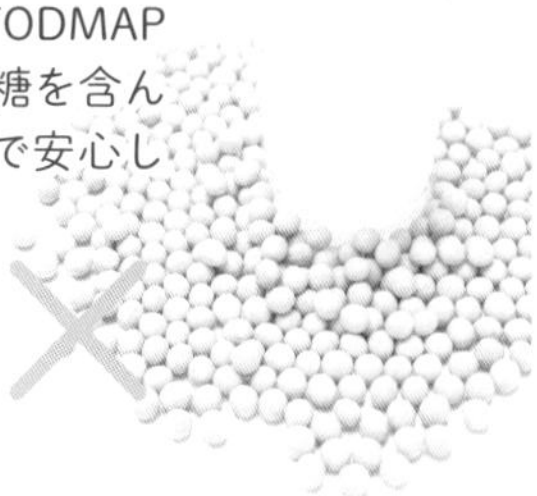

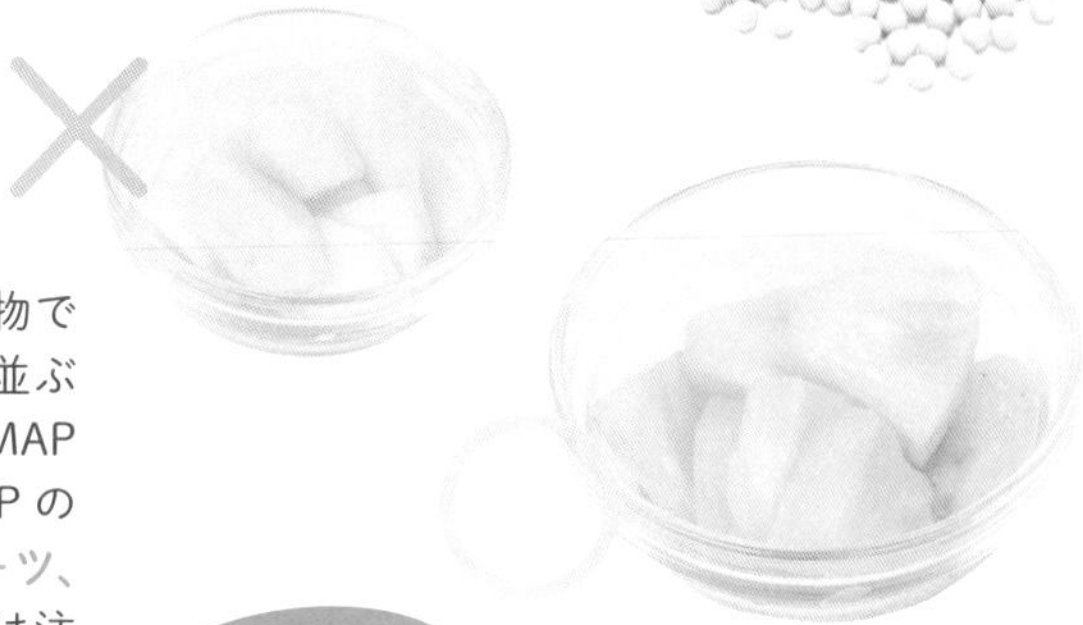

カットりんごよりも
カットパイン

甘いものが恋しくなったら果物で心を満たしても。コンビニに並ぶカットフルーツの中で高 FODMAP のものはりんご、低 FODMAP のものはパインやキウイフルーツ、メロン。ただし、食べすぎには注意して。「ガラクトオリゴ糖入り」と表示されているものは高 FODMAP 食品なので NG。

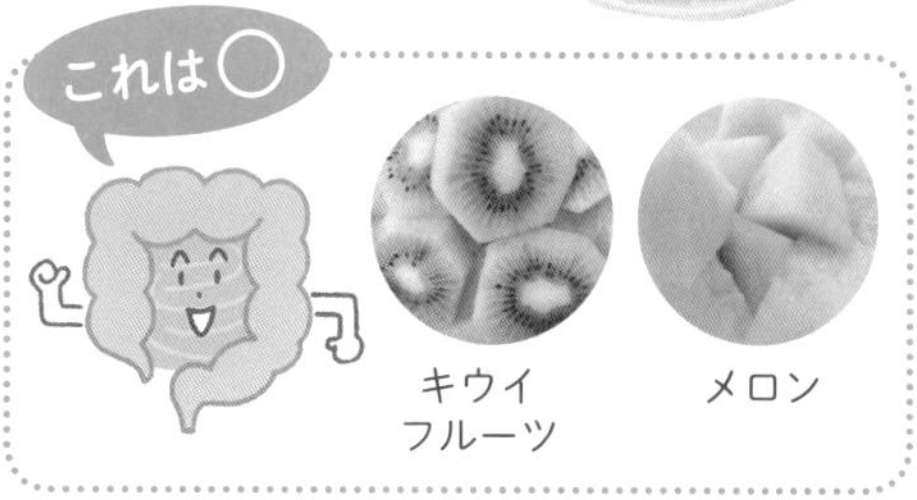

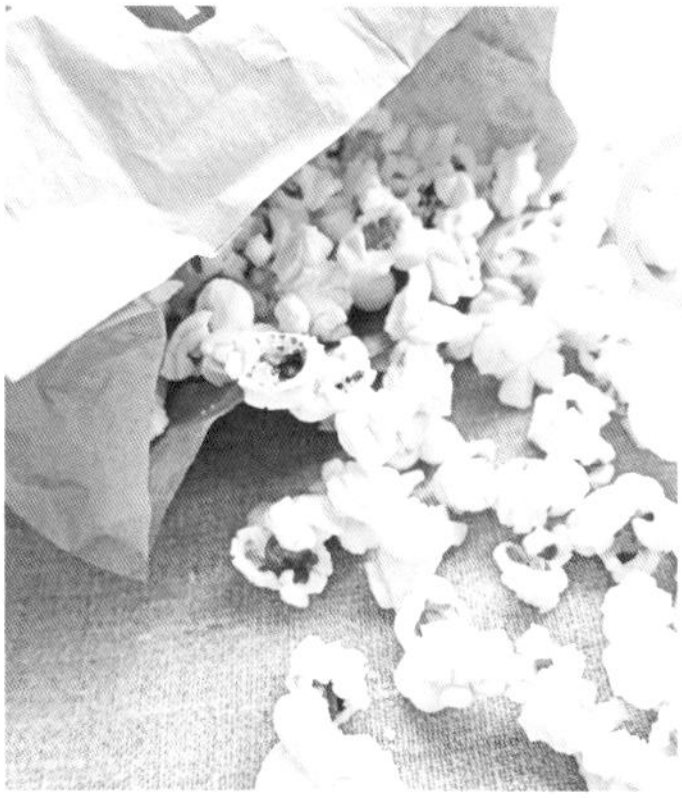

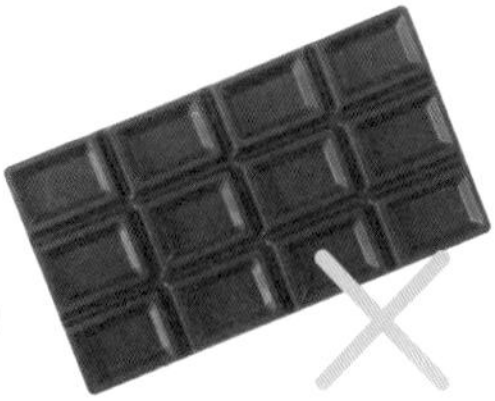

チョコレートよりも
ポップコーン

口寂しいときに少しずつ口にできるおやつの存在は大切である。スイーツの代表チョコレートは残念ながら高 FODMAP 食品。ポップコーンなら低 FODMAP 食品なので、安心してほおばれる。

Q

教えて!

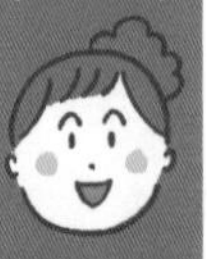

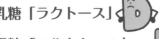

低FODMAP食事法の進め方を教えて!

低 FODMAP 食事法の基本プログラム

STOP!高FODMAP(3週間) 除去期

高FODMAP食品を3週間、完全に除去する

3週間、すべての高FODMAP食品を完全に除去すると、
おなかのさまざまな症状やノイズが消え、
「おなかの声」がよく聞こえるようになる。

↓

Challenge! チャレンジテスト

糖質ごとに高 FODMAP 食品を試していく

- **1週目** オリゴ糖「フルクタン」
- **2週目** オリゴ糖「ガラクトオリゴ糖」
- **3週目** 乳糖「ラクトース」
- **4週目** 果糖「フルクトース」
- **5週目** ポリオール「ソルビトール・マンニトール」

3週間すべての高 FODMAP 食品を除去し、ある程度おなかの調子が改善したところで、1種類ずつ高 FODMAP 食品を導入してみる。

自分のおなかに合わない糖質をみつけよう

低FODMAP食事法では、3週間高FODMAP食を完全に除去したあと、今度は1種類ずつ高FODMAP食を再導入していきます。1食分にあたる量をとり、食べたものとそのときの腸の様子を記録します。症状が出たときは、落ちつくのを待って半分の量をもう1回試してみます。

FODMAPに対する耐性には個人差があり、一般的に高FODMAPとされるものにも、食べられるものがあります。また、時間や年齢とともに以前はダメだったものが食べられるようになることもあるため、自分の腸に合った食べ方を随時、見直していきましょう。

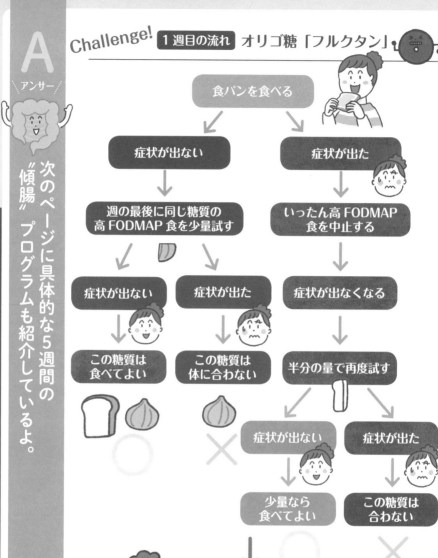

A
アンサー

次のページに具体的な5週間の
〝傾腸〟プログラムも紹介しているよ。

Challenge! 1週目の流れ オリゴ糖「フルクタン」

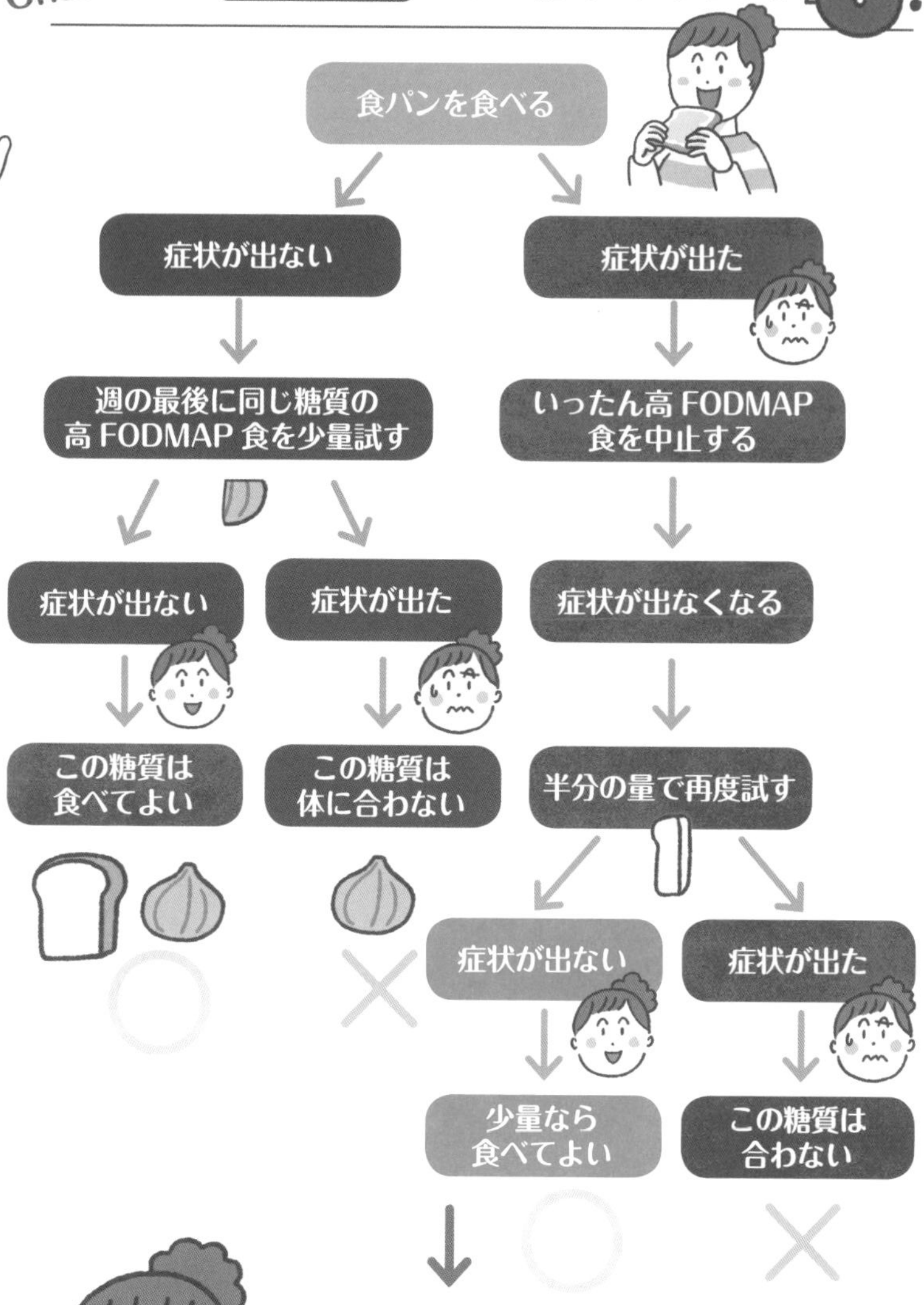

傾腸する　いつ、何を、どれくらい食べたら、どんな症状が出たかがわかるように、食事の内容と症状を5週間毎日記録する。

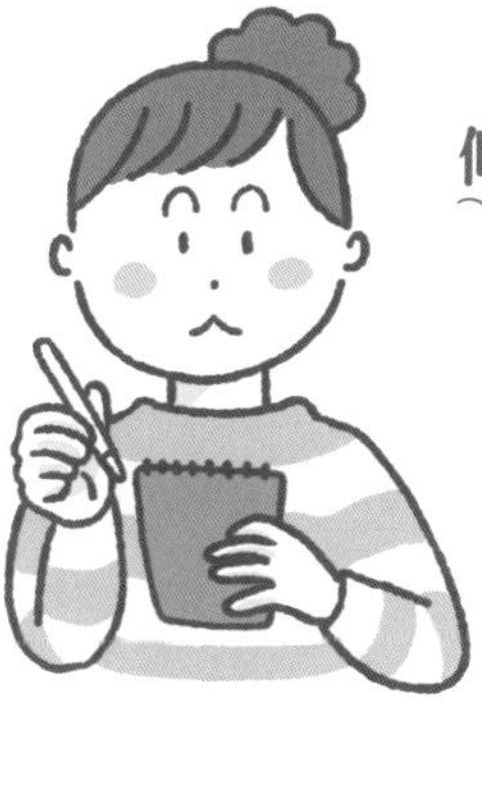

- □おなかの張り
- □おなかの痛み
- □便の状態、回数

などを「傾腸」する。

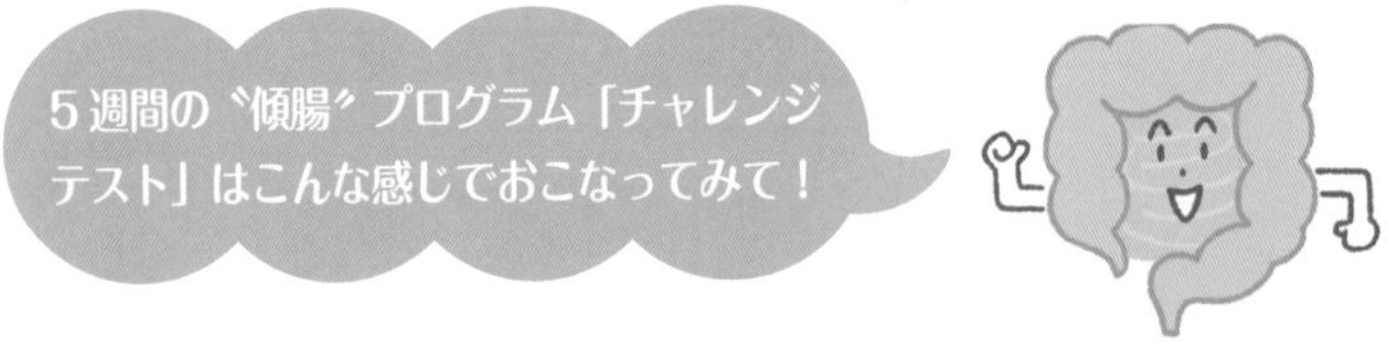
5週間の〝傾腸〟プログラム「チャレンジテスト」はこんな感じでおこなってみて！

1週目

オリゴ糖「フルクタン」を試す

日常生活でよく口にする小麦粉や玉ねぎなどに含まれる。

1週間食べ続ける食材	1週間の最後にとる食材
食パン2枚または にんにく1片	玉ねぎ1/4個

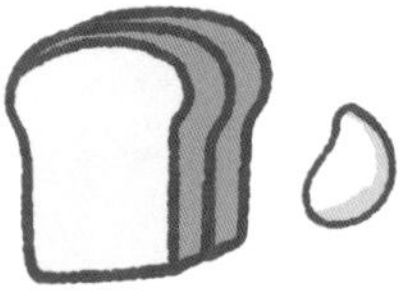

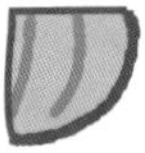

2週目

オリゴ糖「ガラクトオリゴ糖」を試す

豆類やごぼう、里芋に多く含まれ、小腸では分解・吸収できない。

1週間食べ続ける食材	1週間の最後にとる食材
レンズ豆、いんげん豆、 ひよこ豆のどれか1/2 カップ	絹ごし豆腐

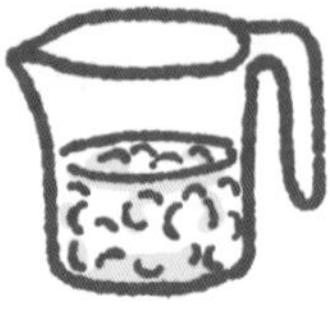

きぬ

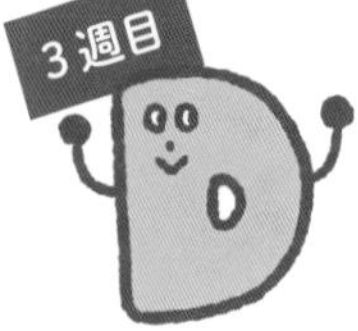
3週目

乳糖「ラクトース」を試す

日本人の7割は、乳糖の分解酵素ラクターゼの働きが悪い
乳糖不耐症。

1週間食べ続ける食材	1週間の最後にとる食材
牛乳1/2～1カップ またはヨーグルト170 g	プロセスチーズ

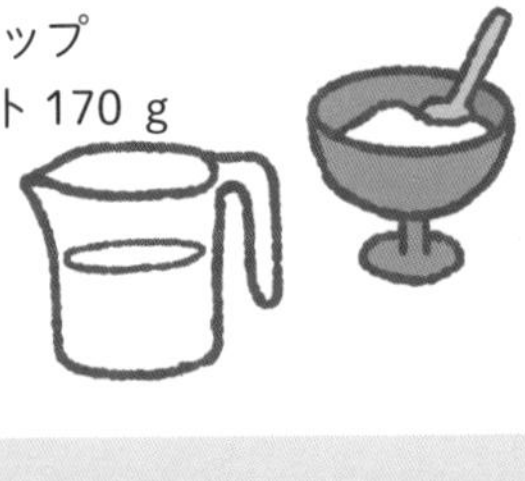

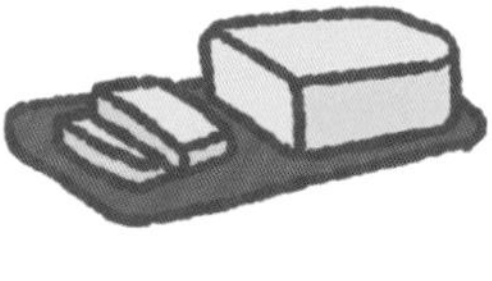

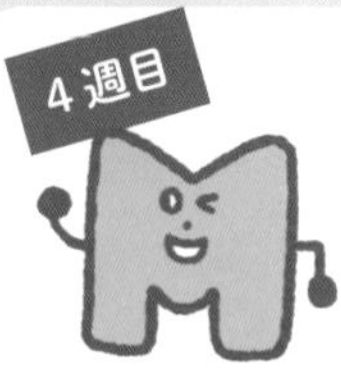

果糖「フルクトース」を試す

腸内で、グルコースとのバランスがよければ症状は起きない。

1週間食べ続ける食材	1週間の最後にとる食材
ハチミツ小さじ1 またはマンゴー1/2	アスパラガス

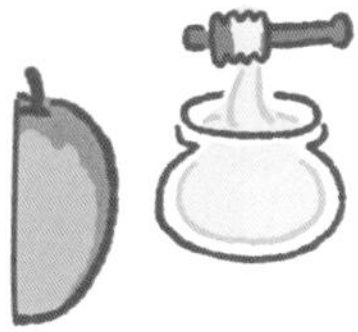

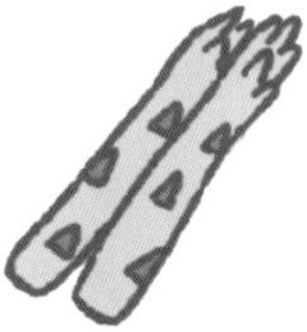

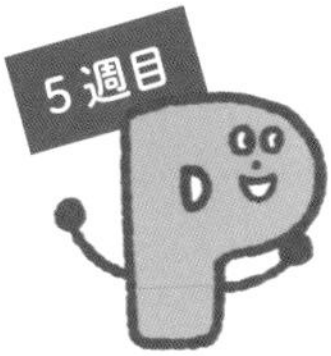

ポリオール「ソルビトール・マンニトール」を試す

1食に0.5 g以上含まれていると、おなかの不調の原因となる。

1週間食べ続ける食材	1週間の最後にとる食材
・ソルビトール 桃2切れ(1/4個)、 またはアプリコット2個 ・マンニトール きのこ類1/2カップ	りんご

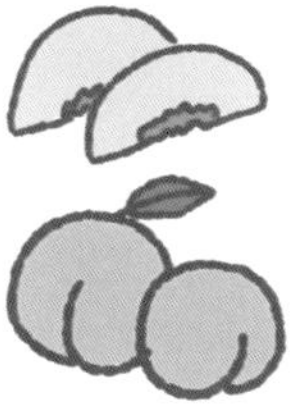

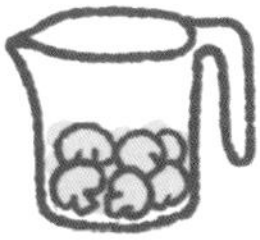

Point1

試す食品の量はふつうの食事の1回分

量が多すぎても少なすぎても腸に対する影響がわかりにくいので、1回の量はふつうの食事の1食分にする。

Point2

ほかの高FODMAP食はとらない

トラブルの犯人を特定しやすくするため、1回に試す高FODMAP食は、今週はフルクタン、来週はガラクトオリゴ糖など、必ず1種類に限定しておこなうこと。

Point3

飲みものは、炭酸水を避け普通の水を

低FODMAP食事法を実行しているときの飲みものは、ほぼ成分のない普通の水が最適。炭酸水はおなかのガスを増やす原因になるので避ける。

低FODMAP食事法についてもっと知りたい

低FODMAP食事法を始めたいけれど、こんなときはどうすればいいの？
皆さんから質問の多い疑問にお答えします！

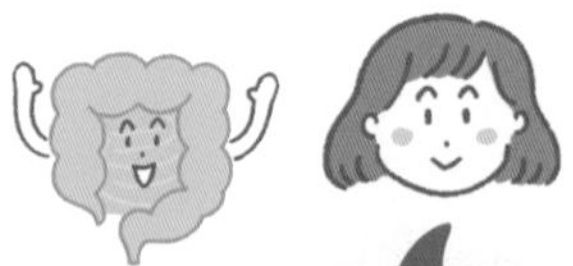

とくに病気と診断されていなくても実行していいですか？

低FODMAP食事法は、過敏性腸症候群や潰瘍性大腸炎などの腸の病気に効果があるだけでなく、おなかの不調を抱えているのに検査をしても異常がないといわれる、そんな人にこそ試してほしい食事法です。まずは医師に、おなかの中に胃・大腸がんやすい臓がんなど、命にかかわる病気がないかを診断してもらいましょう。その後、自分の腸の様子を〝傾腸〟しながら自分自身で自分に合う・合わない食べものをみつけます。科学的根拠があり、必要な栄養はすべてとれる食事法なので、安心して始めてください。

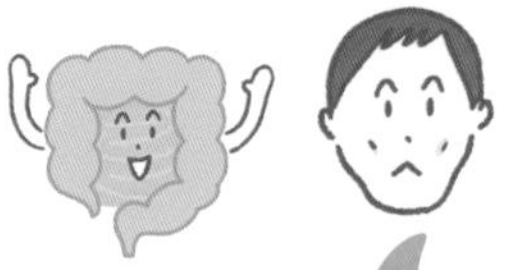

より効果を上げる食べ方はありますか？

腸内細菌は、菌の種類が多彩なほど免疫力も強くなり、腸が健康になります。つまり、いつも同じものばかり食べていると、菌のバリエーションが減り、似たような種類のものしか育たなくなってしまい、粘膜のバリア機能を弱めて免疫力を低下させてしまいます（ディスバイオシス・36ページ参照）。腸を健康に保つためにも、できるだけいろいろなものを食べることが大切です。おなかが過敏でNGなものが多い人も、92ページからの一覧表を参考にしながら、なるべくいろいろな種類の低FODMAP食品をとるようにしましょう。

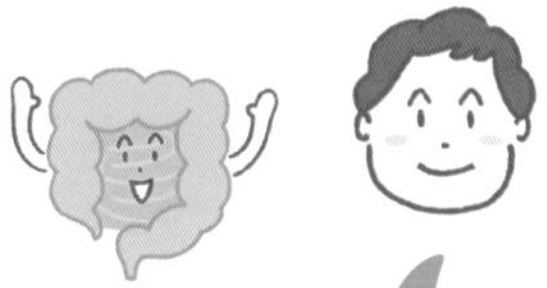

便秘や下痢の薬を併用してもいい？

薬を使わず、食事療法だけで症状を改善できればそれにこしたことはありませんが、なかなかうまくいかない場合もあります。そんなときは、医師と相談しながら「イリボー」や「コロネル」「リンゼス」「アミティーザ」「モビコール」「グーフィス」などを用いることも有効です。

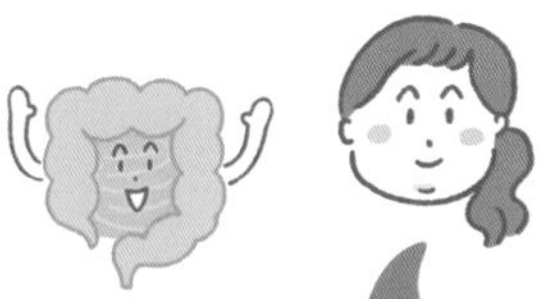

ＳＩＢＯの治療法は、低ＦＯＤＭＡＰ食事法以外にもあるの？

低ＦＯＤＭＡＰ食事法は、消化しにくい糖を排除することで増えすぎた細菌のエサを減らす方法です。より完全なＳＩＢＯ治療のためには、食事法と並行して低下した腸の機能を回復させ、腸内環境を整えて再発を防止します。詳しくは、119ページからの第5章をご覧ください。

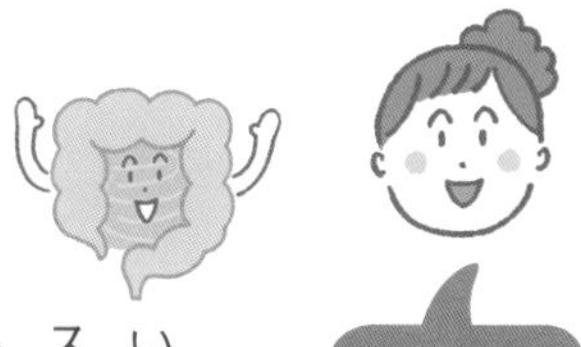

低ＦＯＤＭＡＰ食事法を実行しても効果が出ないときは……

低ＦＯＤＭＡＰ食事法を試しても効果が出ない場合、まずは3週間の除去期とチャレンジテストでの1種類以外の「ＦＯＤＭＡＰ断ち」をしっかりおこなっていたかをチェックしましょう。とくに、玉ねぎやにんにくは少量でも影響が出るため注意します。同時にＳＩＢＯマッサージ（121ページ参照）や腹筋をきたえるトレーニングをおこなって、腸や腸のまわりに筋肉をつけましょう。

　これらを続けても効果がない場合は、医師に相談してＳＩＢＯの有無を検査するのがよいでしょう。ＳＩＢＯと診断された場合、増えすぎたバクテリアを減らします。抗生物質による除菌や、成分栄養法が有効だという論文報告がみられます。再発を減らすため、低ＦＯＤＭＡＰ食事法を続け、生活習慣も改善することも大切です。

■ところで、糖質って何？

そもそも、糖質とはどんなものなのか、詳しく知りたい人のために、簡単に整理します。

炭水化物の分類

炭水化物は大きく、「糖質」と「食物繊維」に分かれます。

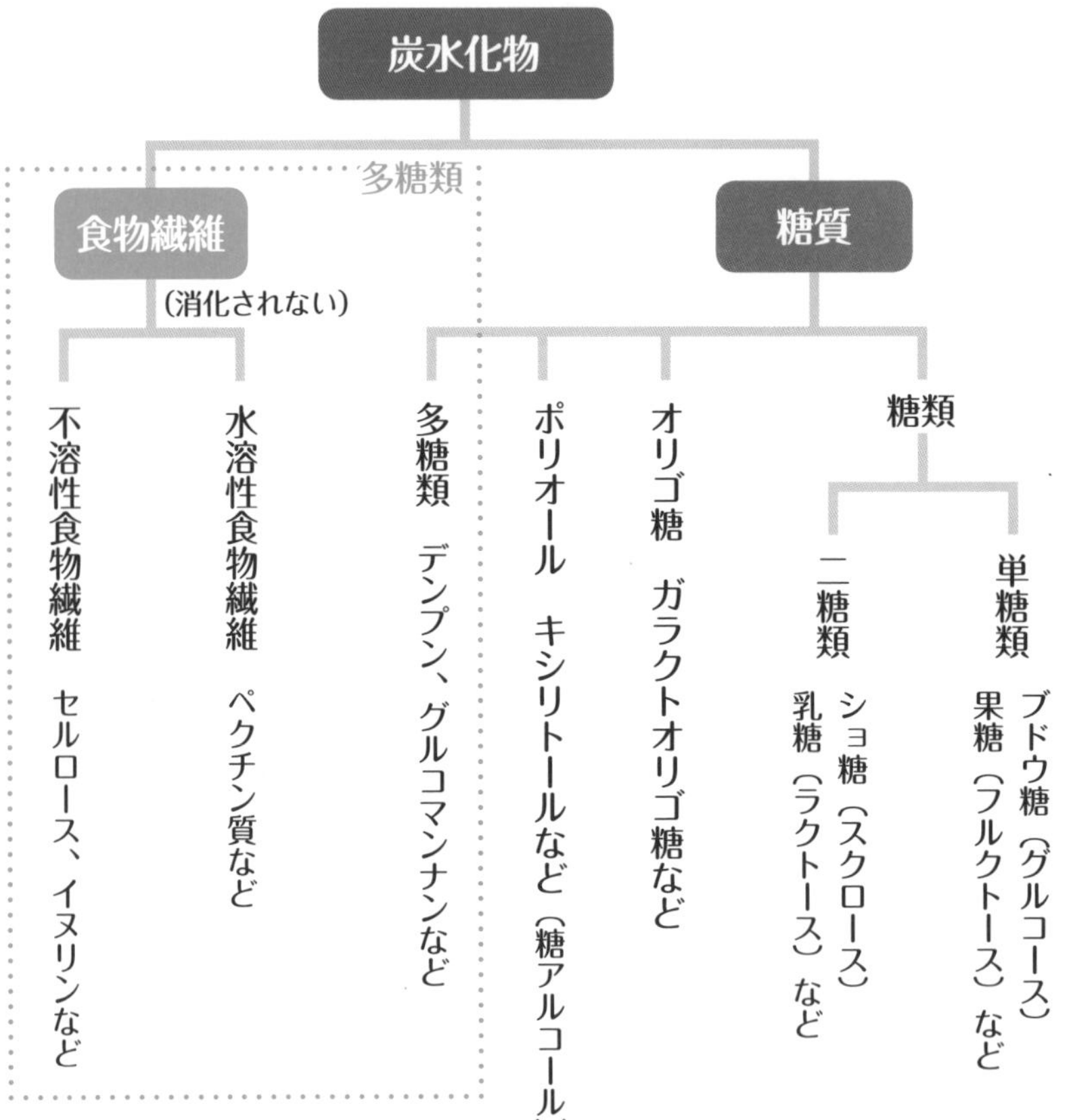

糖質は炭水化物から食物繊維を除いたもの

糖質は、炭水化物から難消化性成分である食物繊維を除いたもので、大きく「糖類」「オリゴ糖」「ポリオール」「多糖類」に分けられます。糖の最小単位であるブドウ糖（グルコース）や果糖などの「単糖類」と、単糖が2つくっついた「二糖類」をまとめて「糖類」といいます。単糖が3～10個つながったものがオリゴ糖、数百～数千個つながったものが「多糖」です。

ポリオールは「糖アルコール」とも呼ばれ、その多くは水素を添加して糖類を還元したもので、キシリトールをはじめ、おだやかな甘みと糖類よりも低カロリーが特徴です。

第5章

もっとスッキリ！腸の元気をつくる生活改善テクニック

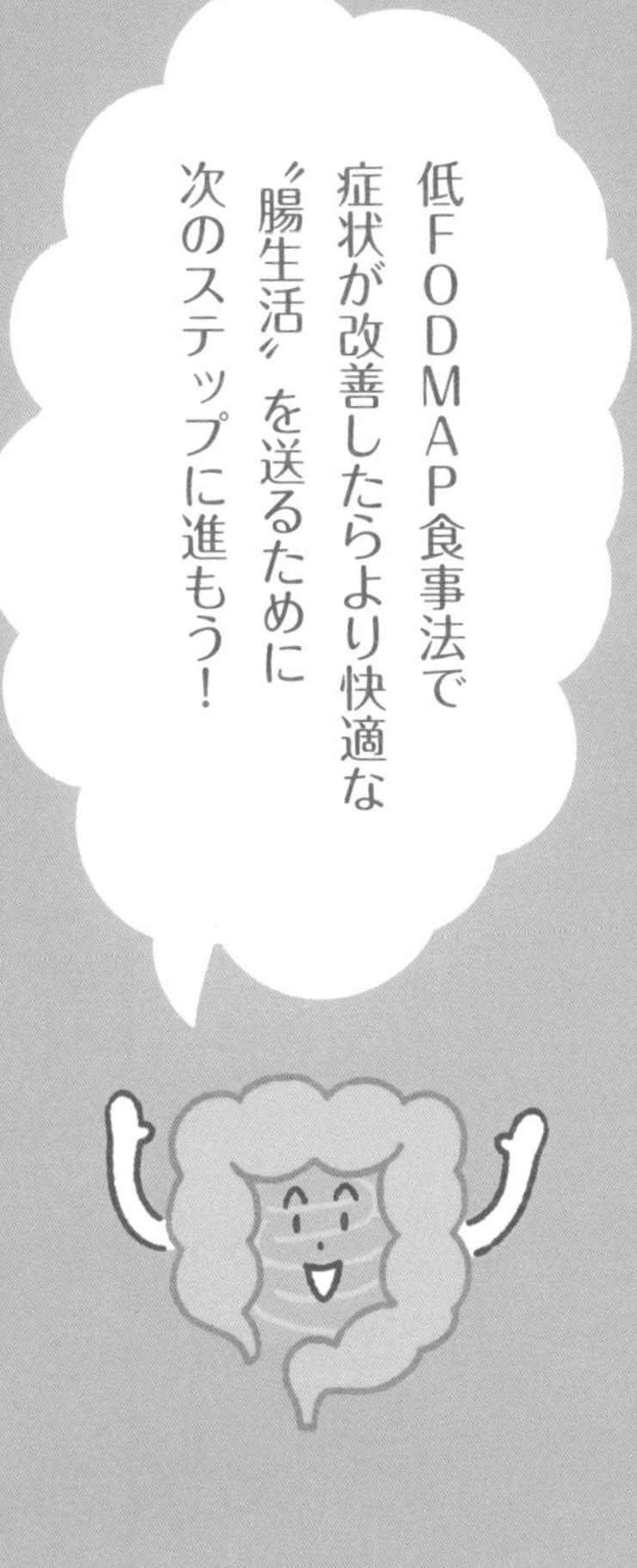
低FODMAP食事法で
症状が改善したらより快適な
〝腸生活〟を送るために
次のステップに進もう！

■ＳＩＢＯを治す

最新のＳＩＢＯ治療法を参考に、元気な腸を取り戻そう！

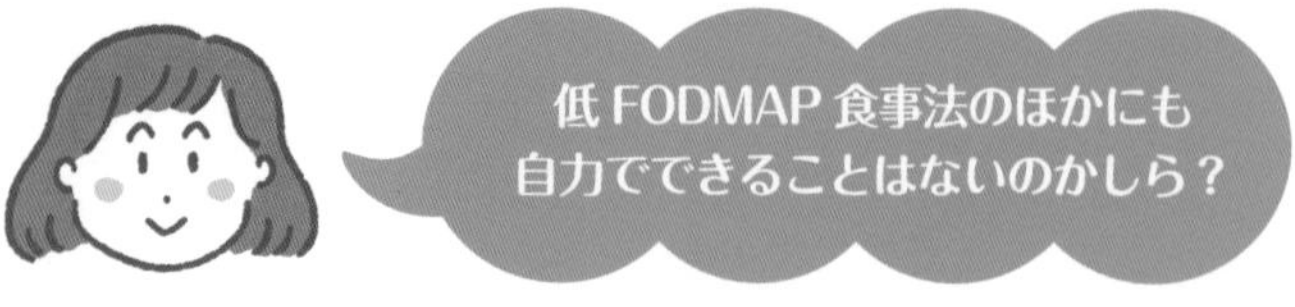
低FODMAP食事法のほかにも
自力でできることはないのかしら？

低ＦＯＤＭＡＰ食の次にできること

低ＦＯＤＭＡＰ食事法は、食事だけで過敏性腸症候群やＳＩＢＯなどのおなかの不調を改善しうる非常にすぐれた方法であり、ＳＩＢＯの治療に必要なものです。

しかし、長年の不調はがんこで、低ＦＯＤＭＡＰ食事法だけではなかなか効果が上がらないこともあります。そんなときは糖質全体の制限が必要となりますが、あせらずに、医師と相談しながら治療を進めましょう。

食事法の次のステップは、ＳＩＢＯマッサージです。これは、弱った腸をやさしくマッサージして刺激を与え、腸の運動力の回復を外側から働きかけるものです。時間もかからず簡単にできるので、左ページを参考に小腸と大腸のマッサージを朝晩、毎日おこなうようにします。

慣れてきたら、バウヒン弁のマッサージも加えます。ＳＩＢＯの人はバウヒン弁の締まりが悪いために細菌が大腸から逆流していることが多いので、ここを〝ツボ〟のように軽く押したりもんだりしながら刺激を与え、血行を改善して弁の可動性を高めましょう。

また、おなかを温めたり、小腸がしっかり働くよう食間をあけたり、骨盤底筋群をきたえるなど、生活習慣を変えておなかをサポートすることが大切です。

SIBOマッサージ

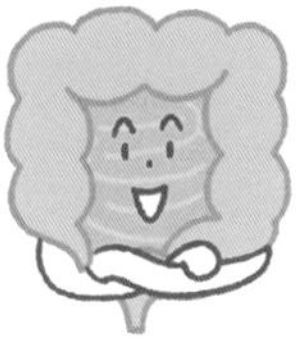

小腸と大腸のマッサージを朝晩各５回ずつ続けて、外からの刺激で腸の働きを活性化しよう！

A　小腸のマッサージ

①腰に手を当てたときに指にふれる骨の出っぱった部分（上前腸骨棘《じょうぜんちょうこつきょく》）を探す。
②①から、おへそまで直線を引く。
③その線を３等分して、外側の点（★印）を探す（★印は虫垂のある場所）。
④右手を★の位置に置き、左手の人差し指から小指までの指４本でみぞおちのあたりから右手の位置まで「J」の字を描くようにマッサージする。

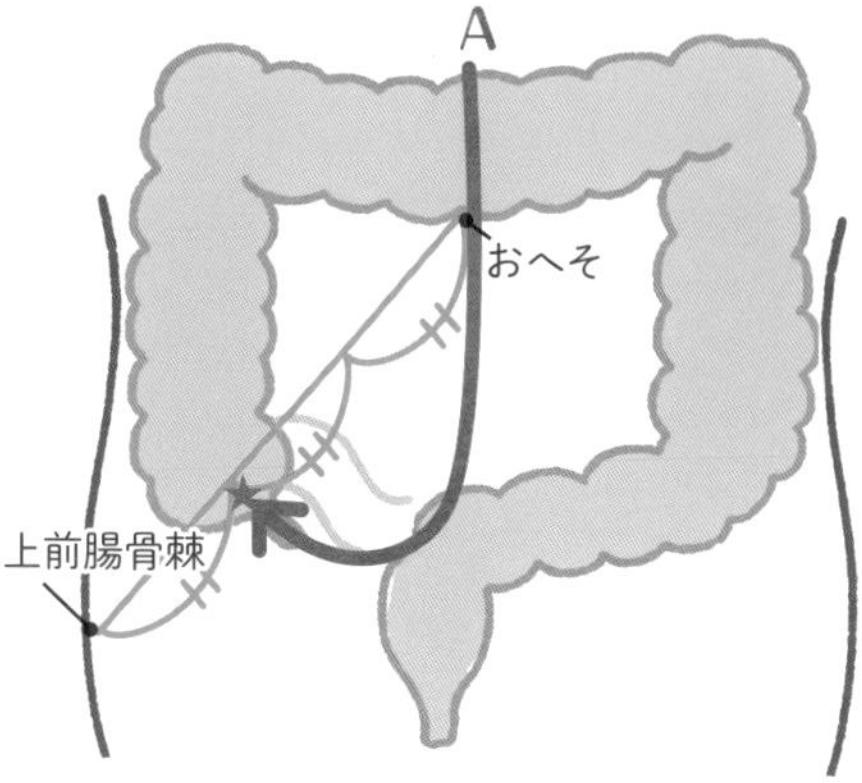

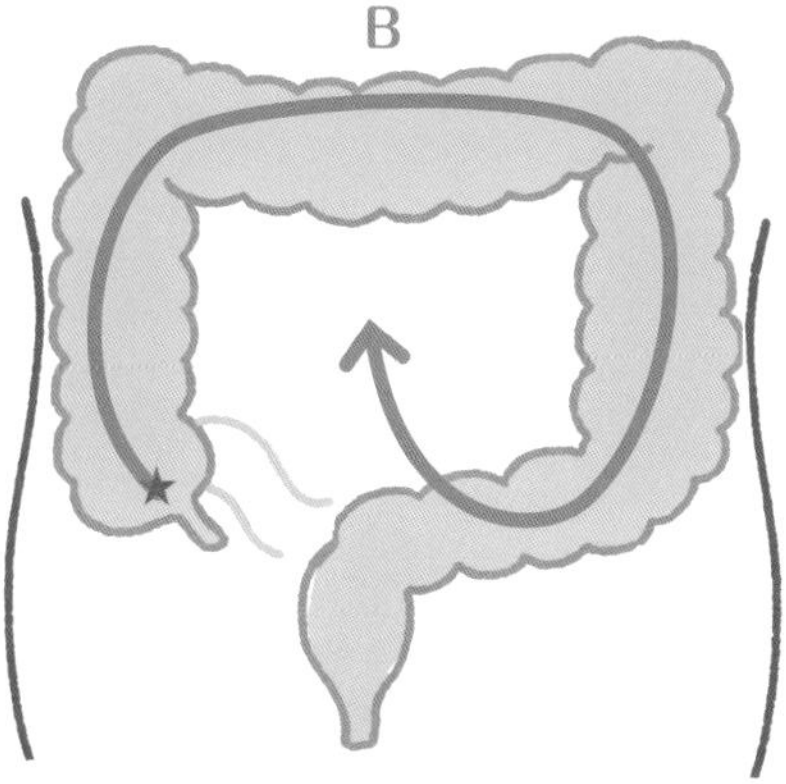

B　大腸のマッサージ

両手を★の位置に置き、ここから大腸のラインに沿って「の」の字を描くようにして、へその下あたりまで両手でやさしくマッサージ。Aとともに、軟らかいゴムボールを使っておこなってもよい。

バウヒン弁に刺激を与えてみよう！

慣れてきたら、☆印から腹部の奥に向かって、ゆっくりで押していくと、触診点から１㎝以内のあたりにヘーゼルナッツ大の軟らかな塊があるのを見つけることができます。それがバウヒン弁です。指で押したり離したり、振動させたりして刺激を与えると、バウヒン弁の可動性が改善します。

おなかを温める

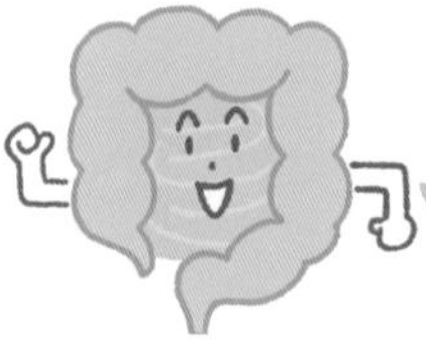

腸が冷えると血行が悪くなって、腸の働き全体が弱くなってしまう。おなかを温めると、腸が活性化するよ

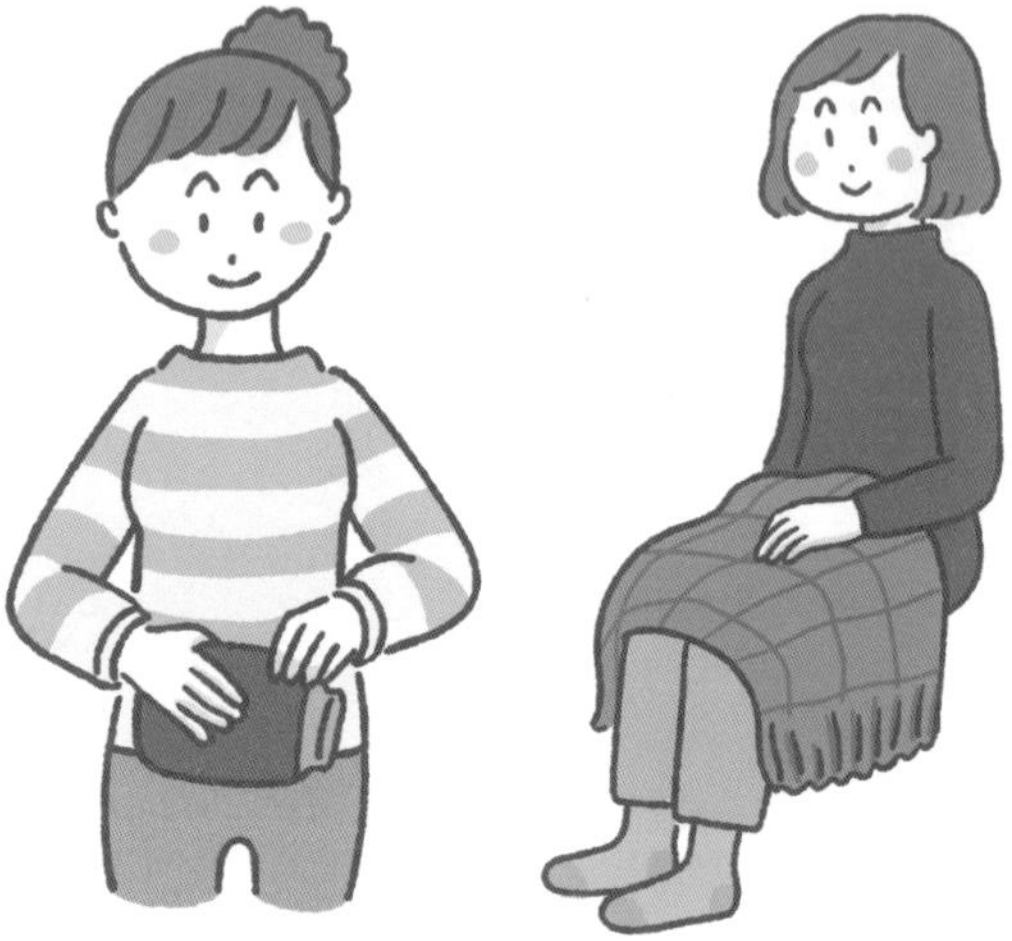

手で触れておなかが冷たいと感じたら、湯たんぽやカイロでおなかを温めよう。冷房の効いたオフィスなどでは、夏でもおなかを冷やさないように注意。

食事の間をおく

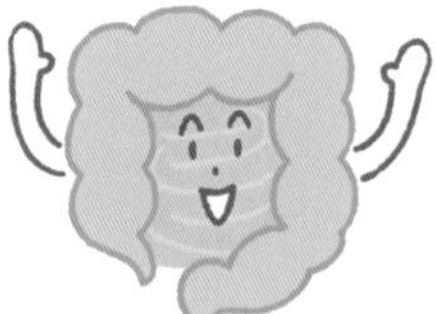

おなかがきれいな状態で次の食事ができるように、食事の間は4時間以上あけることが大切だよ

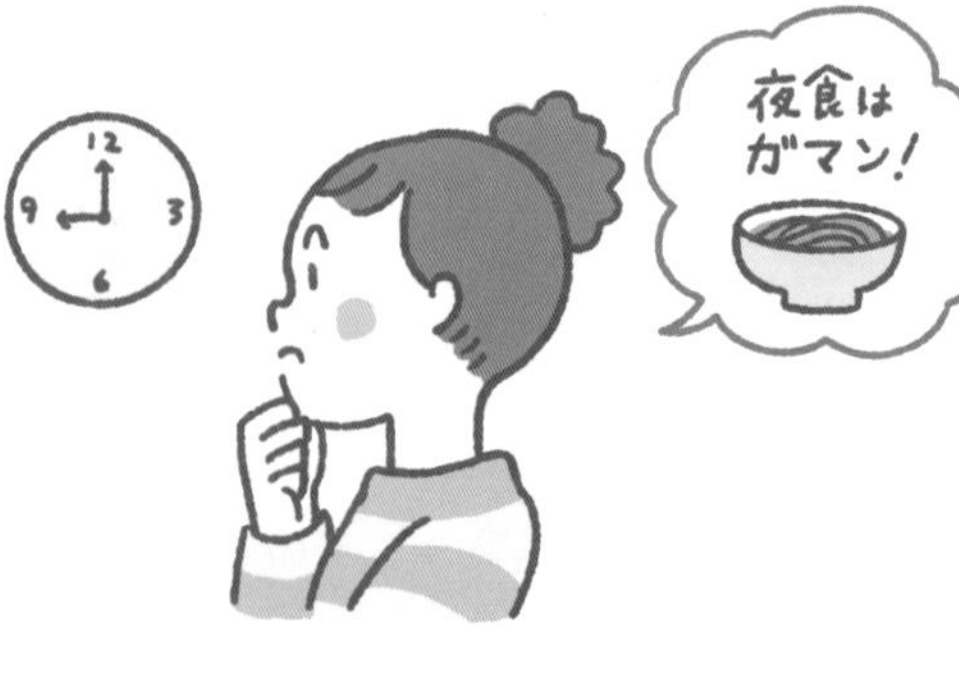

夕食は夜9時までにとるようにし、できるだけ夕食と朝食の間をあけるようにする。朝食と昼食、昼食と夕食の間は少なくとも4時間はあけ、間食はしない。

食事の前後に歯を磨く

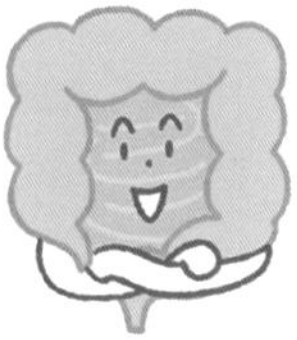

食事と一緒に菌をのみ込まないよう、
食前の歯磨きやうがいを習慣にしよう

口の中には、たくさんの菌がひそんでいる。SIBOの人はおなかの中でガスをつくり出す細菌を入れないためにも、口の中を清潔に保つことが大切。入れ歯にも細菌がいるため、食前によく洗う。

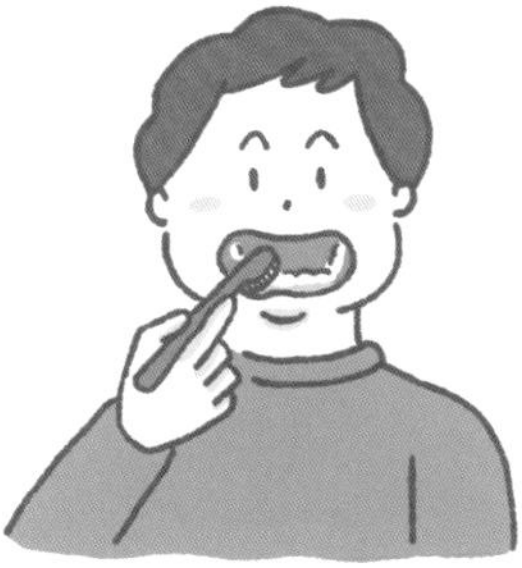

天然由来の抗菌作用のある食品やサプリメントをとる

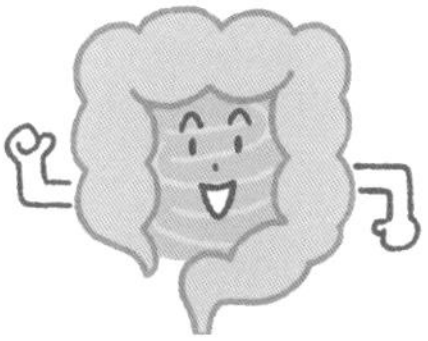

〝天然の薬〟として、細菌を抑える効果のある
食品や天然由来のサプリメントも有効だよ

アリシンを使ったサプリメント	アリシンは、抗菌・抗真菌作用のあるにんにくの成分。高FODMAPのにんにくが食べられなくても、フルクタンを除いたサプリメントなら安心してとることができる。
ココナッツオイル	主成分である中鎖脂肪酸は消化しやすいだけでなく、抗菌・抗真菌作用がある。また、オイルに含まれる遊離脂肪酸には、膜に作用して細菌を破壊する効果も。
オレガノオイル	抗菌、抗ウイルス、抗真菌作用があり、消化促進効果もある。
ベルベリンを使ったサプリメント	ヒイラギナンテンやメギ、ヒドラスチスなどの薬草に含まれるベルベリンには、抗菌・抗炎症作用のほか、下痢にも効果がある。
ニームを使ったサプリメント	ニームは熱帯常緑樹のインドのハーブ。日本では医薬品としての使用は認められていないが、カンジダ症の病原菌などに対する抗菌・抗真菌効果が知られている。
腸管運動促進剤のサプリメント	強い殺菌力をもつジンゲロールを含み、腸を温めて働きを活性化させるショウガが原料。

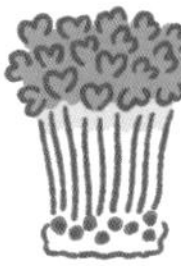

ブロッコリースプラウト

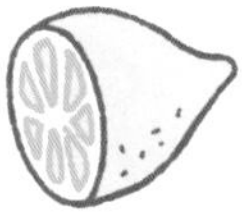

レモン

ピロリ菌を減らす効果のあるブロッコリースプラウトや、胆汁の酸性を刺激するレモンなど、食物の抗菌効果も見逃せない。

骨盤底筋群《こつばんていきんぐん》のストレッチをする

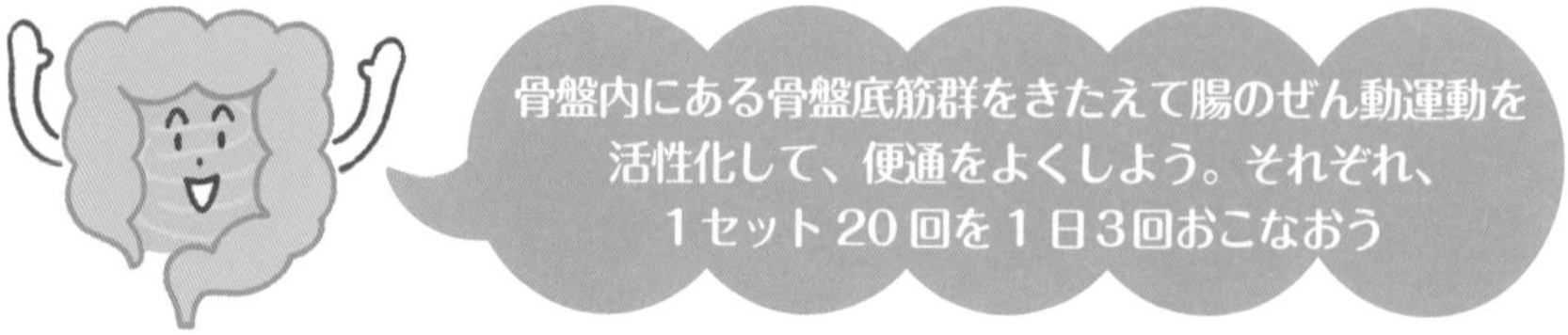
骨盤内にある骨盤底筋群をきたえて腸のぜん動運動を
活性化して、便通をよくしよう。それぞれ、
1セット20回を1日3回おこなおう

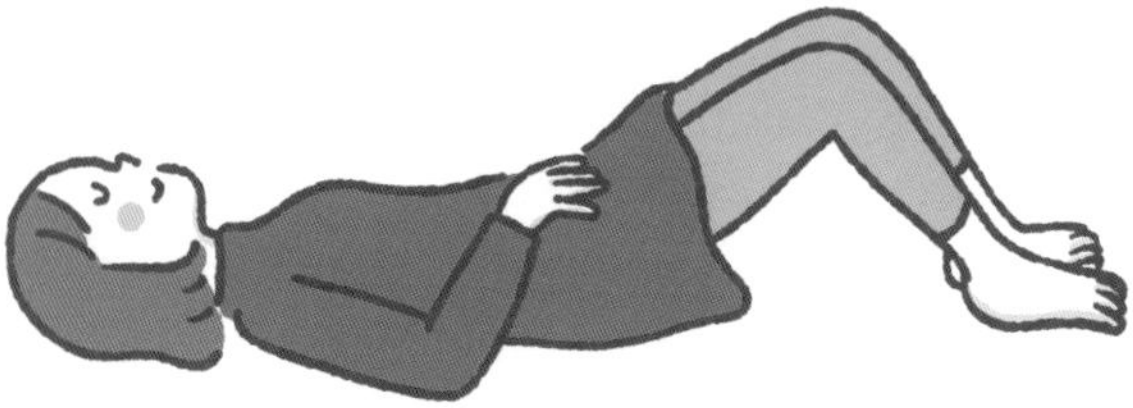

1

仰向けになって両足を肩幅に開き、両ひざを曲げて脚を軽く立てる。

↓

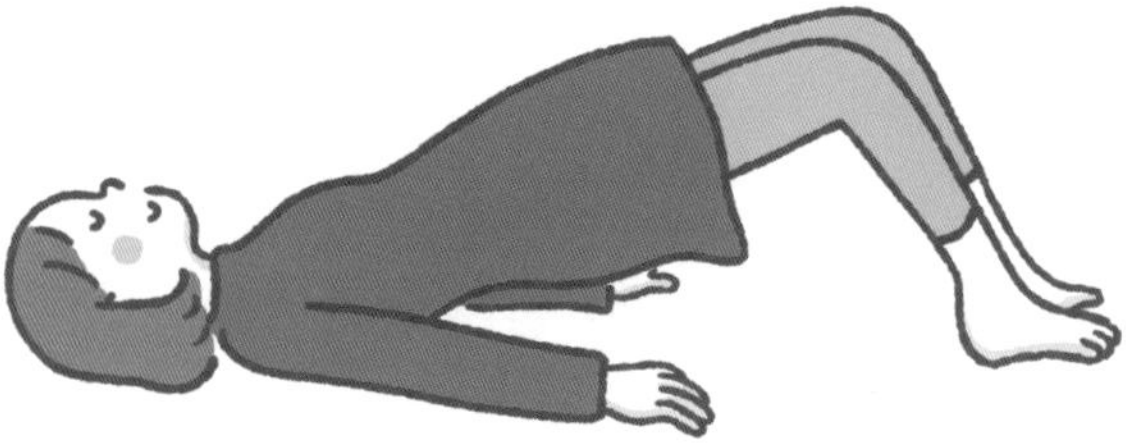

2

腕を両脇に置いて、体が一直線になるように意識して腰を上げる。肛門を締めながら、そのままの姿勢を5秒間キープする。

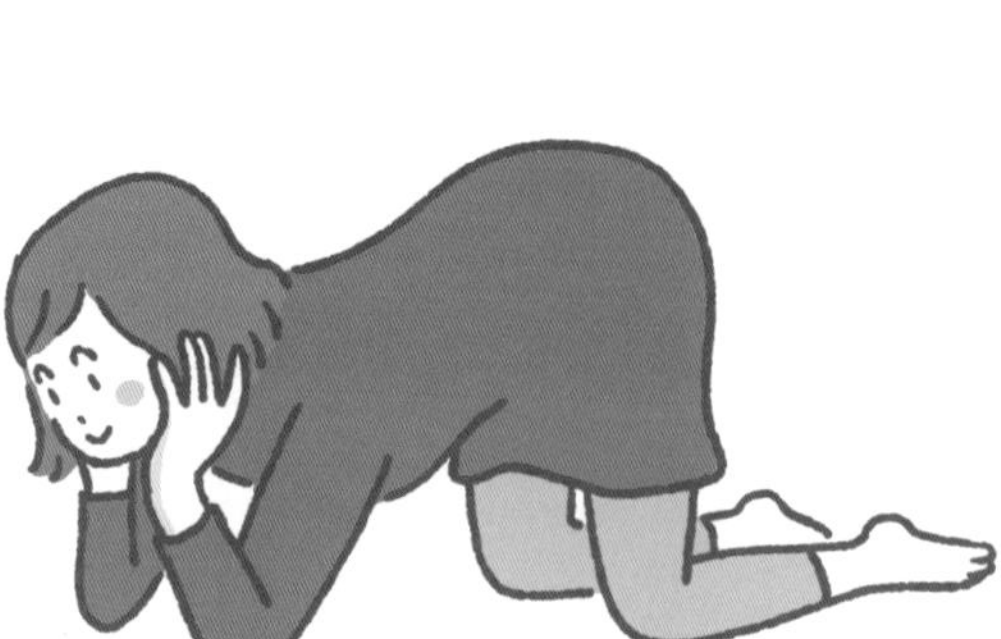

四つんばいになり、両ひじを床について両手であごを支える。ひじをついたまま肛門を締めて、そのまま5秒間キープしてゆるめる。

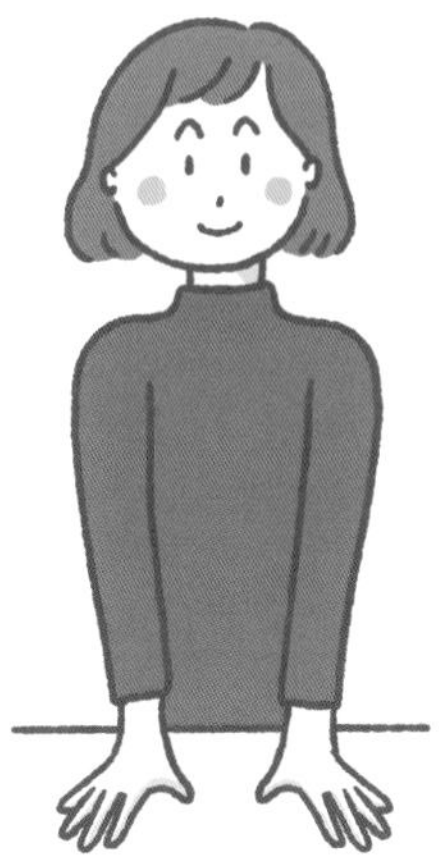

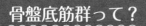

机やテーブルの前に脚を肩幅に開いてまっすぐ立ち、両手を開いてテーブルにつける。手に軽く体重をかけて、お尻まわりの筋肉をぎゅっと締めて５秒間キープしてゆるめる。

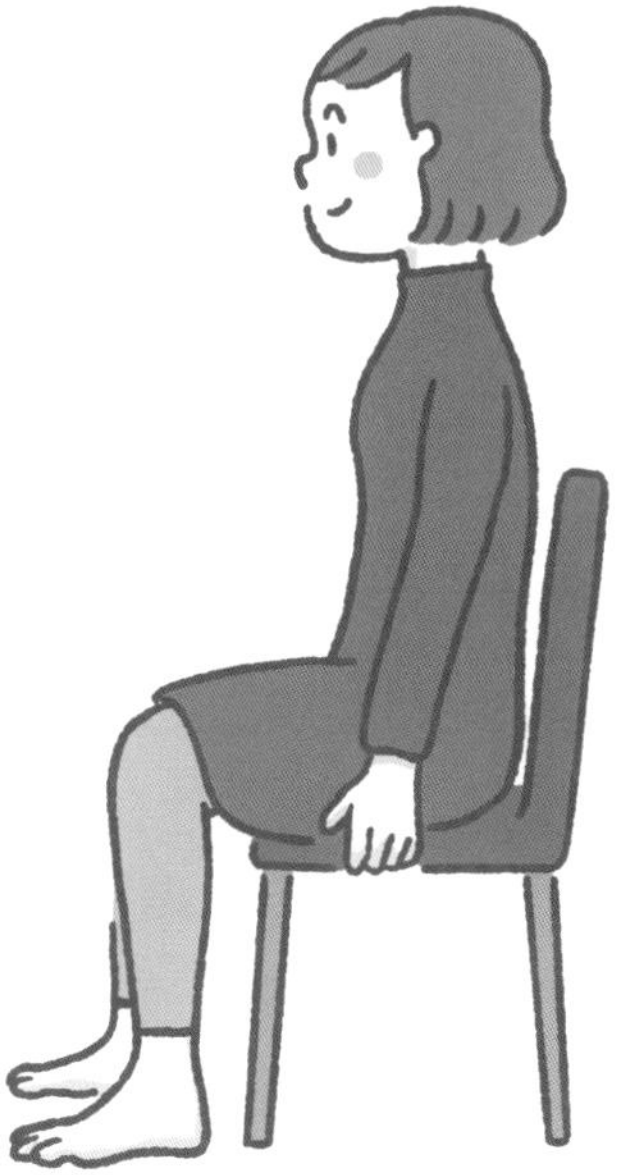

背筋を伸ばしてイスに座り、脚を肩幅に開いて足裏をしっかり床につける。骨盤底筋群を意識して、肛門まわりの筋肉をぎゅっと締めて５秒間キープする。

骨盤底筋群って？

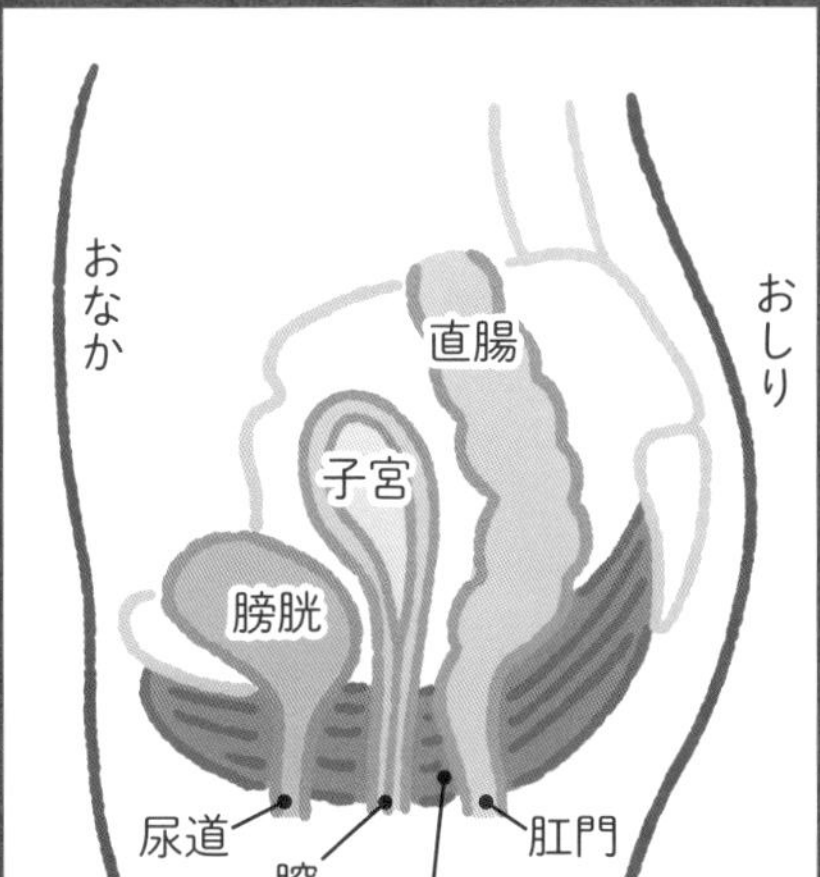

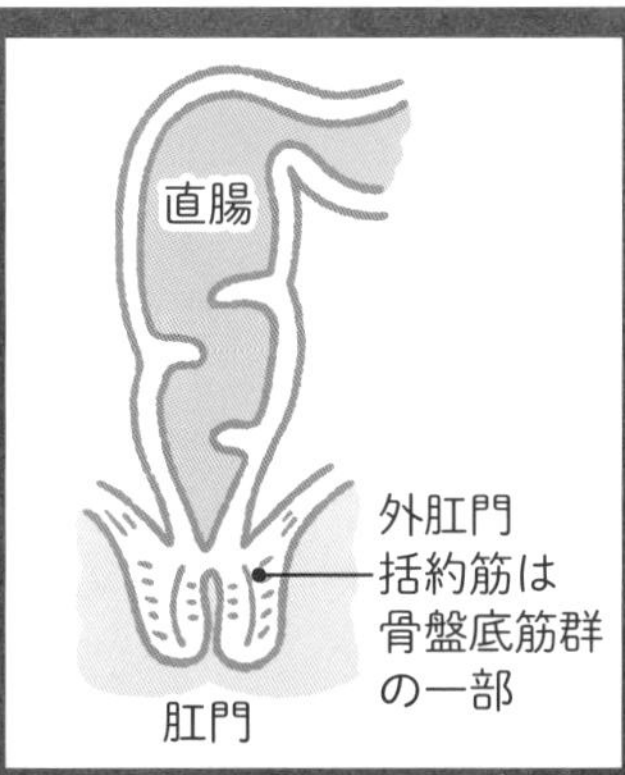

骨盤の底にあって、直腸や膀胱《ぼうこう》、子宮などの骨盤内臓器を下から支えている筋肉の総称です。いわゆるインナー・マッスルのひとつで、尿道や肛門を締める働きがあり、加齢とともに筋力が低下すると失禁しやすくなります。

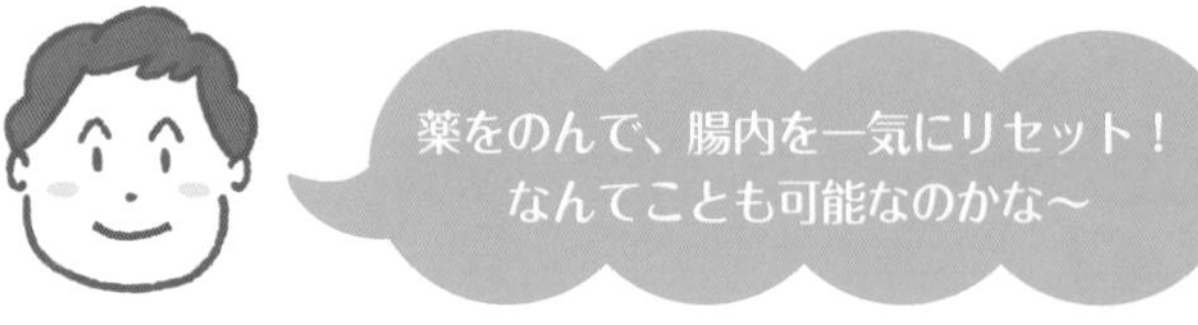

SIBO治療の強い味方となる抗生物質

SIBO治療の次なるステップは「抗生物質」です。腸内環境を破壊してSIBOの原因となるため〝悪役〟扱いされることも多い抗生物質ですが、逆にSIBOの治療薬としても活躍します。欧米では、腸内で異常に繁殖している菌を減らし、腸内環境を再構築するための治療薬としての有効性が認められ、とくに食事法だけでは改善しない人を対象に、治療がおこなわれています。

SIBOの場合、抗生物質が血液中に入ってしまうと消化管以外の臓器に副作用が出やすいため、血液中に吸収されず、腸管内の細菌（とくにSIBOで増える発酵菌種）だけに働く抗生物質が求められます。このため、消化管内でほとんど吸収されず、腸管内の細菌だけをきれいにしてくれる抗生物質として、海外では「リファキシミン」が推奨されています。この薬はもともと、肝硬変で血中のアンモニアが増えて意識障害を起こす肝性脳症の人に使用するものですが、腸内細菌がこのアンモニアをつくり出すもととなるため、日本でも肝性脳症に対して保険適応になっています。しかし、現在までまだ日本ではSIBOに対しては保険適応になっておらず、自費診療です。

なお、リファキシミンでは10～14日間の殺菌治療をおこないますが、その後3カ月はSIBOが戻ってこないように、MMC（64ページ参照）を改善する薬を使います。

SIBO治療のステップ

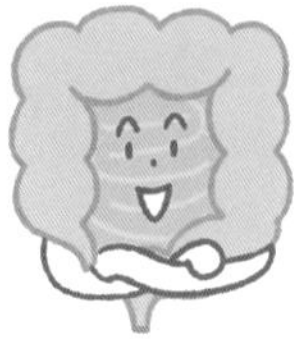

SIBOの概念は新しく、治療法も日々進化中だけど、
現在実際に用いられ効果が確認されている治療法はこれ！

Step 1
低FODMAP食を実行する

FODMAPは小腸で増えている細菌のエサとなる糖質である。したがって、SIBOの治療や予防で基本となる低FODMAP食事法（第4章参照）で、自分に合わない発酵性糖質の種類を知り、できるだけ低FODMAP食を心がけながら、おなかの症状を改善する。

Step 2
SIBOマッサージをする

低FODMAP食事法と並行してSIBOマッサージ（121ページ参照）をおこない、腸の動きを活性化する。「体は意識をもって運動すると効果が高まる」ため、イメージしながらおこなうことが大切。

Step 3
抗生物質をのむ

低FODMAP食事法だけではなかなか症状が改善しない人には、抗生物質を使用する。血液中に入ってほかの臓器を傷つけず、腸管内の細菌だけを殺菌してくれる、もっともエビデンスレベルが高い抗生物質「リファキシミン」などが有効。他剤を組み合わせることもある。

Step 4
腸管の運動を促進する

マッサージや骨盤底筋群のストレッチのほか、1日15分程度の軽い運動で腸のMMC(ぜん動運動)を活性化する。そのほか、間食を避け睡眠やストレスケアなど、生活習慣全般を見直して、腸の働きをよくする。オクトレオチドやプロカイネティクスを用いることもある。

Step 5
小腸の中の細菌を飢えさせる

低FODMAP食事法やリファキシミンでも症状が改善しない場合は、ほとんどが上部小腸で吸収されてしまい、細菌のエサにならない「成分栄養剤（エレメンタルダイエット）」を利用して、細菌にエサを与えず小腸内の細菌を減少させる。

Step 6
抗菌作用のある成分をとる

抗菌作用のある自然由来の安全なオイルやサプリメントを利用して、腸内細菌を減らす。

■ＳＩＢＯを予防する、再発を防ぐ

単なるおなかの不調にとどまらず、生活の質を低下させるＳＩＢＯをできるだけ予防し、再発を防ぐことが大切です。

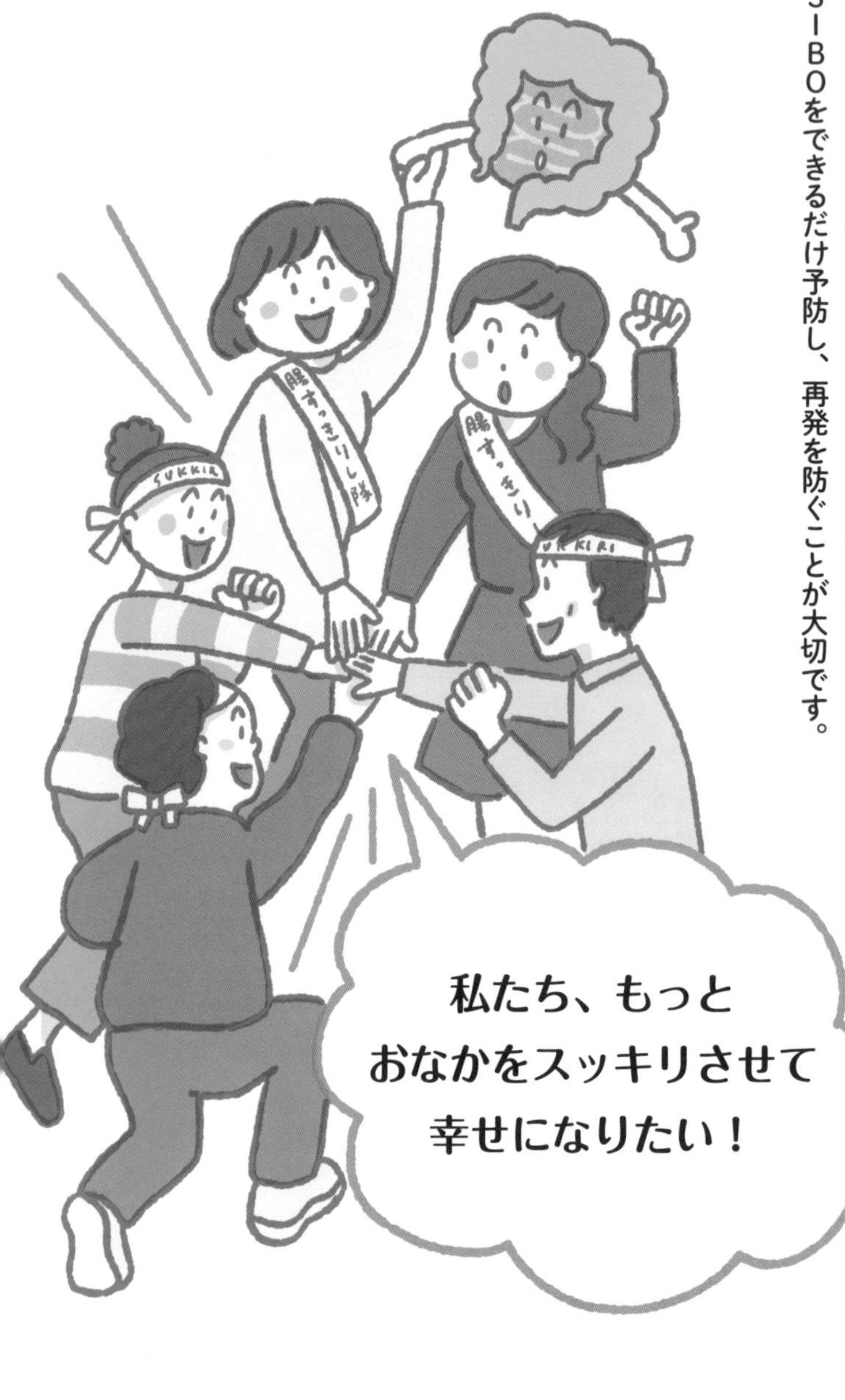
腸すっきりし隊
私たち、もっと
おなかをスッキリさせて
幸せになりたい！

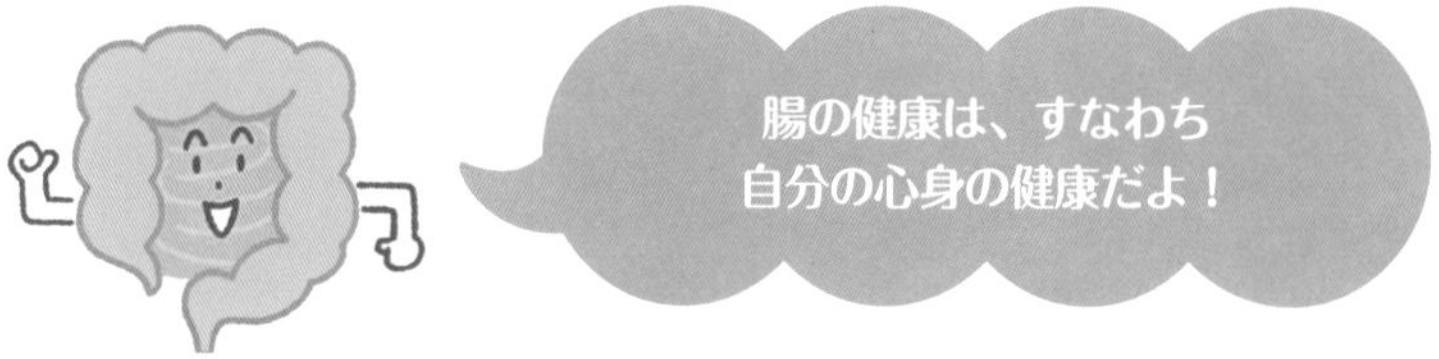
腸の健康は、すなわち
自分の心身の健康だよ！

SIBOは再発しやすい病気
腸の健康を守る生活が大事

SIBOでは、大腸菌をはじめとするプロテオバクテリア門の細菌が増え、ファーミキューティス門が減少します。またカンジダ グラブラータやカンジダ アルビカンスなどの真菌が増えることもあります。SIBOは、ボディブローのようにじわじわと体力をうばい、ダメージを与える病気なのです。

治療をしても長期的にみると再発がみられ、複数の研究でSIBOの約半数が1年以内に再発している、という報告があります。再発は高齢者に多いほか、虫垂を切除した人やPPI（プロトンポンプ阻害薬）という潰瘍の治療薬を継続してのんでいる人に多いといわれます。抗生物質は症状を改善してくれても、SIBOの原因そのものを取り去り、完治してくれるわけではありません。

そのため、SIBOの治療にあたっては、薬だけに頼らずに、再発を防ぐ必要があります。原病（糖尿病や甲状腺疾患、アミロイドーシスなど）をしっかり治療するほか、腸の働きを改善するために規則正しい生活を送ること、ストレスをこまめに発散すること、運動することは、心身の健康にも効果があります。

血行をよくすることで生活習慣病やがん、認知症の予防などに効果があるだけでなく、見た目の若さや、ひいては〝幸福感〟にまで影響を与えます。腸の健康はすなわち心身の健康であることを忘れずに、おなかをスッキリさせて強くしていきましょう。

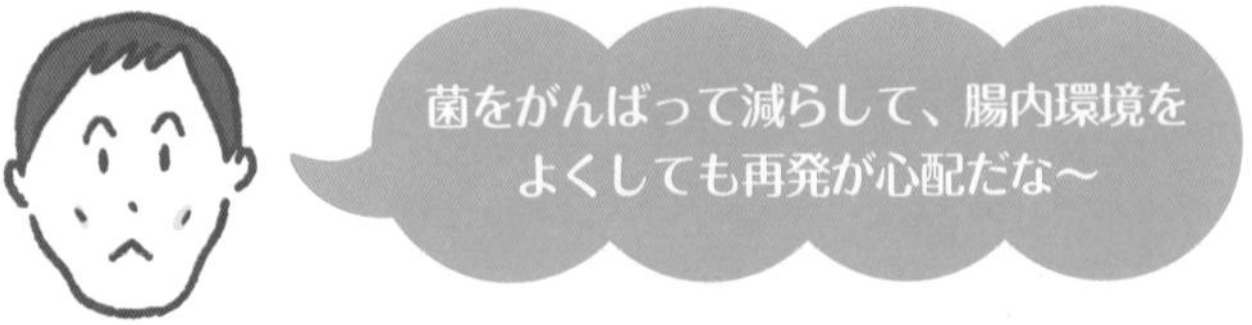
菌をがんばって減らして、腸内環境を
よくしても再発が心配だな〜

プロバイオティクスをとって善玉菌を増やそう!

抗生物質を使ったあと、腸に問題がなければ腸内細菌は自然に健康的なレベルに戻ります。その間も、再発を防ぐために低FODMAP食事法を続け、規則正しい生活で健康な腸づくりを目指しますが、それをサポートするのが次のステップ、直接善玉菌を錠剤でとる「プロバイオティクス」です。

プロバイオティクスはタイミングが大切で、必ず抗生物質を使ったあとにとります。抗生物質をとる前にのんでも、抗生物質で悪玉菌と一緒に死んでしまうため、意味がありません。

細菌が減ったところに数種類の善玉菌を投入することで、腸の炎症を抑え、日和見菌を味方にして悪玉菌を追いやり、腸内を適切なpH値に保ってくれるのです。このとき、乳糖を含まない錠剤を使うのもポイントです。

ただし、同じ善玉菌を増やす目的でも「プレバイオティクス」はひかえます。プロバイオティクスは善玉菌を錠剤でとることで、腸に負担をかけずに腸内を整えることができるのに対し、プレバイオティクスは、腸内細菌のエサとなる水溶性植物繊維などを食べて善玉菌を増やそうとします。なのでSIBOの人には向かず、再び細菌を過剰に増やし、症状を悪化させることになってしまいます。

プロバイオティクスをとって健康な腸に

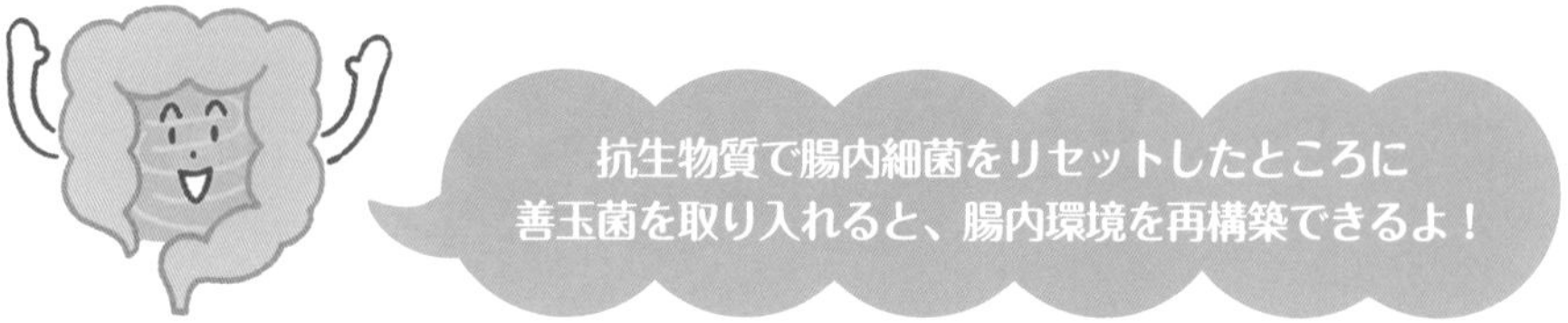
抗生物質で腸内細菌をリセットしたところに
善玉菌を取り入れると、腸内環境を再構築できるよ！

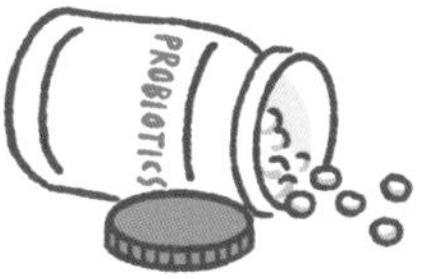

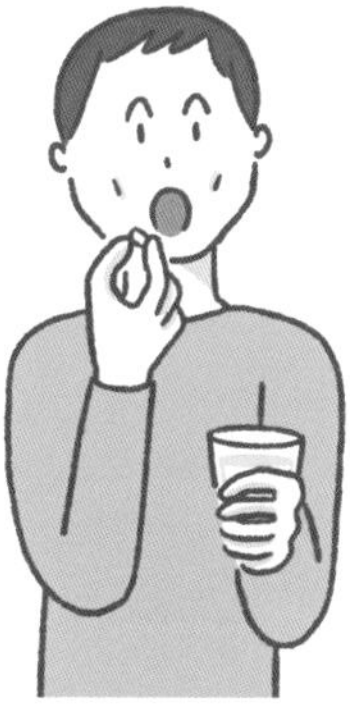

Point

□事前に低 FODMAP 食事法をおこなう
□運動や睡眠などの生活習慣の改善をおこなう
□抗生物質で小腸の細菌を減らしたあとにおこなう
□水溶性食物繊維やビフィズス菌などを食事からとる「プレバイオティクス」はＮＧ

抗生物質で腸内細菌を減らしたあとにプロバイオティクスをのむと、効率的に善玉菌を増やして腸内環境を整えることができる。しかし、無治療の SIBO の人がプロバイオティクスを善玉菌としてとっても、もともと小腸の中で増えているところに菌を追加することになるので、火に油を注ぐことになる。

高 FODMAP 食品・プレバイオティクス食材はＮＧ

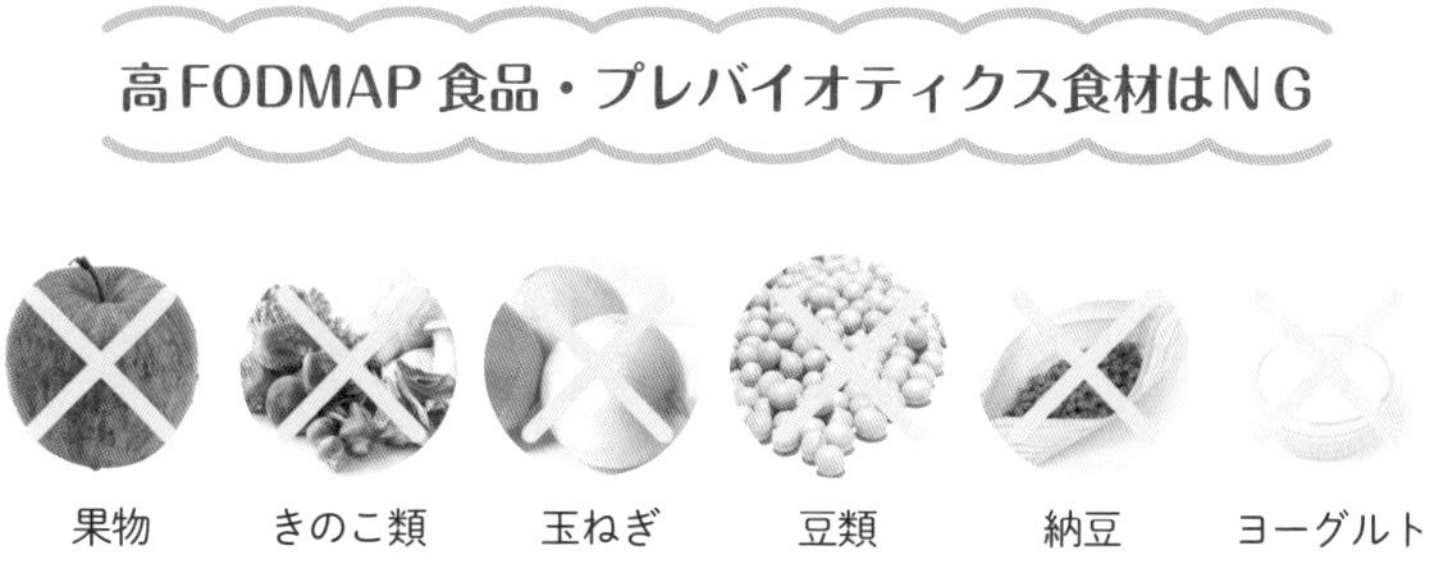
果物
きのこ類
玉ねぎ
豆類
納豆
ヨーグルト

高 FODMAP の食べものや、ごぼうやねぎ、豆類などの水溶性食物繊維は、小腸で過剰に繁殖している細菌のエサとなるため避ける。ビフィズス菌をはじめとする善玉菌も、FODMAP のひとつである乳糖を含むヨーグルトからではなく、乳糖を含まない錠剤の形でとるようにする。

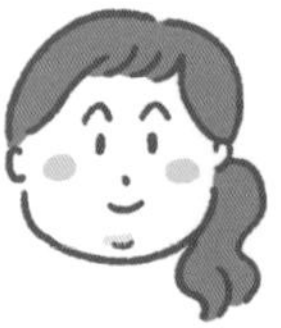

リーキーガット症候群と診断されたのですが、SIBOの再発は防げますか？

リーキーガット症候群を治して小腸を癒やそう

ＳＩＢＯが長引くと、小腸の粘膜もダメージを受けて「リーキーガット症候群」（54ページ参照）を起こすことがあります。この〝もれやすい腸〟を治さなければ、ＳＩＢＯが再発し、さらに症状が悪化する悪循環におちいってしまいます。

リーキーガット症候群は、弱った腸の粘膜が、本来なら通過させないものまで通してしまう状態です。その原因はＳＩＢＯだけでなく、果糖の過剰摂取や肥満、高脂肪食、アルコールなどさまざまです。

リーキーガットを生じる食物成分としてはグルテンが有名ですが、より注意が必要なのが果糖（フルクトース）です。果糖をとることで、腸の粘膜の透過性（もれやすさ）が亢進《こうしん》し、リーキーガット症候群が生じるだけでなく、もれた細菌がつくり出した毒素（ＬＰＳ：リポポリサッカロイド）は、血液を介して肝臓に達し、ＮＡＦＬＤ《ナッフルディー》（非アルコール性脂肪性肝疾患）という肝炎の原因にもなります。実際、ＮＡＦＬＤの人の50％にＳＩＢＯが認められたとの報告もあります。

最近では、果糖はほとんどの清涼飲料水にブドウ糖と一緒に添加され、先進諸国では総摂取カロリーの約10％を占めるともいわれています。

リーキーガット症候群やＮＡＦＬＤの人は、果物や甘い清涼飲料水をひかえ、果糖をとりすぎないようにしましょう。

リーキーガット症候群を改善する方法

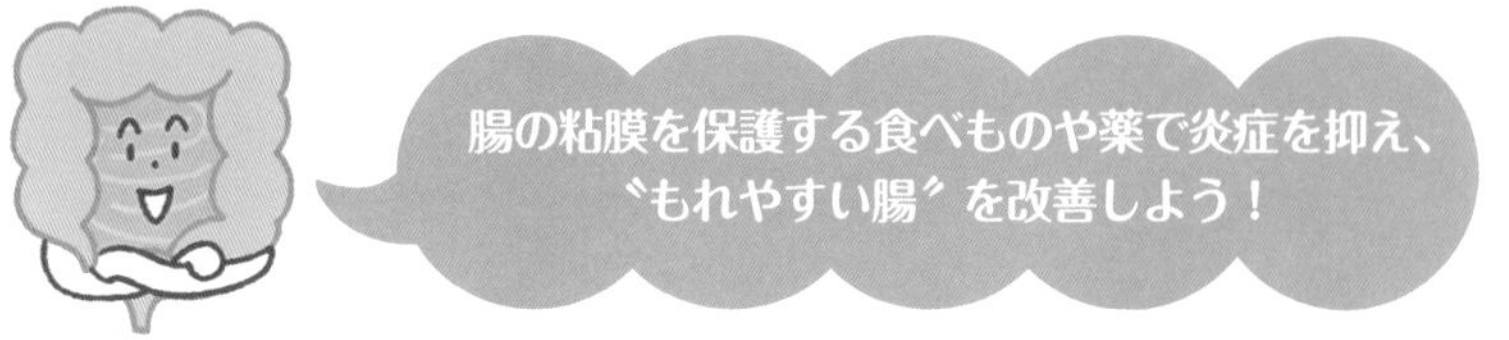
腸の粘膜を保護する食べものや薬で炎症を抑え、
〝もれやすい腸〟を改善しよう！

1 オメガ3をとり、オメガ6を避ける

生活習慣病や動脈硬化の予防効果で話題のオメガ３系の不飽和脂肪酸には、小腸の炎症を抑える効果があります。鮭や青魚、貝類などに含まれるEPA、DHAをはじめ、エゴマ油やアマニ油、シソ油、低FODMAP食品のくるみなどを積極的にとりましょう。

それとは反対に、オメガ６の脂肪酸は炎症を悪化させてしまうので、オメガ６の多い大豆油やサフラワー油、ひまわり油、コーン油などはひかえます。

2 抗酸化作用のある食品を食べる

リーキーガット症候群では、肝臓がんを引き起こす毒素が血管を通って肝臓に達してしまうため、肝臓を傷《いた》めます。肝臓をいたわるためにも、アルコールやカフェイン、グルテン、高FODMAP食、加工された糖、加工食品などの腸に炎症を起こす食品を避け、抗酸化作用のあるキャベツやにんじん、ほうれん草、ブロッコリー（茎を除く）などの低FODMAPの緑黄色野菜をとるようにしましょう。

腸の粘膜の透過性を亢進させ、リーキーガットをもたらす果糖（フルクトース）は避けましょう。

3 薬をのむ

慢性便秘症に用いられる「ルビプロストン（商品名・アミティーザ）」という薬が、リーキーガット症候群の粘膜の透過性を改善することが確認されています。腸管内への腸液の分泌を増加させ、便を軟らかくして排便をうながす下剤のひとつです。

小腸を保護する働きがある胃粘膜保護剤の「レバミピド（商品名・ムコスタ）」も、小腸粘膜を保護して活性酸素の抑制作用があることから、リーキーガット症候群に有用です。

4 ボーンブロスを飲む

ボーンブロス（骨のスープ）は、文字どおり鶏や牛、豚などの骨を煮出してつくった、ゼラチンやミネラル、ビタミン、アミノ酸などが豊富なスープです。とくに、たっぷりの天然のゼラチンが腸内で穴を埋めるパテのような働きをして、症状を改善することがわかっています。リーキーガット症候群の治療では、FODMAP成分の多い膝部などの軟骨性の骨は除きます。リーキーガット症候群への効果だけでなく、美肌やダイエットなどの美容効果もあります。

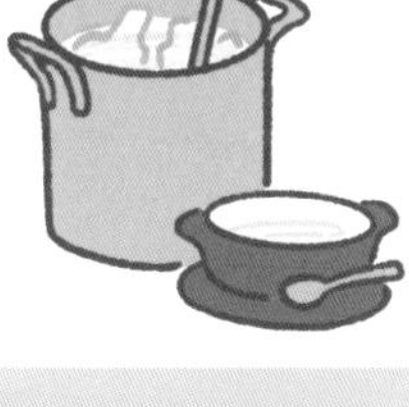

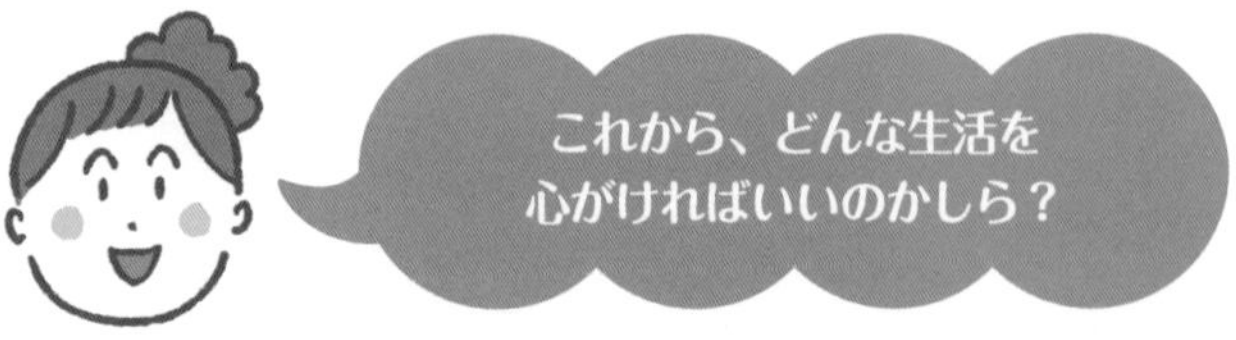
これから、どんな生活を
心がければいいのかしら？

腸を元気にする生活習慣を始めよう

ＳＩＢＯの再発を防ぐためには、何よりも腸を元気にすることが必要です。そのために欠かせないのが、生活習慣の改善とともに、ストレスに負けない強い心をつくることで、最近では脳を利用したある方法が、注目を集めています。

これまでは、体の動きや反応はすべて脳に支配されていて、脳の命令どおりに体が動いていると考えられていました。しかし、最近では「脳腸相関」にみられるように、体のある部分が脳に影響を与え、その働きすら決めているのではないか、という考えに変わってきています。簡単にいうと〝悲しいから泣く〟のではなく、〝泣くから悲しい〟のです。

笑いが免疫力を高めるように、いつも笑顔でいることで脳を〝だまし〟、腸のぜん動運動を活発にして免疫力をアップさせるセロトニンを増やすことができるのです。

たとえば、うれしいことやいいことが何もなくても、テクニックとして口角を上げることで、腸内でセロトニンやドーパミンの分泌も盛んになり、脳からは〝幸せホルモン〟のセロトニンが分泌されます。気持ちもポジティブになってストレスに強い心をつくることができます。

腸脳相関の関係にある腸だからこそできる〝裏技〟で、腸に力を与えましょう。

メラトニンを分泌させる

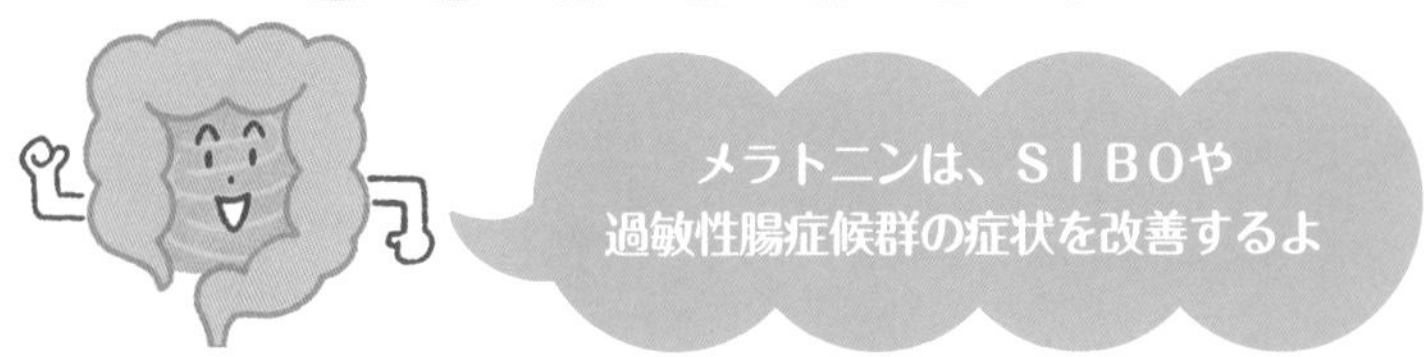
メラトニンは、ＳＩＢＯや
過敏性腸症候群の症状を改善するよ

1 質のよい睡眠をとる

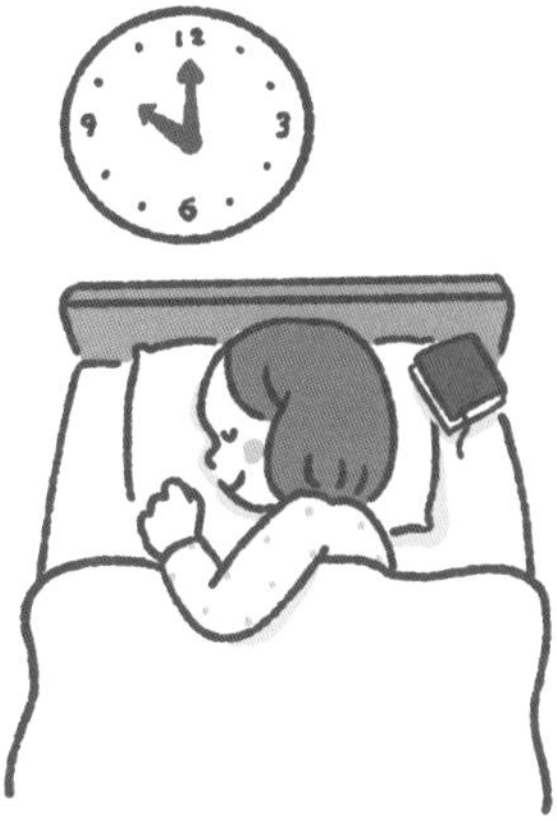

体の老化防止につながる成長ホルモンは、午後10時～午前2時ごろにもっとも多く分泌されるため、早寝早起きを心がける。また、スマートフォンやパソコンのブルーライトはメラトニンの分泌を低下させるため、就寝の1時間前からは浴びないようにする。

2 朝日を浴びる

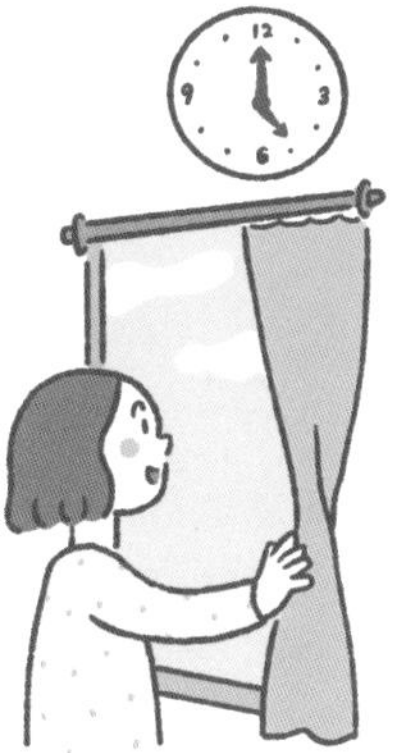

サーカディアンリズム（概《がい》日《じつ》リズム）を調整するメラトニンは、網膜に光刺激を受けて15時間後に分泌される。朝起きたらしっかり朝日を浴びて、概日リズムをリセットしよう。

Point

□早寝早起きを心がける
□朝起きたら朝日を浴びる
□睡眠時間は7時間がベスト
（睡眠が5時間以下や9時間以上の人より平均寿命が長い）
□就寝前はブルーライトの
刺激を避ける

朝起きたら朝日を浴びて、体内時計をリセット！

私たちが夜になると眠くなるのは、サーカディアンリズム（概日リズム）を調整する睡眠ホルモンのメラトニンのおかげです。メラトニンは朝日を浴びることでスイッチが入り、15時間後に分泌される仕組みになっていて、夜、メラトニンが分泌されると自律神経の副交感神経が優位になり、体温や血圧、脈拍などが低下して眠気をもよおすのです。昼間、材料となるセロトニンが十分につくられないと、うまくメラトニンが分泌されません。朝食でセロトニンの材料となるトリプトファンを含んだバナナやアーモンドなどをしっかりとるようにしましょう。

夕食と朝食の間をあける

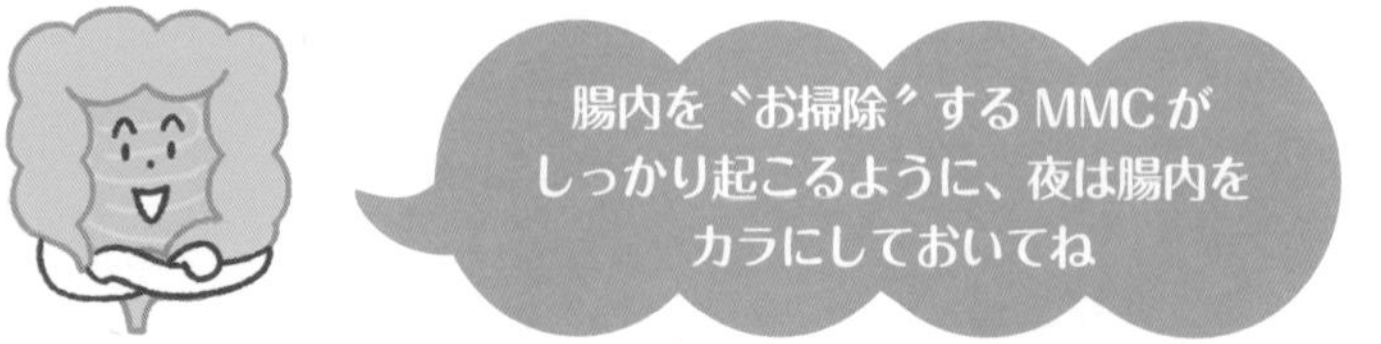

腸内を〝お掃除〟するMMCがしっかり起こるように、夜は腸内をカラにしておいてね

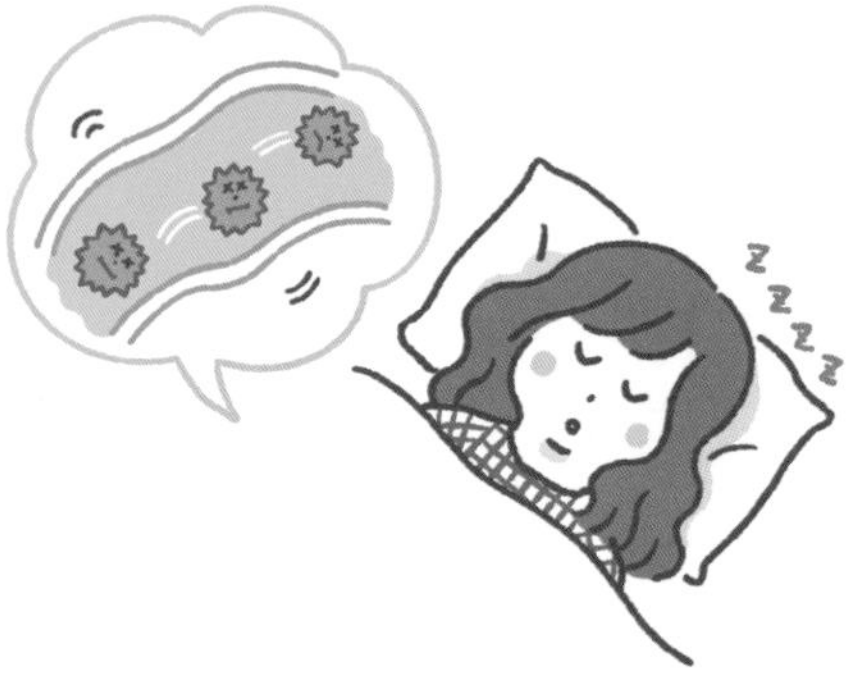

Point

- □食事と食事の間は4時間以上あける
- □夕食から朝食までの時間を長くあける
- □朝ごはんをしっかり食べ、夕食は就寝の4時間前にとる

体内時計を整える食べ方

5時
起床

6時
朝食
しっかりとる

12時
昼食
外食でも
低FODMAP食品を意識

4〜6時
夕食
早めにとる

10時
就寝
早めに就寝

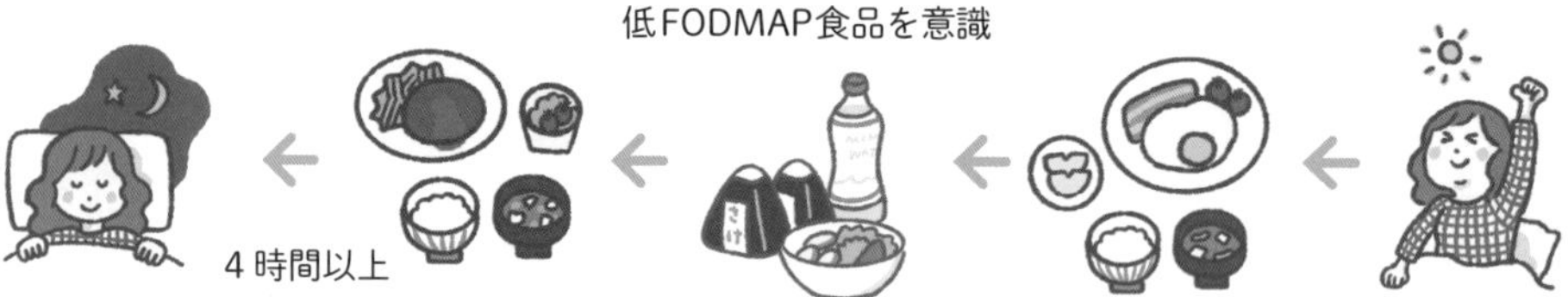

4時間以上
あける

腸の動きを活性化するには〝何も食べない時間〟が大切

筋肉の収縮によって胃や小腸の内容物を大腸まで押し流すMMC（伝播性消化管収縮運動）は、食後すぐには起こりません。食後2時間ほどで収縮が始まり、すべてを大腸の入り口まで押し出すにはさらに約2時間かかります。しかも、その間に新たな食べものが入ってくるとMMCは止まってしまうため、腸の働きを活性化させるためには間食をせず、4時間は何も食べない時間をつくることが必要なのです。

また、朝食から夕食の間を8時間以内にして、何も食べない時間を長くすると、体脂肪が落ちて太りにくくなることがわかっています。

1日15分、軽い運動をする

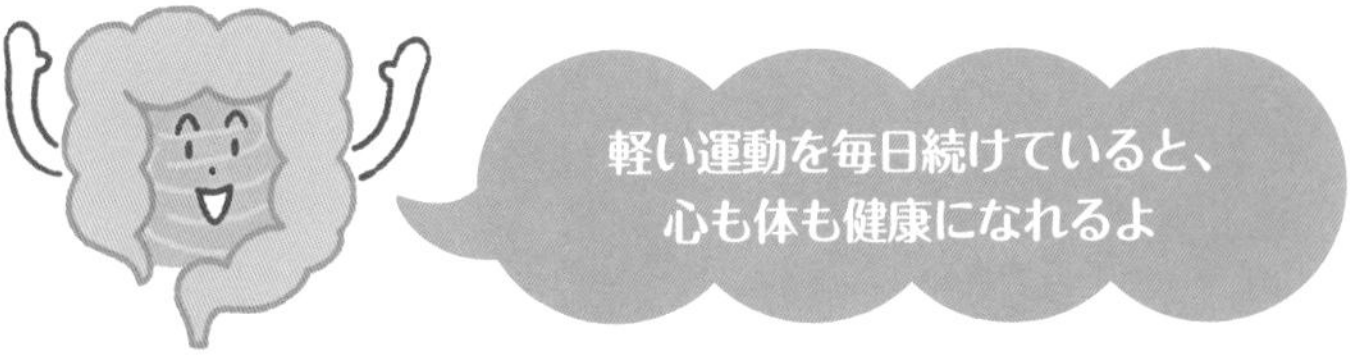
軽い運動を毎日続けていると、
心も体も健康になれるよ

便秘気味の人は

スクワット、ボクシング、ジョギング

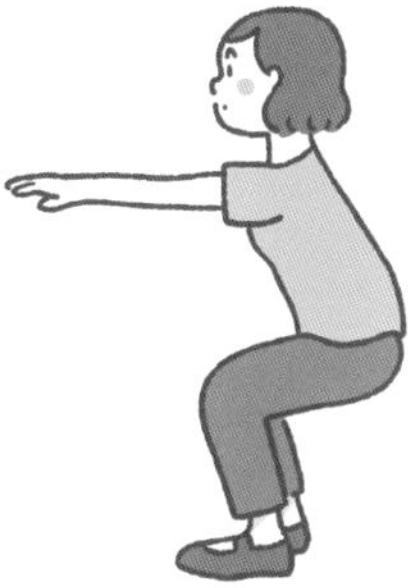

短時間で体に大きな負荷をかける運動が効果的。激しい筋トレは動脈硬化を進めてしまうこともあるので、スクワットがおすすめ。1セット10回、1日3セットおこなう。

下痢気味の人は

ウォーキング、階段上りストレッチ

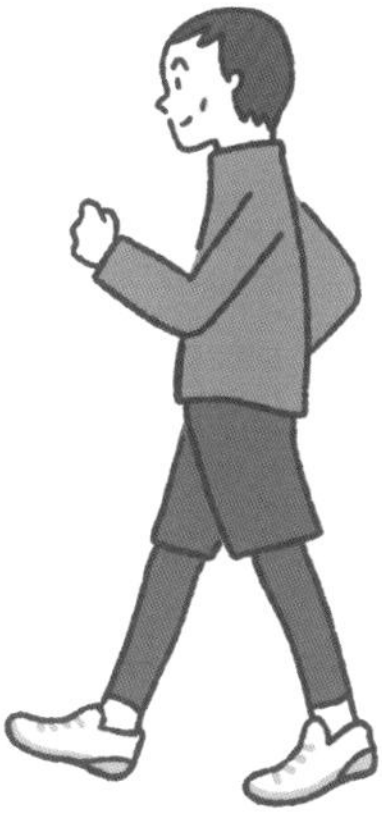

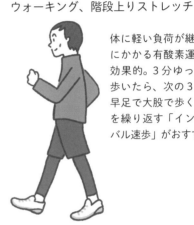

体に軽い負荷が継続的にかかる有酸素運動が効果的。3分ゆっくり歩いたら、次の3分は早足で大股で歩くことを繰り返す「インターバル速歩」がおすすめ。

Point

□下痢気味の人と便秘気味の人、症状によって運動内容を変える
□どちらも1日15分、息が少し切れるくらいの運動でOK
□生活習慣病やがんの予防のためにも、運動は毎日続ける
□運動のあとにはしっかり水分をとる

1日15分の運動を習慣にしよう！

「1日6時間以上座っている人は寿命が短い」といわれます。デスクワークなど座りっぱなしの状態（不活動）がさまざまな不調の原因となり、慢性疾患や死亡リスクを上げます。1時間に1度は立ち上がって不活動を避けましょう。

　また、1日15分、息が切れるくらいの運動をすると14％死亡率が下がるというデータもあります。不活動は大腸ガンのリスク因子です。スクワットなどの筋肉運動をすると、筋肉からスパークという機能性たんぱく質が分泌され、これが大腸ガンを抑えることが示唆されています。

ストレスに強い心をつくる

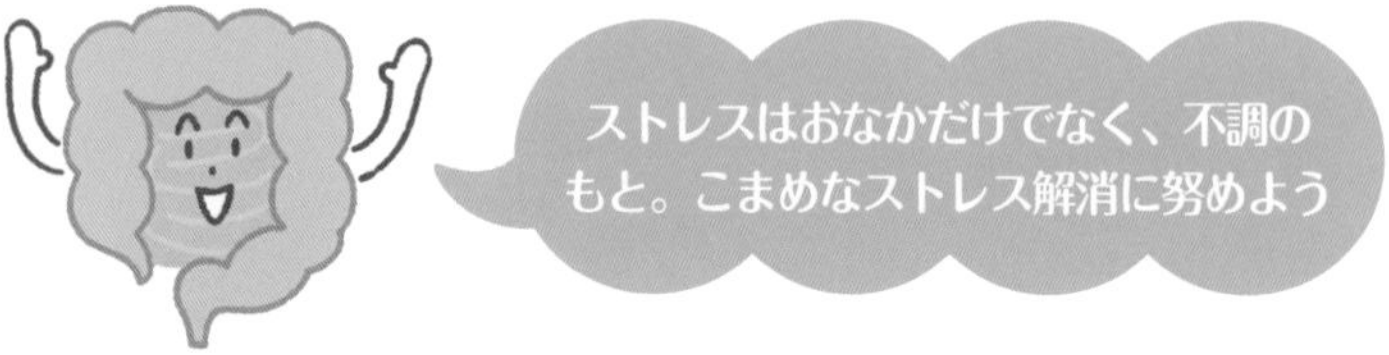
ストレスはおなかだけでなく、不調のもと。こまめなストレス解消に努めよう

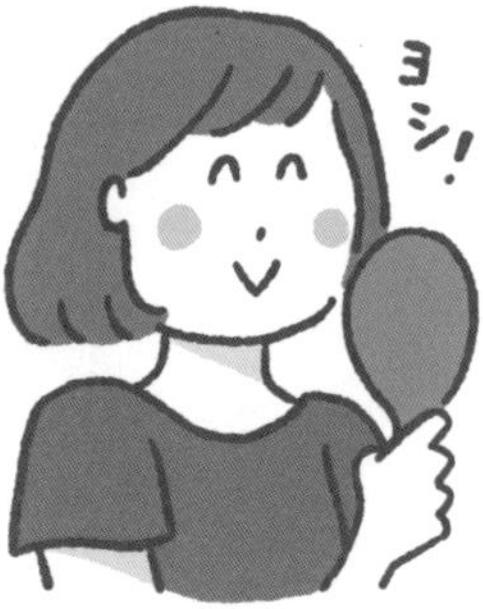
ヨシ!

口角を上げる

口角を上げて笑顔をつくるだけでも脳から〝幸せホルモン〟のセロトニンが分泌される。ふだんから口角を上げて笑顔をつくる習慣をつけよう。他人にほほえむのは、他人のためではなく自分のため。ブスッとしていると腸が悪くなる。

自分をほめる

健康な人には楽観的な人が多く、自己評価も高いといわれる。心身の健康を保つには、「自分は人よりすぐれている」と思う自分への「優越幻想」をもつことが大事。自分を「買いかぶる」のは、心が健康な証拠だということがわかっている。自分をほめる習慣をつけよう。

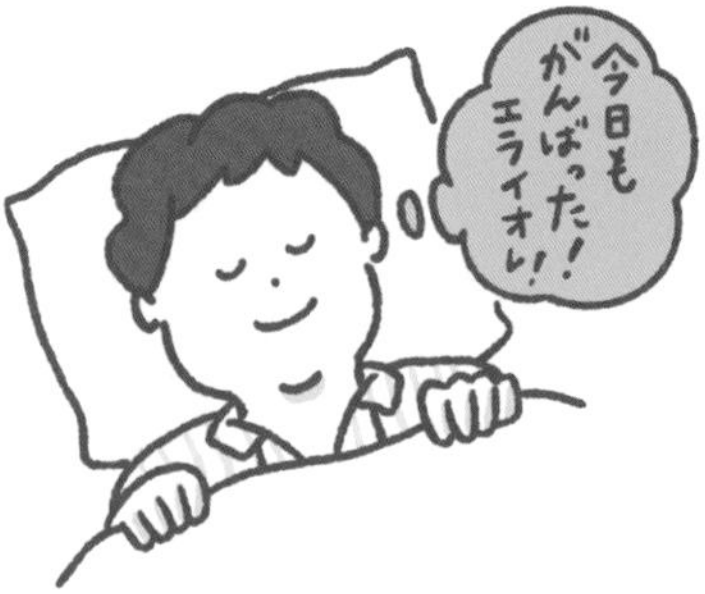
今日もがんばった!
エライオレ!

ストレスを書き出すだけでおなかの調子がよくなる!?

最近、アメリカの心身医学会での〝ある習慣〟によって過敏性腸症候群を改善し、おなかの調子がよくなったという発表が、人々を驚かせました。この習慣とは、「人生で感じたストレスを全部紙に書き出す」という、ただそれだけ。紙に書くだけで、おなかの調子がよくなるばかりか、慢性関節リウマチや気管支ぜんそくも改善したというのです。

おなかの調子が悪い人は、ストレスをため込みやすいといわれます。体の痛みや苦しさには心が影響していますから、こうした「自己開示」で少しずつストレスに強い自分に変えていきましょう。

寝る前にこれまでのストレスを書き出す

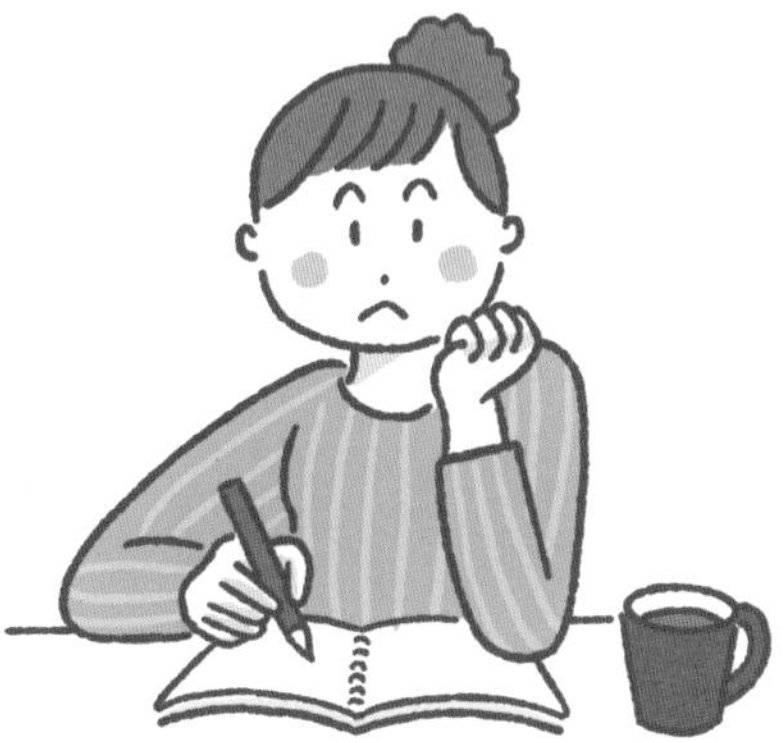

Point

□週３回、１日20分かけて人生で感じたストレスを書き出す
□箇条書きではなく、エッセイ風に書く
□次に、寝る前にその日あった「ちょっといいこと」を３つ書き出し、感謝する
□１週間続ける

１日20分ほどかけて、自分の人生でストレスだと思った出来事を書き出そう。心の中にあるものを全部紙に書いたら、次の１週間はその日あった「いいこと」を３つ書き出し、感謝する。これで半年間幸福度がアップし、抑うつ状態が改善されることが発表されている。

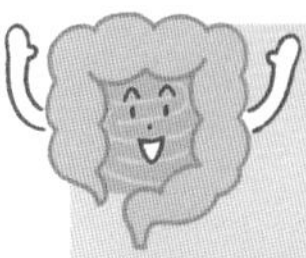

まとめてみたよ！

腸を元気にする生活10か条

1. 低FODMAP食をとる
2. たくさんの種類の食べものをとる
3. 同じものを食べすぎないようにする
4. SIBOマッサージをする
5. 骨盤底筋群をきたえる
6. プロバイオティクスをとる※SIBOの場合は菌を減らしてから。
7. 早寝早起きを心がける
8. 夕食と朝食の間をあける
9. 毎日15分運動をする
10. ストレスをためないで笑顔で自分を信じる

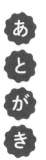

あとがき

現在、医学界では、「ＳＩＢＯ《シーボ》（小腸内細菌増殖症）」に強い脚光が当たっています。なぜなら、ＳＩＢＯは、おなかの症状だけに関連するわけではなく、心不全、肝不全、腎不全など、全身の病気の背景に広く存在することが科学的にわかってきたからです。

実は、水素ガスが発生しやすいＳＩＢＯの患者さんは心不全が悪化しやすく、死亡率が高いことがわかりました。ＳＩＢＯが心筋の機能を落とすからです。

また、ＳＩＢＯになると、腸内細菌が発生させる毒素（エンドトキシン）が、腸の粘膜から吸収されて血液の流れに乗り、肝臓に達して、肝炎や肝硬変を起こすことも報告されました。つまり、いちばん小腸と近い臓器は肝臓であり、肝臓はＳＩＢＯの影響を受けやすいのです。

さらに、ＳＩＢＯで生まれる尿毒性物質が腎不全を悪化させることもわかってきました。すでに有名な「腸脳相関」だけではなく、「腸腎相関」という言葉も知られるようになってきています。

すなわち、この小腸のＳＩＢＯという状態が、人体の非常に広範囲に影響を与えるということが次第に明らかになってきたのです。ＳＩＢＯは、おなかの強い症状をもった患者さんだけに存在するわけではなく、実はとてもすそ野の広い疾患と言えます。

そのような理由で、今、循環器内科医、腎臓内科医、肝臓内科など、消化器以外の他領域の医師たちがＳＩＢＯに注目しており、我々消化器内科医の研究や臨床技術の進展を期待している部分があるのです。

つまり、私たちにとって、小腸をしっかりと整えることが健康長寿を達成するためには必須と言えるでしょう。

私は、おなかの張り、おなかの鳴り、ガスでひそかに悩んできた全国からの患者さんと日々向き合って、いっしょにＳＩＢＯと闘っている消化器内科医です。おなかの不調を改善させることを生きがいとしています。

腹痛、下痢、便秘、おなかの張り、おなかの鳴り、ガス……。
このような症状で悩んでいる人が周囲に自分の症状を話すことはほとんどありません。
日本人の１７００万人がおなかの症状で悩んでいると言われますが、それは「氷山の一角」なのです。

医療機関に受診しても「なんともない」「検査では異常ありません」と言われてしまう病気。それが「過敏性腸症候群」という病気です。
内視鏡でガスは目には見えないことから、心ない医師からは、「気のせい」「死ぬ病気ではないのだから心療内科に行け」と言われ、病識のない親からは「気合いが入ってないからだ」「根性が足らない」などと言われ、患者さんは周囲のだれにも理解されず、孤独に陥れられる病気です。

どうかこの本がこんな闇の中にいる人の力になり、光となってくれたらと願います。

私が日常診療をしていてわかることは、このような経験を人生の初期にした子どもは、成人してからもずっと同じような経験を引きずっていくことが多いことです。
彼らは、同級生から「こいつはすぐにトイレに行く」「おならが臭い」「おなかがゴロゴロとなる」などという、からかいやいじめにさらされ、そのトラウマから受験や就職、恋愛など人生の大きなイベントに障害をきたし、それが人生における「喪失体験」につながっているのです。

過敏性腸症候群の主な原因はストレスと考えられてきましたが、これまではっきりとした原因は不明でした。しかし、過敏性腸症候群などのおなかの調子が悪い人を調べると、空腸（小腸の一部）液の培養で、小腸の細菌数が正常の人より過剰に増えていることがわかってきました。

小腸に存在する細菌は、1万個程度です。それが、10万個程度まで増えていたのです。この病気をＳＩＢＯと呼びます。

過敏性腸症候群の患者さんをよく調べてみると、高い数字では、84％に小腸内細菌増殖症を合併していたのです。

10年間なにをしても治らず、医師から「そんなに下痢するならオムツをしておけばいい」と言われた女性患者さんは、ＳＩＢＯを治療することで症状がピタッと止まり、涙を流して感謝してくださいました。

このＳＩＢＯの存在が広く日本社会で知られ、おなかの不調な人たちの真の「バリアフリー」が実現してくれたら、医師としてこれ以上の喜びはありません。

そして、全国で密かに悩んでいるおなかの不調をもつ人の人生が、大きく開けてくることを心から祈っています。

江田証

【著者略歴】

江田　証（えだ あかし）

1971年、栃木県生まれ。医学博士。江田クリニック院長。日本消化器病学会奨励賞受賞。自治医科大学大学院医学研究科修了。日本消化器病学会専門医。日本消化器内視鏡学会専門医。日本ヘリコバクター学会認定ピロリ感染症認定医。米国消化器病学会（AGA）インターナショナルメンバーを務める。日本小腸学会会員。日本抗加齢医学会専門医。

消化器系癌に関連するCDX2遺伝子がピロリ菌感染胃炎で発現していることを世界で初めて米国消化器病学会で発表し、英文誌の巻頭論文として掲載。毎日、全国から来院する患者さんを胃内視鏡、大腸内視鏡で診察し、おなかの不調を改善することに生き甲斐を感じている消化器専門医。愛する故郷の人々をたくさん胃がんで失ったことから医師を志す。1人でも多くの胃腸で悩む日本人を救っていくことがミッション。テレビ、ラジオ出演多数。著書に、『新しい腸の教科書 健康なカラダは、すべて腸から始まる』（池田書店）、日本初の小腸の健康本である『小腸を強くすれば病気にならない』（インプレス）、『なんだかよくわからない「お腹の不調」はこの食事で治せる！ 世界が認めた低FODMAP（フォドマップ）食事法』（PHP研究所）、『パン・豆類・ヨーグルト・りんごを食べてはいけません』（さくら舎）、海外でも翻訳された『医者が患者に教えない病気の真実』『病気が長引く人、回復がはやい人』『専門医が教えるおなかの弱い人の胃腸トラブル』（以上、幻冬舎）、『一流の男だけが持っている「強い胃腸」の作り方』（大和書房）、『なぜ、胃が健康だと人生はうまくいくのか』（学研パブリッシング）、『なぜ、胃が健康な人は病気にならないのか』（PHP文庫）、『長寿は感染する』（光文社）、『名医が教える強い胃腸をつくる本』『自分で治す過敏性腸症候群の本』（以上、宝島社）、共著に『老けない！太らない！病気にならない！こんなにすごい！　ココナッツオイル』（幻冬舎）などがある。

【参考文献】

『小腸を強くすれば病気にならない』
江田証／インプレス

『自分で治す過敏性腸症候群の本』
江田証／宝島社

『なんだかよくわからない「お腹の不調」はこの食事で治せる！　世界が認めた低FODMAP食事法』
江田証／PHP研究所

『パン・豆類・ヨーグルト・りんごを食べてはいけません』
江田証／さくら舎

『新しい腸の教科書　健康なカラダは、すべて腸から始まる』
江田証／池田書店

『新版 からだのしくみカラー事典』
／主婦の友社

【スタッフ】

デザイン・DTP：工藤典子
原稿：石森康子
イラスト：ササキサキコ
撮影：内田祐介
校正：フライス・バーン
編集：株式会社童夢

腸のトリセツ

2020年2月18日　第1刷発行
2024年10月11日　第14刷発行

著　者　江田 証
発行人　土屋 徹
編集人　滝口 勝弘
企画編集　亀尾 滋

発行所　株式会社Gakken
〒141-8416　東京都品川区西五反田2－11－8
印刷所　大日本印刷株式会社
DTP　株式会社グレン

＜この本に関する各種お問い合わせ先＞
・本の内容については、下記サイトのお問い合わせフォームよりお願いします。
https://www.corp-gakken.co.jp/contact/
・在庫については　Tel 03-6431-1250（販売部）
・不良品（落丁、乱丁）については　Tel 0570-000577
学研業務センター　〒354-0045 埼玉県入間郡三芳町上富279-1
・上記以外のお問い合わせは　Tel 0570-056-710（学研グループ総合案内）